Fremdblutsparende Maßnahmen in der operativen Medizin

Beiträge zur Infusionstherapie
Contributions to Infusion Therapy

Band 29

KARGER

Basel · Freiburg · Paris · London · New York · New Delhi · Bangkok · Singapore · Tokyo · Sydney

Fremdblutsparende Maßnahmen in der operativen Medizin

Bandherausgeber
W. Schleinzer, G. Singbartl, Hamburg

108 Abbildungen und 42 Tabellen, 1993

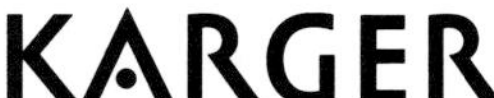

Basel · Freiburg · Paris · London · New York · New Delhi · Bangkok · Singapore · Tokyo · Sydney

Beiträge zur Infusionstherapie
Contributions to Infusion Therapy

CIP-Titelaufnahme der Deutschen Bibliothek

Fremdblutsparende Maßnahmen in der operativen Medizin / CAT-Symposium, Hamburg, 18.-19. Januar 1991. Bd.-Hrsg. W. Schleinzer; G. Singbartl. - Basel; Freiburg; Paris; London; New York; New Delhi; Bangkok; Singapore; Tokyo; Sydney: Karger, 1992
(Beiträge zur Infusionstherapie; Bd. 29)
ISBN 3-8055-5541-5
NE: Schleinzer, Wolfgang [Hrsg.]; CAT-Symposium < 1991, Hamburg > ; GT

Dosierungsangaben von Medikamenten

Autoren und Herausgeber haben alle Anstrengungen unternommen, um sicherzustellen, daß Auswahl und Dosierungsangaben von Medikamenten im vorliegenden Text mit den aktuellen Vorschriften und der Praxis übereinstimmen. Trotzdem muß der Leser im Hinblick auf den Stand der Forschung, Änderungen staatlicher Gesetzgebungen und den ununterbrochenen Strom neuer Forschungsergebnisse bezüglich Medikamenteneinwirkung und Nebenwirkungen darauf aufmerksam gemacht werden, daß unbedingt bei jedem Medikament der Packungsprospekt konsultiert werden muß, um mögliche Änderungen im Hinblick auf die Indikation und Dosis nicht zu übersehen. Gleiches gilt für spezielle Warnungen und Vorsichtsmaßnahmen. Ganz besonders gilt dieser Hinweis für empfohlene neue und / oder nur selten gebrauchte Wirkstoffe.

Printed in Germany by Bonitas-Bauer, Würzburg
ISBN 3-8055-5541-5

Inhalt

Vorwort

Obgleich die verschiedenen fremdblutsparenden Maßnahmen seit Ende der 60er Jahre in vermehrtem Umfang in der wissenschaftlichen Literatur ihren Niederschlag finden, hat in der breiten Bevölkerung erst die AIDS-Problematik zu einer reservierten Einstellung gegenüber der Fremdblutgabe geführt. Die wesentlich höheren Risiken einer Hepatitis-Infektion sowie die in den letzten Jahren erkannte Bedeutung der durch die homologe Transfusion initiierten Immun-Modulation stellen jedoch aus medizinischer Sicht diejenigen Kriterien dar, die bestehenden Möglichkeiten der autologen Transfusion dort einzusetzen, wo sie problemlos/risikoarm zum Nutzen des Patienten angewendet werden können. Nicht zuletzt auch höchstrichterliche Urteile durch den Bundesgerichtshof zwingen zu einem kritischen Überdenken der Indikationsstellung «homologe Transfusion» und verlangen eine Intensivierung der verschiedenen autologen Transfusionsmethoden.

Die verschiedenen fremdblutsparenden Maßnahmen – wie z.B. die unmittelbar präoperativ durchzuführende Normovolämische Hämodilution, die apparative Möglichkeit zur Aufbereitung und Retransfusion des Wundblutes mittels der Maschinellen Autotransfusion sowie die präoperativ individuell geplante und gezielt eingesetzte Eigenblutspende und Plasmapherese lassen sich nicht nur in idealer Weise zu einem «Concept der Autologen Transfusion» (CAT) zusammenfassen, sondern sie haben in der Zwischenzeit einen Qualitätsstandard erreicht, der auch im klinischen Alltag eine effiziente und risikoarme Anwendung dieser Verfahren ermöglicht.

Eine Bestandsaufnahme bekannter Methoden, die Darstellung neuer Verfahren und der Beleg für deren Effizienz bei konsequenter und breiter klinischer Anwendung, die Eröffnung von Zukunftsperspektiven sowie die kritische Überprüfung der bisherigen Routinemaßnahme «homologe Transfusion» sind das

Ziel dieses Buches, welches die Ergebnisse eines interdisziplinären Symposiums über «Fremdblutsparende Maßnahmen in der operativen Medizin» zusammenfaßt.

Hamburg, im Mai 1992

W. Schleinzer
G. Singbartl

Transfusionsmedizin

Schleinzer W, Singbartl G (eds): Fremdblutsparende Maßnahmen in der operativen Medizin. Beitr Infusionsther. Basel, Karger, 1993, vol 29, pp 1–16

Historische Entwicklung der Bluttransfusion

J. Benedum

Universität Gießen

«Wo damals die Grenzen der Wissenschaft waren, da ist jetzt ihre Mitte.»
(G. Chr. Lichtenberg)

Die Ära vor der Entdeckung des Blutkreislaufs

Über zweitausend Jahre - von Hippokrates bis Harvey - ist die Heilkunde ohne Bluttransfusion im modernen Sinn ausgekommen. Erst die epochale Entdeckung des Blutkreislaufs durch W. Harvey im Jahre 1628 eröffnete den langen Weg zur Erforschung des Kreislaufgeschehens und des komplexen Organs Blut. Bis dahin herrschte das wissenschaftliche Dogma, daß es zwei unterschiedliche Strömungssysteme im Körper gibt: das mit dem rechten Herzventrikel verbundene blutführende venöse System und das mit dem linken Herzventrikel verbundene, überwiegend luftführende arterielle System. Diese «Zweistromtheorie» funktionierte nach dem Phänomen von Ebbe und Flut: Die Strömung erfolgte vom Zentrum des Herzens peripherwärts und kam in den Körperenden zum Stillstand. Damit war die Mission der ohne Kreislauf für die Organernährung arbeitenden zwei Strömungssysteme im Körper erfüllt (Abb. 1).

Daneben galt das Blut seit jeher als Sitz des Lebens und des Bewußtseins. Seine Zufuhr bedeutete Kraft und Gesundheit, sein Verlust Tod. Insbesondere der uralte Traum des Menschen, das Leben durch Verjüngung zu verlängern, erklärt, warum uns die tastenden Anfänge der Blutübertragung in der Gerokomie begegnen. «Greise sollen nach Art der Blutegel aus der frisch eröffneten linken Armvene eine oder zwei Unzen saugen», empfahl 1489 der florentinische Arzt M. Ficinus, und der sterbende Papst Innozenz VIII. trank 1492 das Blut zehnjähriger Knaben, freilich erfolglos. Schließlich beschrieb der Alchemist A. Libavius 1615 eine «operatio nova incognita» mit der «spes renovationis», derzufolge «die jugendliche Kraft auf den Greis und die gesunde Veranlagung vom Gesunden auf den Kran-

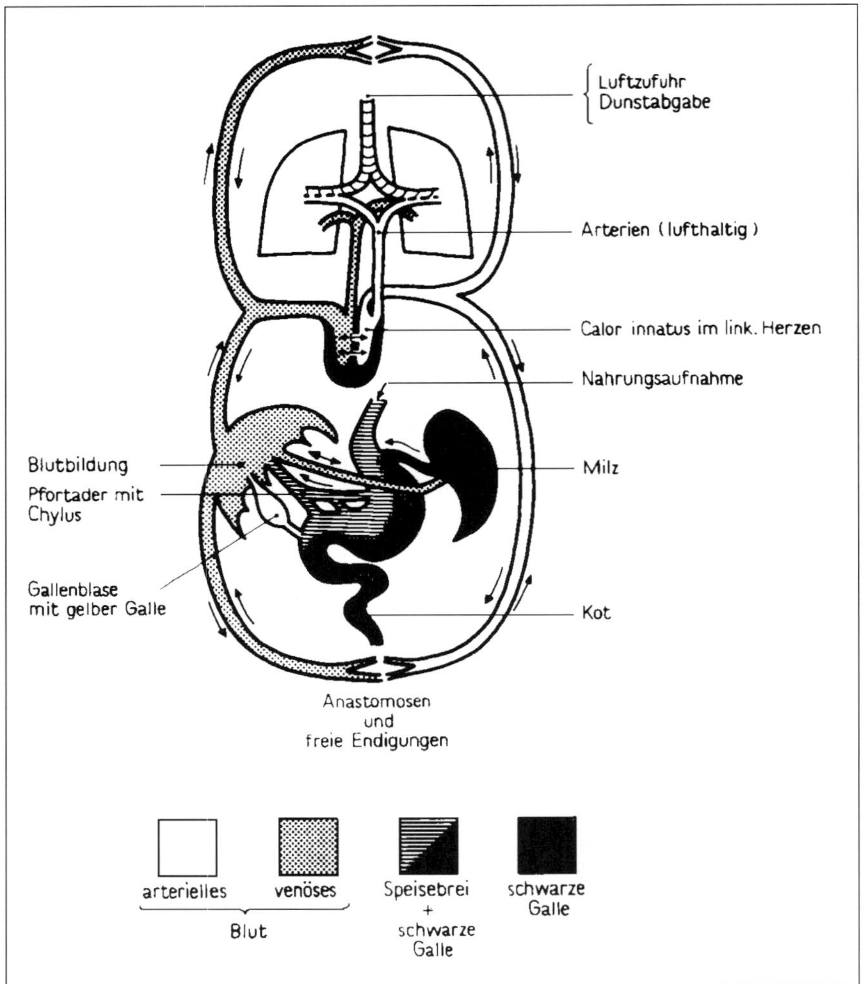

Abb. 1. Zweistromtheorie bis zur Entdeckung des Blutkreislaufs im Jahre 1628.

ken übergehe». Als Harvey den Blutkreislauf entdeckte, zählte also die Übertragung von Blut wegen der kathartischen und euergetischen Wirkungen schon längst zu den lebensverlängernden Maßnahmen. Klangvolle Bezeichnungen wie «Cura Medeana» in Erinnerung an Medeas zauberische Verjüngungsversuche, «Methaemochymia» oder «Transplantatio medica nova» in Parallele zum plastischen Organersatz, waren gebräuchlich.

Die Ära nach der Entdeckung des Blutkreislaufs

Zunächst setzten sich aber die Bezeichnungen «Chirurgia transfusoria» und «Chirurgia infusoria» durch. Erstere geschah ausschließlich mit Blut, letztere mit allen übrigen Injektabilien. Da sie zugleich als die «harmlosere Schwester» galt, setzte mit ihr auch die Entwicklung ein.

Die Chirurgia infusoria

Am Anfang der intravenösen Injektion stand die intravenöse Narkose. Schaulust und Neugier, nicht Forschergeist, veranlaßten 1642 den Rittmeister von Wahrendorff, seinen Hunden Wein zu infundieren und sie betrunken zu machen. Auch zu Beginn der Gasanästhesie hatten bei den «Fro-

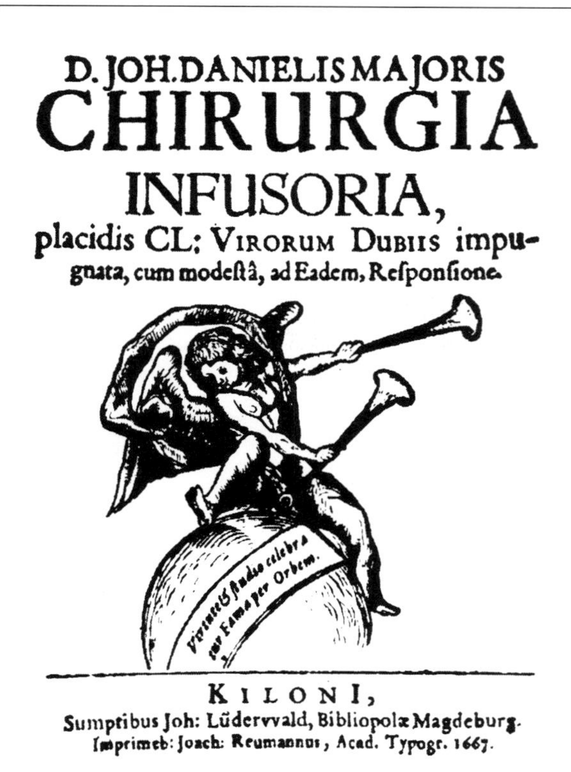

D. JOH. DANIELIS MAJORIS
CHIRURGIA
INFUSORIA,
placidis CL: VIRORUM DUBIIS impugnata, cum modeſtâ, ad Eadem, Reſponſione.

KILONI,
Sumptibus Joh: Lüdervvald, Bibliopolæ Magdeburg.
Imprimeb: Joach: Reumannus, Acad. Typogr. 1667.

Abb. 2. Titelblatt der Schrift von J.D. Major, Chirurgia infusoria, Kiel 1667.

lics» die «Lachgasparties» als Quellen der Belustigung und nicht als ernsthafter Forschungsgegenstand gedient. Bereits 1656 erklärte der Oxforder Astronom und Architekt C. Wren, daß er einem Hund größere Mengen von Wein und Bier eingespritzt habe, «was ihn stark betrunken machte». Ebenso hatte Wren bereits intravenös Opium zur Betäubung und Crocus metallorum zum Erbrechen verabreicht. Alle diese «laienhaften» Versuche waren jedoch erst 1665 erschienen.

Das Verdienst, als erster in zwei Schriften von 1664 und 1667 die Chirurgia infusoria bekannt gemacht und zugleich auf die Bedeutung der intravenösen Arzneimittelverabreichung hingewiesen zu haben, kommt dem Hamburger Pestarzt und späteren Kieler Professor der Medizin, J. D. Major, zu. Obwohl er selbst erst 1668 am Menschen und 1669 am Hund therapeutische Injektionen durchgeführt hat, warnte er bereits vor Schädigungen der Gefäßwand, wenn die Dosis überschritten würde (Abb. 2 und 3).

Im Gegensatz dazu meldete sich der kurfürstliche Leibarzt J. S. Elsholtz erst zu Wort, nachdem er bereits seit 1661 zahlreiche Experimente durchgeführt hatte (Abb. 4). Seine 1665 veröffentlichte deutschsprachige

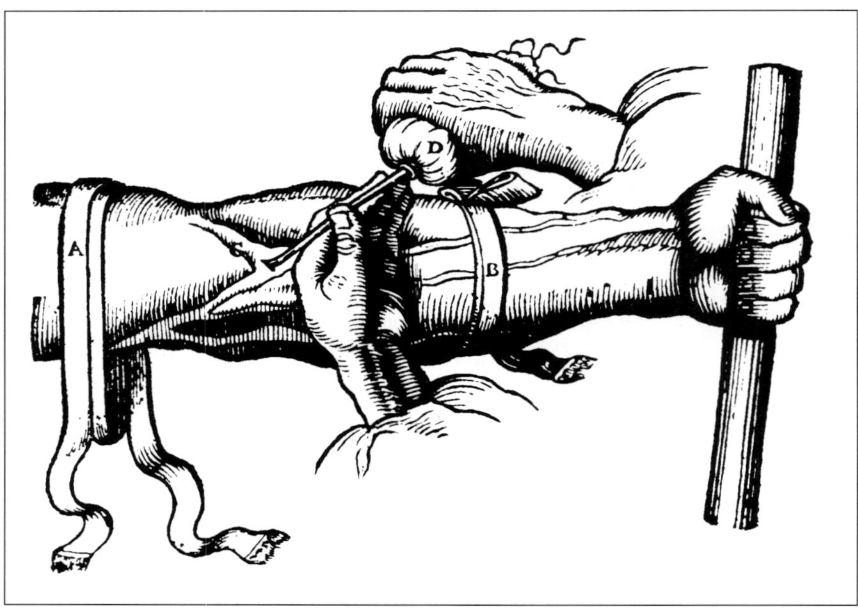

Abb. 3. Das Infusionsinstrument und seine Handhabung nach J.D. Major, Chirurgia infusoria, Kiel 1667.

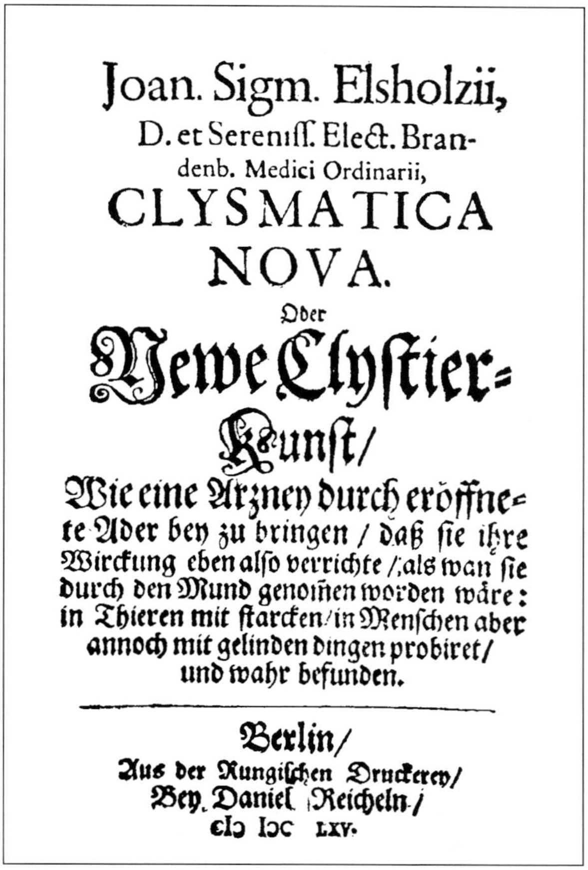

Joan. Sigm. Elsholzii,
D. et Sereniss. Elect. Brandenb. Medici Ordinarii,
CLYSMATICA NOVA.
Oder
Newe Clystier-Kunst/
Wie eine Arzney durch eröffnete Ader bey zu bringen / daß sie ihre Wirckung eben also verrichte /, als wan sie durch den Mund genommen worden wäre: in Thieren mit starcken/ in Menschen aber annoch mit gelinden dingen probiret/ und wahr befunden.

Berlin/
Aus der Rungischen Druckerey/
Bey Daniel Reicheln/
CIↃ IↃC LXV.

Abb. 4. Titelblatt der Schrift von J.S. Elsholtz, Clysmatica nova oder Newe Clystierkunst, Berlin 1665.

«Clystierkunst» richtete sich an den praktisch tätigen Chirurgen, erschien aber auch 1667 in erweiterter lateinischer Auflage. Beide Autoren, Major und Elsholtz, haben die ersten, zugleich auch mit Abbildungen versehenen, Schriften zur intravenösen Therapie verfaßt.

Dem kurfürstlichen Leibarzt kommt immerhin das Verdienst zu, um 1663 als erster intravenöse Arzneiinjektionen mit Erfolg am Menschen vorgenommen zu haben. Sein Schüler und späterer Feldchirurg M. G. Purmann hat drei dieser Behandlungen festgehalten (Abb. 5). Daß sehr viel Mut zur «Clysmatica nova» gehörte, zeigt die Tatsache, daß kaum einer der Zeitgenossen den Versuch am Menschen wagte. Der schon genannte Purmann griff 1670 zunächst zu zwei Selbstversuchen, deren Ausgang jedoch

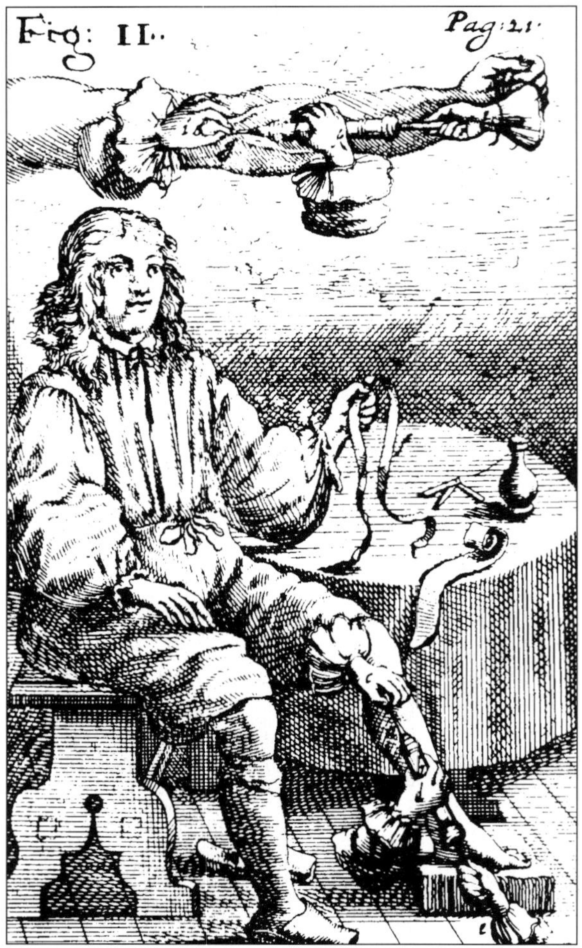

Abb. 5. „Chirurgia infusoria“ am Menschen. Nach J.S. Elsholtz, Clysmatica nova, Kölln/Berlin 1667.

nicht weiter ermunterte. Selbst der Pisaner C. Fracassati verzichtete auf Experimente am Menschen, obwohl er die grundsätzliche Bedeutung der intravenösen Arzneiinjektion als parenterale Form der Verabreichung klar erkannt hatte. Viele der angeblichen Behandlungsergebnisse blieben letztlich fragwürdig. So erfolgte bald eine Einengung der intravenösen Arzneimittelverabreichung bei Schluckbeschwerden und Resorptionsstörungen. Schwangere und Neugeborene sollten ohnehin ausgenommen werden. Auch machte sich Skepsis breit bezüglich der Dosis der Injektabilien, ihrer Wirkung auf die Gefäße (Embolie) und den Organismus (Krankheitsübertragung). Die ethischen Bedenken gegen das Eingreifen in die vom Schöpfer gesetzte Lebensdauer ließ schließlich die Chirurgia infusoria nur mehr als experimentelle Methode überleben. Ihr therapeutischer Einsatz war in Mißkredit geraten. Verantwortlich dafür war nicht zuletzt ihre «gefährlichere Schwester», die Chirurgia transfusoria (Abb. 6) oder die Bluttransfusion. Elsholtz hatte zwar schon Blutübertragungen von Tier zu Tier, von Tier zu Mensch und von Mensch zu Mensch abgebildet, aber noch nicht gewagt, sie auch in die Tat umzusetzen.

Die Chirurgia transfusoria

Die Gefährlichkeit der «geheimnisvollen Schwester» konzentrierte sich auf verschiedene Fragen. Würden einem Hunde, dem Schafsblut transfundiert wurde, Wolle und Hörner wachsen? Würde er die Furchtsamkeit eines Schafes annehmen? Oder würde umgekehrt ein Schaf die Bissig-

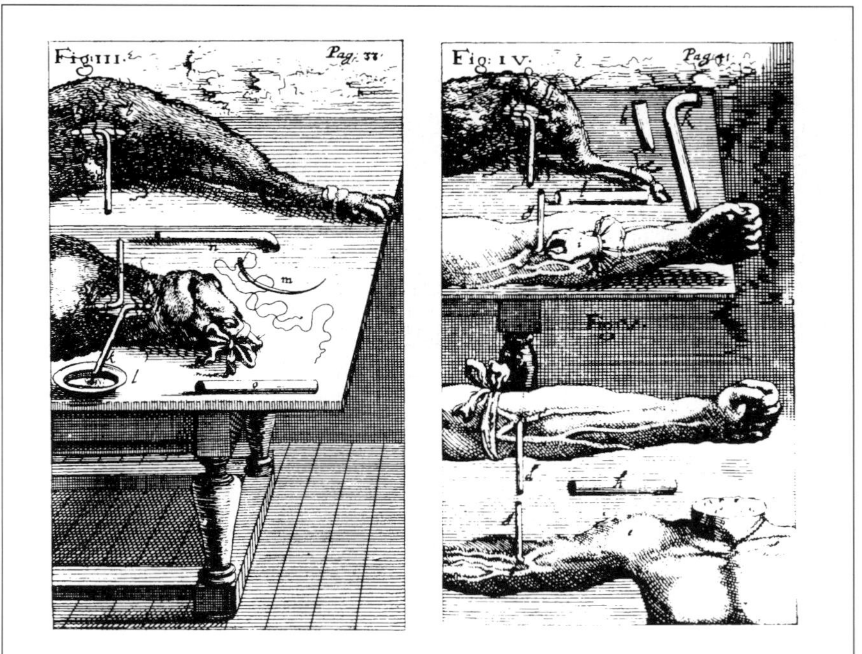

Abb. 6. Blutübertragung von Tier zu Tier, von Tier zu Mensch, von Mensch zu Mensch aus J.S. Elsholtz, Clysmatica nova, Kölln/Berlin 1667.

keit eines Hundes aufweisen? Würden Hunde überhaupt noch ihren Herrn wiedererkennen? Würden durch die Chirurgia transfusoria überhaupt Eigenschaften übertragen, Wachstum verändert, Krankheiten reduziert? Schon Elsholtz hatte ja empfohlen, die Bluttransfusion zur Aussöhnung zerstrittener Geschwister und Ehepartner einzusetzen. All diese offenen Fragen, bei denen uralter Volksglauben und auch die Vorstellung von der Seelenwanderung mit eine Rolle spielten, wirkten zunächst stimulierend auf die Versuche zur Bluttransfusion.

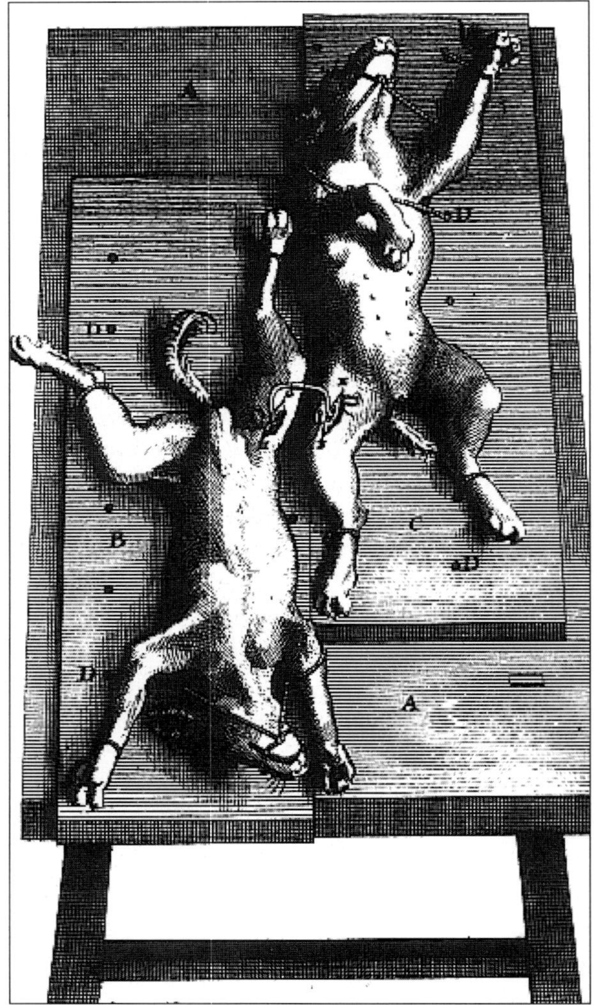

Abb. 7. „Transfusion mutuelle" nach C. Perrault, Essais de Physique, Bd. TV, Paris 1688, S. 411.

Der erste Aufsehen erregende Bericht über eine Bluttransfusion von Tier zu Tier wurde am 26.9.1666 vor dem Plenum der Royal Society in London verlesen. Danach hatte R. Lower Ende Februar 1666 Blut von Hund zu Hund direkt aus der A. cervicalis in die V. jugularis geleitet. Auch der zweite Versuch am 5.11.1666 endete ohne Zwischenfall. Diese englischen Erfolge bewirkten in Frankreich, daß die Académie des Sciences ab Januar 1667 mehrere Bluttransfusionen an Tieren, ebenfalls ohne Zwischenfälle, durchführte. Beteiligt daran war C. Perrault, der bei der Bluttransfusion die Schenkel- und nicht die Halsgefäße bevorzugte (Abb. 7). So konnte nicht ausbleiben, daß nach 19 angeblich störungsfreien Transfusionsversuchen an Tieren am 15.6.1667 in Paris die erste Tierblutübertragung auf den Menschen durch J. B. Denis und P. Emmerez vollzogen wurde. Der fünfzehnjährige Patient überstand die Lammbluttransfusion ohne Anzeichen von Beschwerden. Auch war beim Empfänger keine Wesensveränderung eingetreten, obwohl spätere Patienten angaben, an der gefährlichen «Schaf-Melancholie» erkrankt zu sein, und der allerdings geisteskranke Theologe Coga einen Bericht an die Royal Society mit «Agnus Coga» unterschrieben hatte, weil er nach der Lammblutübertragung zu einer neuen Species geworden sei. Größtes Aufsehen erregten drei weitere mit Lamm- und Kalbsblut durchgeführte Transfusionen, da zwei von ihnen tödlich endeten. Die dabei aufgetretenen Störungen wie Schweißausbruch, Nasenbluten, Erbrechen, Nierenschmerzen und Hämaturie wurden jedoch als Beweis für die eingetretene Reinigung des verdorbenen Eigenblutes durch das Fremdblut gewertet. Auch galt besonders das Lamm als rein und frei von unmäßiger Lebensweise. Nur der Gerinnungsneigung, der «délicatesse du sang» müßte man entgegenwirken. Das konnte beim Transfusionsvorgang durch Verlängerung der Kanüle mit einem Darmrohr oder durch Ummantelung mit einem Heißwassertank geschehen (Abb. 8). Doch es kam, wie es kommen mußte. Die Fehlschläge brachten die Chirurgia transfusoria in Verruf und der französische Gerichtshof verbot 1668 jede Art von Bluttransfusion. In Deutschland hatten im gleichen Jahr nur M. G. Purmann und B. Kaufmann den Schritt in die Praxis gewagt. Doch waren auch ihre Patienten an der «Schaf-Melancholie» erkrankt. So veröffentlichte 1679 der Nürnberger Arzt G. A. Mercklin die Schrift «Vom Aufgang und Untergang der Bluttransfusion» (Abb. 9). Darin forderte er die Aufgabe der Tierbluttransfusion und die Erforschung der Menschenbluttransfusion, die bislang noch nicht erfolgt sei und als unverzichtbar gelten müsse. Trotz dieser zukunftsweisenden Forderungen trat aber zunächst einmal eine Pause von rund einhundert Jahren ein.

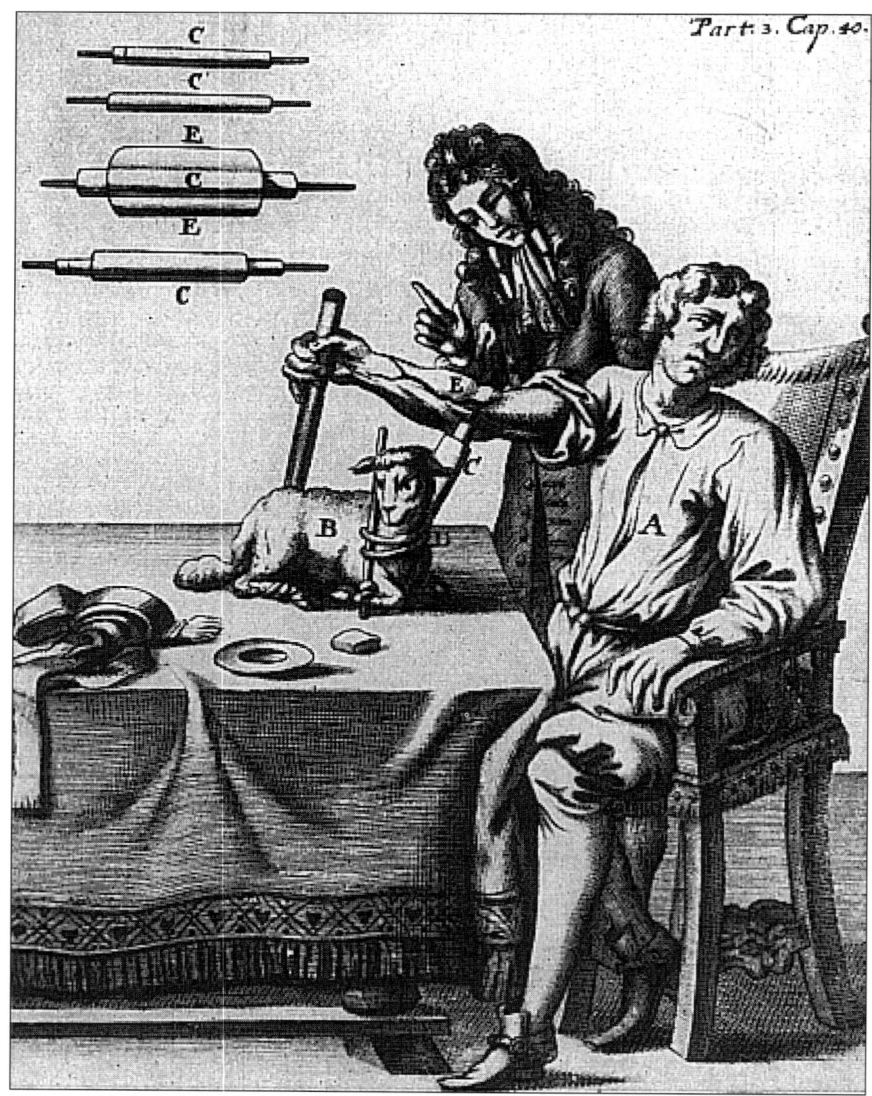

Abb. 8. Lammbluttransfusion nach präliminarem Aderlaß nach M.G. Purmann, Großer und gantz neugewundener Lorbeer-Krantz oder Wund-Artzney, Frankfurt/ Leipzig 1692.

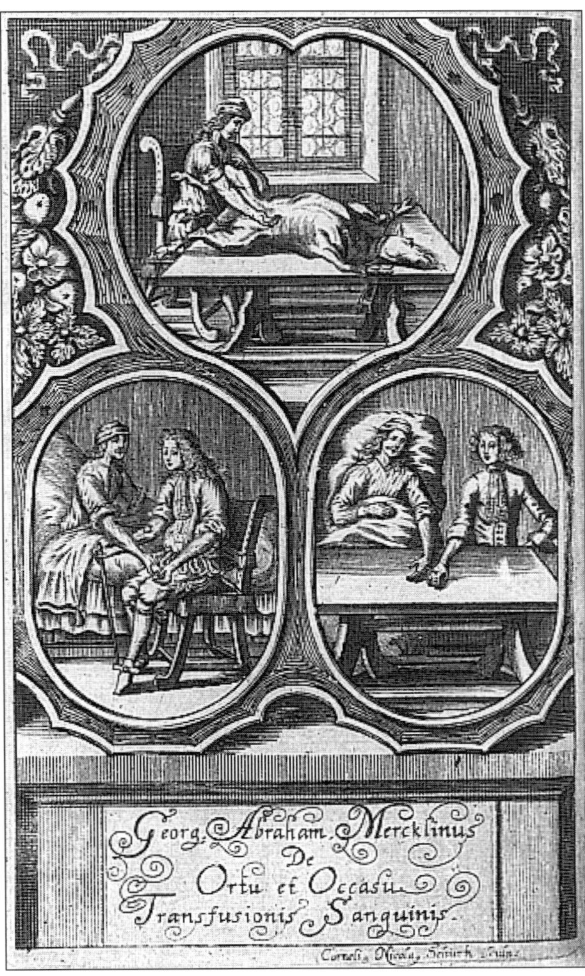

Abb. 9. Titelkupfer der Schrift von G.A. Mercklin, De ortu et occasu transfusionis sanguinis, Nürnberg 1679 mit Blutübertragungen von Tier zu Mensch und Mensch zu Mensch.

Die vorserologische Ära

Die Wiederaufnahme der Tierversuche und die ersten Bluttransfusionen von Mensch zu Mensch

Trotz abschätziger Urteile, wonach die Bluttransfusion «ein redendes Beyspiel von den Verwirrungen des menschlichen Geistes» darstellte, wurden gegen Ende des 18. Jahrhunderts vor allem in Italien, Frankreich, England und Dänemark die Transfusionen mit Blut, z. B. von Lämmern, Eseln,

Kälbern, Pferden, Hunden, Gemsen und Schildkröten, wieder aufgenommen. Insbesondere der englische Geburtshelfer J. Blundell hatte nach dem uterinen Blutungstod einer frisch Entbundenen mit Übertragungen von Menschenblut auf Hunde begonnen und nach 15 Versuchen festgestellt, daß bereits mit einer kleinen Blutmenge dem Verblutungstod begegnet werden konnte. Als «Vater der modernen Transfusion» machte er von sich reden, als er erstmals 1825 menschliches Fremdblut mit Erfolg auf eine postpartal ausgeblutete Frau übertrug (Abb. 10). Auch wenn anfänglich insgesamt nur die Hälfte der Blutübertragungen glücklich verlief, die Transfusion von menschlichem Blut als Therapiemaßnahme bei akutem Blutverlust war fortan unstrittig.

Der Streit um die Defibrination und der Rückfall in die Lammbluttransfusion

Gerinnung als Zeichen der Vitalität und Funktionsfähigkeit des Blutes bzw. als Zeichen des Zersetzungsbeginns und des sich auflösenden

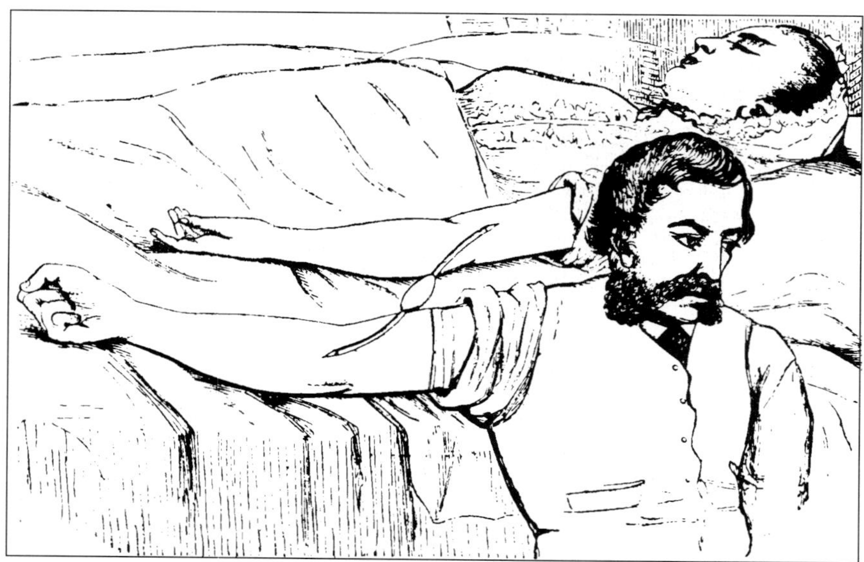

Abb. 10. Fremdblutübertragung im Anschluß an J. Blundell nach postpartaler Blutung nach J.H. Aveling. Um 1860.

Lebens waren die Positionen im endlosen Streit um die Defibrination des menschlichen Blutes. W. Hewson hatte 1771 mit seiner heute klassischen Schrift zur Hämatologie gezeigt, daß der Faserstoff entfernt und damit das Blut flüssig gehalten werden konnte. Ein wesentlicher Unterschied zwischen Voll- und defibriniertem Blut würde darüberhinaus nicht bestehen. Doch vielen galt nach wie vor das defibrinierte Blut als «frappé à mort» oder «liquide amputé», und nach einer Statistik sollen sogar von 102 Transfusionen mit defibriniertem Blut nur 36 erfolgreich verlaufen sein. Warum der Petersburger Arzt F. Gesellius, der ebenfalls Gegner der Defibrination war, 1873 nicht auf menschliches Vollblut, sondern auf Lammblut zurückgriff, kann wohl nur mit magischen und romantischen Vorstellungen erklärt werden. Dies trifft auch auf den Nordhausener Arzt O. Hasse zu (Abb. 11), der 16 Menschenbluttransfusionen ohne Zwischenfälle durchgeführt hatte, dennoch aber zur Lammbluttransfusion zurückkehrte. Diese «Lammbluttransfusionssucht» beschäftigte 1874 den Deut-

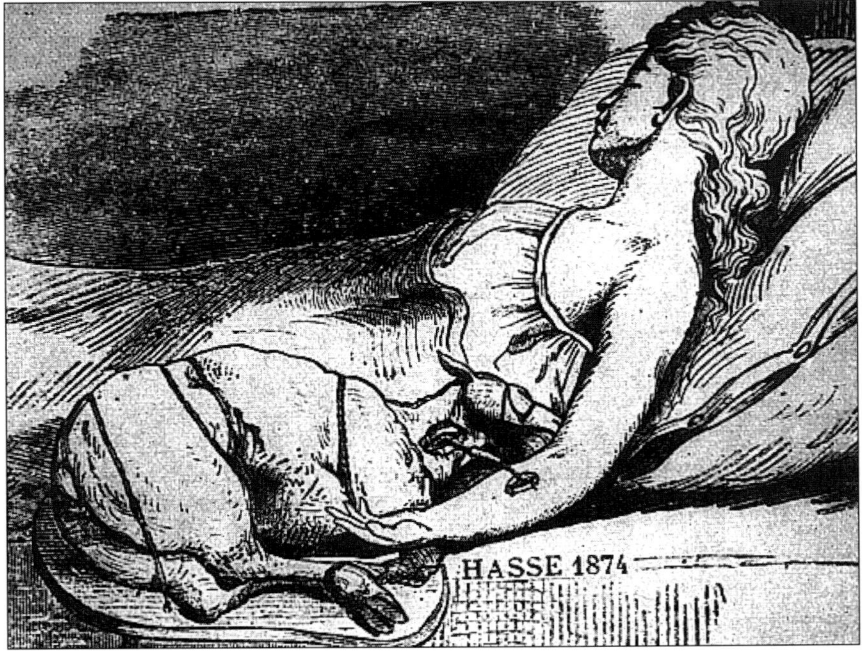

Abb. 11. Lammblutübertragung nach O. Hasse, Die Lammbluttransfusion, Petersburg 1874.

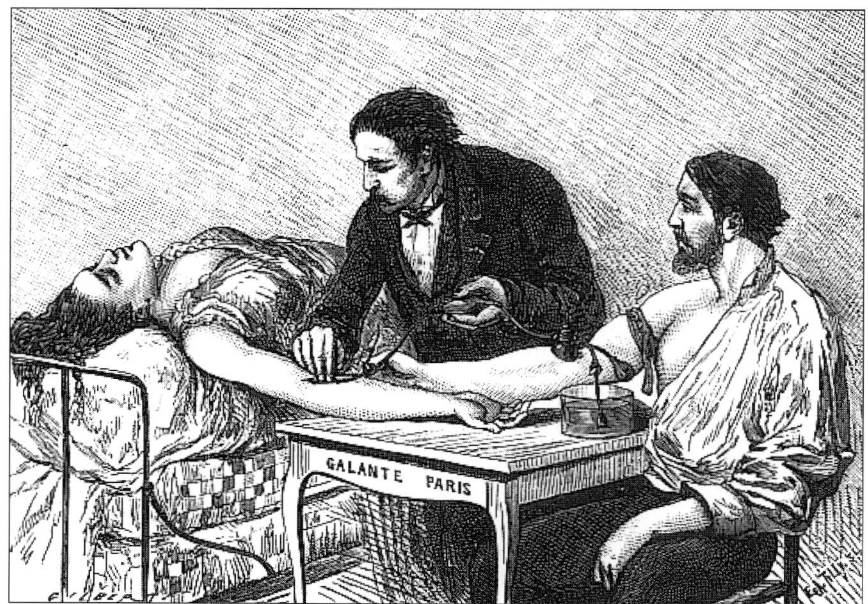

Abb. 12. Transfusionsgerät nach J. Roussel, Leçons sur la transfusion directe du sang, Paris 1885.

schen Chirurgenkongreß in Berlin (Abb. 12). Es stellte sich dabei heraus, daß sowohl die Friedens- als auch die Kriegs-Chirurgen großes Interesse an der Lammbluttransfusion zeigten. Ein Schaf mit freigelegter Carotis sollte jeder Soldat auf dem Tornister tragen. Doch die Fehlschläge waren überaus zahlreich und die Nachricht, Kochsalzlösung wäre ein brauchbarerer Blutersatz als Lammblut, verfehlte ihre Wirkung nicht. So konnte E. von Bergmann in seiner Leichenrede auf die Lammbluttransfusion 1883 sagen: «Die vor nicht zehn Jahren prophezeite, neue, blutspendende Aera in der Medicin ist, insofern sie von der Lammblut-Transfusion ihren Ausgang nehmen wollte, bereits im Keime erstickt und schnell zu Grabe getragen worden. Wir müssen uns eben im Können bescheiden, so lange wir im Wissen zurückstehen». Und der Hallenser Chirurg R. von Volkmann konnte hinzufügen: «Zur Übertragung von Schafblut gehören drei Schafe: eines, dem man das Blut entnimmt, ein zweites, das es sich übertragen läßt und dazu ein drittes, das die Übertragung ausführt».

Die serologische Ära

Die Entdeckung der Blutgruppen

Die Erkenntnis, daß Tierbluttransfusionen gefährlich sind und auch defibriniertes Blut Schaden anrichten kann, führte am Ende des 19. Jahrhunderts zu Arbeiten über die Zusammensetzung des Blutes. «Hier liegt ein Rätsel für uns vor», hatte T. Billroth gesagt. Es mußte gelüftet werden. Bereits 1869 hatte der Göttinger Medizinstudent A. Creite bei Zusatz von Katzenblutserum zu Kaninchenblut «tropfenartige Anhäufungen» gesehen, das Phänomen der Agglutination aber nicht erklären können. Man dachte zunächst an besondere Mischungsverhältnisse. Der Anstoß zur Lösung der Frage war die Beobachtung, daß das Blutserum Kranker Blut Gesunder agglutiniert. Pathologisch verändertes Serum war also die Ursache für die Nekrobiose von Blutkörperchen. Diese sogenannte bakterielle Agglutination ergab die «Geldrollenbildung», die Zusammenbringung von gesundem Blut jedoch ergab sie angeblich nicht. Die Lösung der Frage konnte jedoch nur von der Untersuchung gesunder Sera ausgehen. Diese leistete K. Landsteiner, dem die Agglutination vom Serum gesunder Menschen aufgefallen war. Seine Vermutung, es könne sich um eine individuelle Eigenschaft des Blutes handeln, war von grundlegender Bedeutung. So fand K. Landsteiner 1901 drei verschiedene Isoagglutinine, also drei Blutgruppen, und 1902 lieferten A. von Decastello und A. Sturli die vierte Blutgruppe nach. Landsteiner kam dabei zu dem Ergebnis, daß das Serum von A die Blutkörperchen von B agglutinierte und umgekehrt das Serum von B die Blutkörperchen von A. Innerhalb derselben Blutgruppe erfolgte keine Reaktion. Ferner ballte das Serum von C die Blutkörperchen von A und B. Die Blutkörperchen von C wurden aber weder vom Serum A noch vom Serum B beeinflußt. Daraus schloß Landsteiner auf zwei Isoagglutinine: Eines war in A und eines in B, während C beide aufwies. Mit dieser Entdeckung der antigenen Bluteigenschaften A, B, AB und O war endlich eine gefahrlose Bluttransfusion möglich geworden.

Der Ausbau der Bluttransfusion

Vorrangig wurde nach einer Reihe von Untersuchungen die Vorprüfung von Blutkörperchen und Serum als unerläßliche Voraussetzung jeder Bluttransfusion festgesetzt. Eine handelsmäßige Herstellung von Testsera erfolgte 1925 und 1928 trat die biologische Vorprobe hinzu. Schließlich übte die Ungerinnbarmachung des Blutes durch Natriumzitrat und die Entdeckung der Thrombokinase durch P. Morawitz eine entscheidende Wirkung auf die Blutkonservierung aus. Im Rockefeller-Institut in USA war bereits 1919 ein Blutdepot mit Bevorratung aller Blutgruppen zu sofortigem Einsatz eingerichtet. Private Blutspendeagenturen, die mit einem eigenen Banksystem arbeiteten, von wo sich der irrige Ausdruck «Blutbank» ableitet, machten aus der Bluttransfusion ein profitables Geschäft. Doch bildeten sich bald die staatlich organisierten wissenschaftlichen Transfusionszentralen heraus.

Landsteiner erhielt 1930 den Nobelpreis für seine Entdeckung der Blutgruppen. Die in seinem Nobelpreisvortrag geschilderte Individualität des Blutes sollte sich voll bewahrheiten. Bereits 1927 war ihm mit Ph. Levine die Entdeckung der Gruppensysteme MN und P gelungen und 1940 mit A. S. Wiener die Entdeckung der Rhesusfaktoren. Die in zweiter Auflage 1964 erschienene Monographie des Landsteiner Mitarbeiters Levine «Blutgruppen, Antigene und Antikörper in ihrer Anwendung bei der Bluttransfusion» zeigt, wie weit sich das Fachgebiet bereits erweitert hatte. Ein neues Fach, die Transfusionsmedizin, war entstanden. Blickt man zurück, ergibt sich eine erstaunliche Bilanz: Seit der ersten Blutübertragung 1666 durch R. Lower mußte ein Vierteljahrtausend vergehen, bis die mit Ausübungsverbot belegte und für tot erklärte «Chirurgia transfusoria» über Um- und Irrwege sich beharrlich zu jener «Medicina transfusoria» entwickelte, deren Platz in Diagnostik und Therapie heute unumstritten ist. Damit bestätigt sich das eingangs genannte Motto.

Literatur

Auf Wunsch beim Autor erhältlich.

Prof. Dr. Jost Benedum
Institut für Geschichte der Medizin
Universität Gießen
Iheringstr. 6
W-6300 Gießen (BRD)

Schleinzer W, Singbartl G (eds): Fremdblutsparende Maßnahmen in der operativen Medizin. Beitr Infusionsther. Basel, Karger, 1993, vol 29, pp 17–25

Immunologic Consequences of Blood Transfusion: Theoretical Basis and Clinical Facts

M. A. W. Hoynck van Papendrecht, R. L. Marquet, J. Jeekel

Departments of Surgery, Erasmus University, Rotterdam

Twenty years ago, it was generally believed that the administration of blood products to patients would result in immunostimulation. The awareness that blood transfusions might share antigens with organ donors, led to transplant surgeons to avoiding the administration of blood products to patients awaiting an organ transplant, because immunisation to those antigens might lead to accelerated graft rejection. In 1972 and 1973, Opelz et al. [1] showed in a large, retrospective study that, in contrast to their expection, recipients who had received blood transfusion before engraftment showed better graft survival than non-transfused patients. This beneficial immunosuppressive effect of blood transfusions was confirmed by many experimental and clinical studies, leading finally to a policy of deliberate pretransplant treatment with both donor-specific transfusions (DST) as well as random-donor (third party) transfusions.

After the introduction of cyclosporine, a potent immunosuppressive drug, the role of blood transfusions in inducing immunosuppression became less important. The current clinical question is whether transfusions might also influence immune responses in other situations. The immunosuppressive effect may be therapeutical for allograft recipients but there are other conditions where it may be detrimental. There is quite some indirect evidence that the prognosis of cancer patients who received blood transfusions during operation, have a worse prognosis than patients who were not transfused. Further it has been demonstrated that transfused patients are more likely to develop postoperative infections.

The clinical- and experimental evidence for these effects of blood transfusions will be discussed, followed by a discussion about the possible underlying immunologic mechanisms.

Transfusion Induced Immunosuppression and Infection

Both animal and human data show that host defences against bacterial infection may be impaired by transfusion of blood.

Tartter et al. [2] studied prospectively the relationship between perioperative blood transfusion and postoperative infectious complications in 343 patients undergoing surgery for colorectal cancer. The incidence of infectious complications was 4 % in non-transfused patients compared to a 25 % incidence in patients who did receive blood transfusions (p=.001). Patients who developed infection received a mean of 2.31 transfusion compared with .74 in patients not developing postoperative infections (p=.0001). The association of transfusion with infection was highly significant after controlling for age, sex, blood loss, procedure, tumor differentiation, stage, admission hematocrit, duration of surgery and tumor size. Similar results were found in patients undergoing surgical resection for Crohn's disease [3]. The infection rate was 26 % in patients who received two or more units of blood, compared with 8 % in patients who received no or one transfusion. Retrospective studies in burned patients [4], patients with colon injury [5] and abdominal trauma patients [6] all showed that patients who received transfusions in the perioperative period had a higher infection rate than those who had received no blood products.

It may be argued that in these retrospective studies, the more seriously ill patients required a greater proportion of transfusions, and that therefore no causal relation between transfusion and incidence of infections would exist. However, animal studies indicate that there is a causal relation. Waymack et al. showed in an infectious burn [7] and in a peritonitis model [8] that both the mean survival time and the survival rate were significantly lower in allogeneically transfused rats than in rats who had received syngeneic transfusions.

Transfusion Induced Immunosuppression and Cancer Outcome

The Effect of Perioperative Blood Transfusions on the Prognosis of Cancer Patients

Gannt [9] speculated in 1981 on a possible relationship between blood transfusions and prognosis of surgically treated cancer patients. The proposed analogy of blood transfusion leading to immunosuppression in organ transplant patients and cancer patients however is not a sound one, because the relation between immunosuppression and cancer is still unclear. The immune system is not believed to play an important role in preventing or controlling tumor growth because:

1. Most tumors are not immunogenic. Only certain tumors in patients will carry tumor-associated antigens on their cell surface. These antigens are often present in low-density and not exclusively on tumor cells, and therefore will not provoke a significant immune reaction.

2. In immunosuppressed patients only particular tumors do develop. These tumors are likely to be of viral origin and therefore would have been recognized and destroyed if the immune system had functioned normally.

3. Immunotherapy, such as LAK cell therapy, is only effective for certain types of tumors, such as melanoma and renal cancer.

Nevertheless, many retrospective studies concerning the detrimental effect of blood transfusions in patients with colorectal-, lung-, breast-, renal-, and other cancers have been published. The various studies [11-25] dealing with colorectal cancer are summarized in table 1.

Table 1. Studies on colorectal cancer outcome and transfusion

		Patients		5-Year Survival (%)		
Author	N	BT (%)	DFSR/SR	NT	BT	S
Burrows [11]	122	60	DFSR	86	52	S
Bentzen [12]	468	66	SR[a]	60	47	
Blumberg [13]	197	65	DFSR	92	48	S
			SR	97	65	S
Corman [14]	281	84	SR	79	58	S
Creasy [15]	68	49	SR	53	28	S
Forster [16]	146	45	SR	68	51	S
Francis [17]	87	61	DFSR[1]	74	64	ns
Frankish [18]	174	59	DFSR[2]	74	70	ns
Lawick [19]	164	71	SR &	80	68	S
Nathason [20]	366	54	SR ●[a]	57	43	ns
Parrott [21]	517	72	DFSR	63	40	S
Ross [22]	159	60	SR	47	34	ns
Ota [23]	207	78	SR	77	72	ns
Voogt [24]	113	76	SR	87	71	S
Weiden [25]	171	60	DFSR	74	82	ns

NT = No transfusions; BT = Blood transfusions; DFSR = Disease Free Survival Rate
SR = Survival rate; S = Significant ($p < 0.05$); [1] Overall rates; [2] Rates at 3 1/2 year.

The disease free interval and five-year survival of 164 colorectal cancer patients from our hospital in relation to their transfusion history were studied retrospectively by van Lawick et al. [19]. The five-year survival was 68 % in the 117 patients who had received perioperative blood transfusions, as compared to 80 % in the non-transfused group. Multivariate analysis, adjusting for eleven relevant parameters showed that only tumor stage and the administration of blood transfusions were significantly associated with a decrease in survival. Blumberg and Heal [10] recently published a meta-analysis of 14 retrospective studies in colorectal cancer patients. Taken together the five-year recurrence rates were 31 % in the non-transfused and 52 % in the transfused patients. Transfusion was found an independent significant factor on five-year survival in four out of nine studies. Taken together 41 % of the transfused- and 32 % of the non-transfused patients died of cancer. The pooled data suggest a marked advantage for non-transfused patients. Using the log rank and Cox proportional hazard regression analysis, some studies showed that perioperative blood transfusion had an independent influence on prognosis. This strongly suggests that this relationship may be causal. Studies on other types of cancers indicate that the evidence for a transfusion effect is poor in breast cancer [24, 26, 27] but stronger in renal [28, 29] and lung cancer [30, 31].

The Effect of Blood Transfusions on Tumor Growth in Experimental Animals

In experimental models of blood transfusions and tumor growth, the surgical trauma, tumor load and transfusion regimen can be controlled. Nevertheless, results in animal studies are conflicting. Jeekel et al. [32] studied the effect of blood transfusion on the growth of subcutaneous tumors and established pulmonary metastasis in the WAG rat. Transfusion with 1 mL of BN blood, seven to 14 days prior to tumor inoculation significantly inhibited the growth of a sc adenocarcinoma but had no effect on a subcutaneous basal cell carcinoma. The opposite was observed when the tumors were injected i. v.: Blood transfusions inhibited the growth of lung metastases from the basal cell carcinoma but had no effect on pulmonary adenocarcinomas. Marquet et al. [33] studied the effect of a single blood transfusion on the formation and outgrowth of experimental lung metastases in two different tumor models in rats. The formation of experimental lung metastases with a non-immunogenic tumor (LS 175) in the BN rat was not

Table 2. The 'blood transfusion effect' depends in experimental tumor models on the following

- Way of inoculation of the tumor cells (iv, sc)
- Number of tumor cells injected
- Type of tumor studied, immunogenecity of tumor
- Animal species
- Animal strain used (both recipient as donor)
- Moment of transfusion
- Type of transfusion (red cells / plasma)

influenced by preceding blood transfusions, whereas inhibition was found using a highly immunogenic tumor (BC 1618) in WAG rats. When the transfusion was given one week after tumor inoculation accelerated tumor growth was found in the BN rats, while this protocol did not stimulate nor depressed tumor growth in the WAG rats. Clarke and Tarin [34] studied the effect of transfusions on growth and metastatic behavior of two tumor models in mice. The growth rates of the primary tumors were not altered by transfusing the animals with allogeneic blood 14 days before tumor inoculation. However, spontaneous metastasis from the tumors was augmented and accelerated for both tumor types; the effect being dependent on the blood donor. Zeller et al. [35] studied five different mouse models and were unable to find differences in the take rate, induction time, incidence, and growth rate of tumors. Shirwadkar and colleagues [36] showed in their tumor model that the number of inoculated tumor cells dictated whether tumor growth was stimulated (2.5×10^5 tumor cells) by allogeneic transfusions or inhibited (3.5×10^5 tumor cells).

These seemingly conflicting experimental studies, summarized in table 2, suggest that the effect of blood transfusions varies with animal species, the animal strain of both the blood donor and recipient, the way of tumor administration, the immunogenicity of the tumor, the number of tumor cells given, and the type of blood product used. In fact these confusing studies bear a striking resemblance with the clinical retrospective studies, in which «the blood transfusion effect» was also dependent on the type of tumor and the type and number of transfusions.

The ability of blood transfusions to prolong graft survival is easily and reproducibly demonstrated in numerous animal models, whereas the effect of blood transfusions on tumor growth is highly variable. This may reflect the fundamental difference in the antigenicity of transplanted and neoplastic tissue. Therefore factors that clearly influence the immune system and alter the outcome of an allograft may have little or no influence on the outcome of cancer.

Mechanisms of Immunosuppression by Blood Transfusions

Despite much research the mechanisms behind the blood transfusion effect have not been completely elucidated. In transplant patients two major mechanisms seem to play a role.

1. induction of specific unresponsiveness because of antigen sharing between transfused blood and transplantated tissue and
2. non-specific inhibition of the immune system.

Since it is unlikely that antigens will be shared between transfused blood and bacteria or tumor cells, only non-specific immunosuppression may be responsible for the transfusion effect assumed to be present in infectious patients and cancer patients.

Studies on transfusion-induced non-specific immunosuppression in humans have mainly focused on Natural Killer (NK)-cell activity, the CD4 / CD8 lymphocyte ratio and the T-cell response to mitogens.

Ford et al. showed a depression of the NK-cell activity in uremic patients after blood transfusions [37]. NK cells have long be thought to play a role in immunosurveillance against the development of tumors [38]. Nowadays they are believed to play a role as first line of defense against the metastatic spread of blood-borne tumor cells [39]. Depression of NK-cell activity by blood transfusions at the moment of operation might therefore adversely affect the prognosis of patients.

Changes in the CD4 / CD8 ratio and a decreased response of T-cells to PHA [40] and ConA [41] have also been noted after a single transfusion. In experimental animals a depressed function of macrophages has been demonstrated following transfusion [42, 29]. These disturbances at the level of T-cells and macrophages may well explain the increased suspectibility for postoperative bacterial infections in transfused patients.

Conclusion

Several retrospective studies have presented evidence that perioperative blood transfusions may adversely affect the outcome in cancer patients and may increase the suspectibility to postoperative infections. Prospective studies are clearly needed to provide the definite answers on this matter. Two prospective studies are currently being performed in which patients are either randomized for predeposited autologous blood or allogeneic blood (our own center) or randomized between leukocyte-free or leukocyte-poor blood.

Immunosuppression is only one of the many possible risks associated with blood transfusions, but one that receives far less attention than i. e. the risk of disease transmission. The currently available data suggest that operated patients should only be given blood when really necessary; the use of autologous blood should therefore be propagated to both physicians and their patients.

References

1 Opelz G, Mickey MR, Terasaki PI: Identification of unresponsive kidney-transplant recipients. Lancet 1972;i:868-871.

2 Tartter PI: Blood transfusion and infection complications following colorectal cancer surgery. Br J Surg 1988;75:789-792.

3 Tartter PI, Dreifuss RM, Malon AM, Heimann T, Aufses AH: Relationship between postoperative septic complications and blood transfusion in patients with Crohn's disease. Am J Surg 1988;155:43-48.

4 Polk HC Jr, George CD, Willhausen SR, et al: A systematic study of host defense processes in badly injured patients. Ann Surg 1986;204:282-299.

5 Dawes LG, Aprahamian C, Condon RE, Malangoni MA: The risk of infection after colon injury. Surg 1986;100:796-803.

6 Nichols RL, Smith JW, Klein DB: Risk of infection after penetrating abdominal trauma. N Engl J Med 1984;311:1065-1070.

7 Waymack JP, Robb E, Alexander JW: Effect of transfusion on immune function in a traumatized animal model. II Effect on mortality rate following septic challange. Arch Surg 1987;122:935-939.

8 Waymack JP, Warden GD, Alexander JW, Miskell P, Gonce S: Effect of blood transfusion and anesthesia on resistance to bacterial peritonitis. J Surg Res 1987;42: 528-533.

9 Gannt CL: Red blood cells for cancer patients. Lancet 1981;ii:363.

10 Blumberg N, Heal JM: Transfusion and host defenses against cancer recurrence and infection. Transfus 1989;29:236-245.

11 Burrows L, Tartter P: Effect of blood transfusion on colonic malignancy recurrence rate. Lancet 1982;ii:662.

12 Bentzen SM, Balslev I, Perders M, Teglbjaerg PS, Hanberg-Sorensen F, Bone J, Jacobsen NO, Sell A, Overgaard J, Bertelsen K, Hage E, Fenger C, Kronborg O, Hensen L, Hostrup H, Norgaard-Pederson: Blood transfusion and prognosis in Dukes' B and C colorectal cancer. Eur J Cancer 1990;26:457-463.

13 Blumberg N, Agarwal MM, Chuang C: Relation between recurrence of cancer of the colon and blood transfusion. Br Med J 1985;290:1037-1039.

14 Corman J, Arnoux R, Peloquin A, St-Louis G, Smeesters C. Giroux L: Blood transfusions and survival after colectomy for colorectal cancer. Can J Surg 1986;29:325-329.

15 Creasy TS, Veitch PS, Bell PR: A relationship between perioperative blood transfusion and recurrence of carcinoma of the sigmoid colon following potentially curative surgery. Ann R Coll Surg Engl 1987;69:100-103.

16 Foster RS, Costanza MC, Foster JC, Wanner MC, Foster CB: Adverse relationship between blood transfusions and survival after colectomy for colon cancer. Cancer 1985;55:1195-1201.

17 Francis DMA, Judson RT: Blood transfusion and recurrence of cancer of the colon and rectum. Br J Surg 1987;74:26-30.

18 Frankish PD, McNee RK, Allen PG, Woodfield DG: Relation between cancer of the colon and blood transfusion. Br Med J 1985;290:1827.

19 Lawick van Pabst WP, Langenhorst BLAM, Mulder PGH, Marquet RL, Jeekel J: Effect of perioperative blood loss and perioperative blood transfusion on colorectal cancer survival. Eur J Cancer Clin Oncol 1988;24:741-747.

20 Nathanson SD, Tilley BC, Schultz L, Smith RF: Perioperative allogeneic blood transfusion. Survival in patients with resected carcinomas of the colon and rectum. Arch Surg 1985;120:734-738.

21 Parrot NR, Lennard TWJ, Taylor RMR, Proud G, Shenton BK, Johnston IDA: Effect of perioperative blood transfusion on recurrence of colorectal cancer. Br J Surg 1986;73:970-973.

22 Ross WB: Blood transfusion and colorectal cancer. J R Coll Surg Edinb 1987;32: 197-201.

23 Ota D, Alvarez L, Lichtiger B, Giacco G, Guinee V: Perioperative blood transfusions in patients with colon carcinoma. Transfus 1985;25:392-394.

24 Voogt PJ, van de Velde CJH, Brand A, Hermans J, Stijnen T, Bloem R, Leer JWH, Zwaveling A, van Rood JJ: Perioperative blood transfusion and cancer prognosis. Different effect of blood transfusion on prognosis of colon and breast cancer patients. Cancer 1987;59:836-843.

25 Weiden PL, Bean MA, Schultz P: Perioperative blood transfusion does not increase risk of colorectal cancer recurrence. Cancer 1987;60:870-874.

26 Tartter PI, Burrows L, Papatestas AE, Lesnick G, Aufses AH Jr: Perioperative blood transfusion has prognostic significance for breast cancer. Surg 1985;97:225-230.

27 Nowak MM, Ponsky JL: Blood transfusion and disease-free survival in carcinoma of the breast. J Surg Oncol 1984;27:124-130.

28 Manyonda IT, Shaw DE, Foulkes A, Osborn DE: Renal cell carcinoma: blood transfusion and survival. Br Med J 1986;293:537-538.

29 Moffat LEF, Sunderland GT, Lamont D: Blood transfusion and survival following nephrectomy for carcinoma of kidney. Br J Urol 1987;60:316-319.

30 Tartter PI, Burrows L, Kirschner P: Perioperative blood transfusion adversely affects prognosis after resection of Stage I (subset NO) non-oat cell lung cancer. J Thorac Cardiovasc Surg 1984;88:659-662.

31 Hymann NH, Foster RS Jr, DeMeules JE, Costanza MC: Blood transfusions and survival after lung cancer resection. Am J Surg 1985;149:502-507.

32 Jeekel J, Eggermont A, Heystek G, Marquet RL: Inhibition of tumor growth by blood transfusions in the rat. Eur Surg Res 1982;14:549-554.
33 Marquet RL, de Bruin RWF, Dallinga RF, Singh SK, Jeekel J: Modulation of tumor growth by allogeneic blood transfusion. J Cancer Res Clin Oncol 1986;111:50-53.
34 Clarke PJ, Tarin D: Effect of pre-operative blood transfusion on tumor metastases. Br J Surg 1987;74:520-522.
35 Zeller WJ, Scholler P, Robler W, Lenhard V, Dreihorn K, Weber E, Schmahl D: Allogeneic blood transfusions and experimental tumor growth. Tranpl Proc 1986;18:1448-1449.
36 Shirwadkar S, Blajchman MA, Frame B, Orr FW, Singal DP: Effect of blood transfusions on experimental pulmonary metastases in mice. Transfus 1990;30:188-190.
37 Ford CD, Warnick CT, Sheets S, Quist R, Stevens LE: Blood transfusions lower natural killer cell activity. Transpl Proc 1987;19:1456-1457.
38 Herberman RB: Natural killer cells and their possible roles in host resistance against tumors. Transplant Proc 1984;16:476-478.
39 Whiteside TL, Herberman RB: The role of natural killer cells in human disease. Clin Immun Immunopath 1989;53:1-23.
40 Fischer E, Lenhard V, Seifert P, Kluge A, Johannsen R: Blood transfusion-induced suppression of cellular immunity in man. Hum Imm 1980;3:187-194.
41 Smith MD, Williams JD, Coles GA, Salaman JR: The effect of blood transfusion on T-suppressor cells in renal dialysis patients. Transpl Proc 1981;13:181-183.
42 Waymack JP, Yurt RW: The effect of blood transfusions on immune function. V. The effect on the inflammatory response to bacterial infections. J Surg Res 1990;48:147-153.

Dr. R. L. Marquet
Laboratory for Exp. Surgery
Erasmus University
PO Box 1738
NL-3000 DR Rotterdam (Netherlands)

Schleinzer W, Singbartl G (eds): Fremdblutsparende Maßnahmen in der operativen Medizin. Beitr Infusionsther. Basel, Karger, 1993, vol 29, pp 26–39

Der Einsatz fremdblutsparender Maßnahmen in der Bundesrepublik Deutschland (alte Bundesländer) – Ergebnisse einer bundesweiten Befragung

G. Singbartl, W. Schleinzer, M. Becker, C. Frankenberg

Abteilung Anästhesiologie, Intensiv- und Transfusionsmedizin, ENDO-Klinik, Hamburg

Die verschiedenen Einzelmaßnahmen der autologen Transfusion sind zwar wissenschaftlich gut fundiert, aber dennoch findet die breite und routinemäßige Anwendung in der klinischen Praxis erst in jüngster Zeit zunehmend an Bedeutung. In der Bundesrepublik war es der Blutspendedienst des Deutschen Roten Kreuzes in Hessen, der 1974 erstmals erfolgreich ein autologes Spendeprogramm für kardiochirurgische Patienten etablierte [1]; Anlaß hierfür war die hohe Inzidenz einer posttransfusionellen Hepatitis. Obgleich die Infektionsrate einer Transfusionshepatitis seitdem deutlich zurückgegangen ist und heute bei Werten von etwa 0,5 bis 1 % liegt (Übersicht bei [2]), ist sie aus medizinischer Sicht nach wie vor das Hauptargument für den Einsatz fremdblutsparender Maßnahmen bzw. autologer Transfusionsmethoden.

Im Vergleich zur Transfusionshepatitis tritt die «AIDS-Problematik» aus ärztlicher Sicht deutlich in den Hintergrund, obgleich das potentielle Risiko einer HIV-Infektion von den Patienten zumeist als das entscheidende Argument für die Frage nach den Möglichkeiten der Eigenblutnutzung genannt wird. Bei einem potentiellen Infektionsrisiko von 1 : 100.000 [3] bzw. 1 : 500.000 bis 1 : 3.000.000 (Übersicht bei [2, 4]) ist die Wahrscheinlichkeit einer HIV-Übertragung mittels einer homologen Transfusion für den einzelnen Patienten zwar sehr gering, der nach wie vor aber stets letale Ausgang nach stattgehabter Infektion verständlicherweise generell erschreckend. Nach Angaben in der Literatur [3] sind in den USA derzeit etwa 2 % der AIDS-Erkrankungen Folge einer Übertragung von homologem Blutmaterial (Blut bzw. Blutderivate).

Inwieweit die durch die homologe Transfusion initiierte Immunmodulation bzw. Immunsuppression und das bei Karzinompatienten damit verbundene möglicherweise erhöhte Risiko des Neuauftretens von Metastasen (Übersicht bei [5]) von klinischer Relevanz ist, bedarf noch weiterer wissenschaftlicher Abklärung und klinischer Erhärtung in prospektiven Studien. Klinische Mitteilungen bei Patienten zeigen darüber hinaus, daß auch das allgemeine perioperative Infektionsrisiko bei homologer Transfusion nicht nur statistisch signifikant, sondern auch klinisch relevant deutlich höher ist als bei Anwendung ausschließlich autologer Transfusionsverfahren [6]. Logistische Schwierigkeiten, insbesondere bei seltenen Untergruppen bzw. bei Nachweis von Antikörpern unterstreichen - last but not least - zusätzlich die Notwendigkeit zur Nutzung der verschiedenen autologen Transfusionsmöglichkeiten.

Insgesamt sind somit die wissenschaftlich belegten Risiken zusammen mit den potentiellen Problemen der homologen Transfusion Anlaß - insbesondere bei Elektiveingriffen - das bisher praktizierte Transfusionsregime kritisch zu überdenken, um gegebenenfalls die am jeweiligen Patienten individuell orientierten Möglichkeiten der autologen Transfusion optimal zu nutzen. Voraussetzung hierfür aber ist eine Vertrautheit und Sicherheit im Umgang mit den zur Zeit zur Verfügung stehenden verschiedenen fremdblutsparenden Maßnahmen.

Um einen Überblick über den derzeitigen Stand fremdblutsparender Maßnahmen in der Bundesrepublik Deutschland (alte Bundesländer) zu gewinnen, haben wir im II. Quartal 1990 in den sogenannten «alten Bundesländern» einen Fragebogen an 888 Anästhesieabteilungen verschickt. Diese Zahl ergibt sich aus den uns vorliegenden Angaben über selbständige und hauptamtliche Anästhesieabteilungen an insgesamt 1.781 Akutkrankenhäusern (bei insgesamt 3.071 Krankenhäusern) in den alten Bundesländern. Von den versandten 888 Fragebögen wurden 173 beantwortet zurückgeschickt; dies entspricht einer Rücksendequote von 19,5 %.

Unter demoskopischen Analysekriterien ist diese Zahl aussagekräftig, da u. a. die Häufigkeitsverteilung der beantworteten Fragebögen in Bezug auf die Größenverteilung (Anzahl der Betten) der jeweiligen Krankenhäuser mit den bundesweiten Angaben sehr gut übereinstimmt. Dies gilt insbesondere für den Bereich der Krankenhäuser bis zu einer Größe von 800 Betten; innerhalb dieses Bereiches finden sich 78,1 % aller Gesamtbetten sowie 83,1 % aller operativen Betten. Zwar schließen die Krankenhäuser der Kategorie IV (21,5 % aller Gesamtbetten) mit einer Bettenzahl von >800 Betten die Universitätskliniken ein, in der Analyse hinsichtlich der operativen Betten finden sich in dieser Kategorie aber nur 16,9 % aller operativen Betten, so daß die proportional niedrigere Rücksendequote (10,3 %) von Häusern in dieser Größenordnung als nicht gravierend bewertet wird. Dies gilt um so mehr, da durch die teilweise sehr spezielle Selektionierung des Patientengutes in diesen Kliniken die verschiedenen Maßnahmen der autologen Transfusion im Gesamtregime der «Transfusionsmedizin» einen äußerst geringen Anteil haben [7].

Da sowohl die Orthopädie als auch die Gefäßchirurgie u. a. diejenigen operativen Disziplinen repräsentieren, in denen die verschiedenen fremdblutsparenden Maßnahmen optimal eingesetzt werden können, ist es für unsere Analyse durchaus bedeutsam, daß sich dies auch in der Rücksendequote der Fragebögen niederschlägt. So verfügen 49,1 % der analysierten Krankenhäuser über eine orthopädische Abteilung und vergleichbares ist für die Gefäßchirurgie in 38,1 % der Fall. Vor dem Hintergrund dieser Zahlen können die im weiteren Verlauf dargelegten Daten aus der Befragung daher zwar als kompetent bewertet werden, infolge des überdurchschnittlich hohen Anteils von Kliniken mit diesen beiden operativen Disziplinen dürfte somit aber auch das tatsächliche Ausmaß der derzeitigen Eigenblutnutzung überschätzt werden, d. h. positiver dargestellt werden als es zur Zeit tatsächlich der Fall ist.

Die Analyse über die Einsatzhäufigkeit der verschiedenen fremdblutsparenden Maßnahmen zeigt, daß mit Ausnahme der Plasmapherese (12,7 %) die sonstigen Möglichkeiten der verschiedenen autologen Transfusionsmethoden routinemäßig in etwa 30 % zum Einsatz kommen (normovolämische Hämodilution: 37,6 %; maschinelle Autotransfusion: 30,6 %; Eigenblutspende: 31,2 %). Die deutlich niedrigere Frequenz für die Anwendung der Plasmapherese erscheint verständlich, da hierfür, neben den jeweiligen Investitionskosten für eine entsprechende apparative Ausrüstung bei konsequenter und somit routinemäßiger Anwendung, zusätzliches Personal sowie eine gut funktionierende Organisation für eine enge Kooperation und terminliche Abstimmung mit den operativen Disziplinen absolut notwendig sind. Da Plasmapherese sowie die Eigenblutspende nur mit entsprechendem zeitlichen Vorlauf vor Elektiveingriffen eingesetzt werden können, die Eigenblutspende entsprechend unserer Erhebung nach aber im gleichen Ausmaß wie z. B. die maschinelle Autotransfusion oder aber die normovolämische Hämodilution angewendet wird, erscheinen als Hauptlimitierungsgründe für den Einsatz der Plasmapherese der finanzielle Aspekt für die Investition sowie der organisatorisch-personelle Aufwand offensichtlich von ganz besonderer Bedeutung. Inwieweit die

Plasmapherese aber auch als eine Routinemaßnahme für den Einsatz fremdblutsparender Maßnahmen in der Initialphase der Etablierung autologer Transfusionsverfahren unabdingbar ist, muß vorerst offen bleiben.

Diese Angaben über den routinemäßigen Einsatz der verschiedenen fremdblutsparenden Maßnahmen machen somit deutlich, daß in etwa zwei Drittel der analysierten Krankenhäuser autologe Transfusionsmethoden noch nicht oder nur sehr selten (mit einer Häufigkeit von <5 %) genutzt werden. Dies wiederum bedeutet, daß hier noch ein entsprechendes Potential für die Eigenblutnutzung bzw. für den Einsatz der verschiedenen apparativen Techniken der autologen Transfusion vorhanden ist; gleiches gilt aber auch für so einfache und kostenmäßig so unproblematische Verfahren wie die normovolämische Hämodilution oder die präoperative Eigenblutspende (z. B. in Form der Flüssiglagerung der Vollblutkonserve) bei Elektiveingriffen.

Einsatzhäufigkeit und Effizienz der verschiedenen autologen Verfahren hängen u. a. auch davon ab, wie weit man bei der Festlegung der Kontraindikationen bzw. von kritischen Grenzwerten geht. Für die normovolämische Hämodilution bedeutet dies, da die absoluten Kontraindikationen für dieses Verfahren definiert sind [8], u. a. das Festlegen des sogenannten «kritischen» Hämoglobin- bzw. Hämatokrit-Wertes. So halten in unserer Auswertung (Abb. 1) 62,3 % aller Antworten für die intraoperative Phase einen kritischen Hämoglobin-Wert im Bereich zwischen 8 und 10 g/dl für angemessen; der gleiche Bereich wird für die postoperative Phase von je 78,6 % sowohl für den sogenannten «Normal-Patienten» als auch für den «Intensivpatienten» angegeben. Die diesbezügliche Detailanalyse ergibt, daß für den «Normal-Patienten» ein postoperativer unterer Hämoglobin-Wert von 9 g/dl von 54,9 % akzeptiert wird, während dies für den «Intensiv-Patienten» nur bei 21,3 % der Fall ist. Hingegen halten 1,7 % einen kritischen Hämoglobin-Wert von 10 g/dl für den postoperativen «Normal-Patienten» erforderlich, während für den postoperativen «Intensiv-Patienten» dieser Wert von 35,3 % gefordert wird. 22 % der Antworten akzeptieren sowohl für den postoperativen «Normal-Patienten» als auch für den «Intensiv-Patienten» einen unteren Hämoglobin-Wert von 8 g/dl. Immerhin noch 8,1 % tolerieren einen postoperativen kritischen Hämoglobin-Wert von bzw. unter 7 g/dl sowohl beim postoperativen «Normal-Patienten» als auch beim «Intensiv-Patienten», wie ebenso jeweils 4 % für diese Patientengruppen einen entsprechenden kritischen Hämoglobin-Wert von bzw. über 11 g/dl für notwendig erachten. Überraschenderweise machen jedoch 23,3 % der Einsender keine entsprechenden Angaben zum kriti-

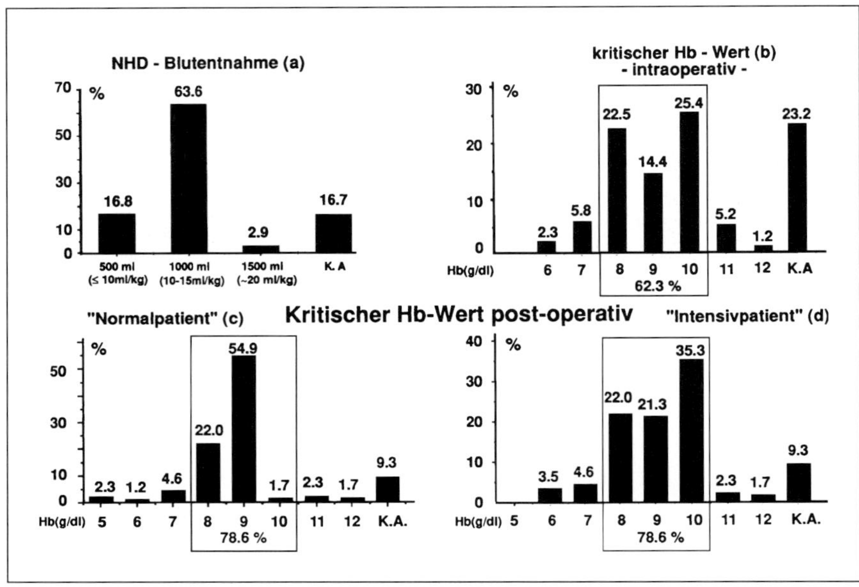

Abb. 1. Angaben zum Ausmaß der routinemäßigen Blutentnahme im Rahmen der akuten normovolämischen Hämodilution sowie zum jeweils tolerierten «kritischen» Hämoglobin-Wert.

schen intraoperativen Hämoglobin-Wert, und für die postoperative Phase ist dies bei 9,3 % der Fall.

Diese Angaben zum kritischen Hämoglobin-Wert bewegen sich somit innerhalb der Bandbreite der Daten, die aus der Literatur über den Zusammenhang zwischen dem Verhalten der Sauerstofftransportkapazität in Abhängigkeit vom Hämatokrit bekannt sind (Übersicht bei [9]). Die Tatsache, daß jedoch fast ein Viertel der Einsender keine klare Stellungnahme zum kritischen Hämoglobin-Wert bzw. zum kritischen Hämatokrit bezieht, erscheint unseres Erachtens nach für eine gezielte Indikationsstellung für die homologe Transfusion bzw. für das Ausmaß der möglichen Hämodilution (Akzeptanz einer Dilutionsanämie) durchaus bedeutsam.

Hinsichtlich des Festlegens auf bestimmte Kontraindikationen (Abb. 2) zeigt sich, daß der Anteil derjenigen, die hierzu keine Angaben machen, von etwa 25 % bei der normovolämischen Hämodilution (Variationsbreite für die verschiedenen vorgegebenen Kriterien: 22,6 - 28,8 %) auf ca. 38 % (35,9 - 43,3 %) bei der Eigenblutspende und auf ca. 80 % (79,8 - 81,9 %) bei der Plasmapherese ansteigt. Desweiteren deckt sich der Pro-

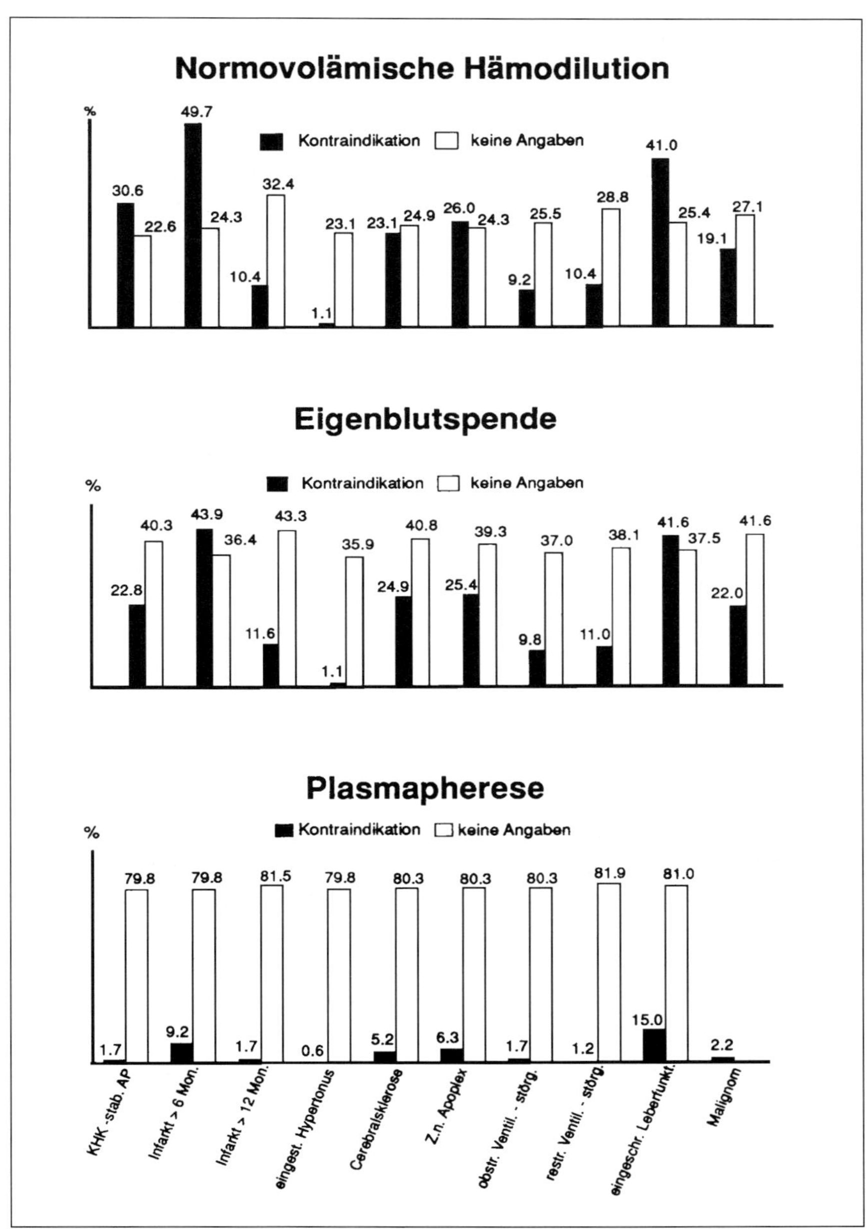

Abb. 2. Bewertung von verschiedenen Begleiterkrankungen als mögliche Kontraindikationen zur Durchführung von normovolämischer Hämodilution, Eigenblutspende und Plasmapherese.

zentsatz der Nicht-Beantwortung dieser Frage nach den Kontraindikationen bei der normovolämischen Hämodilution (ca. 25 %) sehr gut mit dem Wert von 23,3 % der Fragebögen, in denen keine Aussage zum kritischen Hämoglobin- bzw. kritischen Hämatokrit-Wert gemacht wird. Diese Tatsache sowie der insgesamt hohe Prozentsatz der Nicht-Beantwortung der Frage nach den Kontraindikationen bei Eigenblutspende (diese Frage wird im Durchschnitt von ca. 40 % nicht beantwortet) und bei der Plasmapherese (hierzu werden von 80 % keine Angaben gemacht) spiegeln unter anderem offensichtlich die mangelnde praktische Erfahrung und somit die fehlende Vertrautheit im Umgang mit diesen fremdblutsparenden Maßnahmen recht deutlich wider. Diese Interpretation wird nicht zuletzt durch die Tatsache gestützt, daß bei der Bewertung von vorgegebenen Altersgrenzen (<14 Jahre, >65 Jahre bzw. >75 Jahre) als potentielle Ausschlußkriterien für die Anwendung der verschiedenen autologen Verfahren von jeweils über 80 % der Einsender keine entsprechenden Angaben gemacht werden.

Bei der Frage nach den Eignungskriterien, welche an die Patienten bei Einbeziehung in die präoperative Plasmapherese und Eigenblutspende angelegt werden sollen, halten 41,2 % die gleichen Maßstäbe wie für die homologe Blutspende für sinnvoll, während 11 % strengere Maßstäbe und 31,3 % nicht so eng gefaßte Kriterien angewendet wissen wollen; und immerhin machen noch 16,8 % hierzu keine Angaben. Für das Ausmaß der Anamneseerhebung und der körperlichen Untersuchung legen 72,5 % der Antworten die gleichen Kriterien zugrunde wie für die Bewertung der Narkosefähigkeit für Elektiveingriffe, 5,8 % halten strengere Maßstäbe für notwendig und 8,7 % sehen diesbezüglich weniger streng gefaßte Kriterien als adäquat an; aber auch hier machen wiederum 13,3 % der Einsender keine Angaben. Die von Bundesärztekammer und Bundesgesundheitsamt erstellten «Richtlinien für die Blutgruppenbestimmung und Bluttransfusion» [10] schließen eine homologe Blutspende unter anderem bei Patienten mit einem Alter von über 65 Jahren bzw. bei Patienten, die unter Dauermedikation stehen, aus. Würden diese Kriterien sinn- und wortgemäß auch auf die präoperative Eigenblutspende bzw. Plasmapherese angewandt, so würde inbesondere in der Gefäßchirurgie und in der Orthopädie, welche ja die «Paradedisziplinen» für den Einsatz der Eigenblutnutzung darstellen, einem Großteil der Patienten allein des Alters wegen bzw. aufgrund einer Dauermedikation die Möglichkeit der autologen Spende bzw. der autologen Transfusion nicht bzw. nur in geringem Umfang zuteil (nämlich normovolämische Hämodilution und/oder maschinelle Autotransfusion).

Insofern ist der Anteil derjenigen Antworten, welche für die autologe Spende nicht so eng gefaßte Kriterien wie für die homologe Blutspende als sinnvoll erachten, mit 31,3 % eine konsequente und logische Ergänzung zu den 72,5 % der Antworten, welche für die Festlegung der autologen Spendetauglichkeit lediglich die gleichen Kriterien wie für die Festlegung der Narkosefähigkeit bei Elektiveingriffen als adäquat ansehen. Es erscheint wenig sinnvoll, einem Patienten mit z. B. einem medikamentös gut eingestellten Hypertonus, einer mittels Digitalis voll kompensierten Herzfunktion etc., von der autologen Spende auszuschließen. In vergleichbarer Weise äußert sich der Hämatologe Isbister [11], der kritisch hinterfragt, warum ein Patient mit einem normalen Hämoglobin-Wert eventuell zwar nicht für eine Eigenblutspende geeignet sein soll, aber dennoch so gesund sein kann, daß er sich einem Elektiveingriff unterziehen kann. Immerhin wird aber auch dieser Fragenkomplex von rund einem Sechstel der Einsender nicht beantwortet, bzw. sie geben zu diesem essentiellen Punkt keine konkreten Angaben.

Die Analyse der Antworten hinsichtlich der als notwendig erachteten Laborparameter vor Durchführung von Plasmapherese und Eigenblutspende spiegelt das breite Spektrum von Laboruntersuchungen wider, wie es in der alltäglichen klinischen Routine im Rahmen der Narkose- bzw. Operationsvorbereitung für einen Elektiveingriff als vermeintlich notwendig erachtet wird (Abb. 3). Diesbezüglich auffallend sind zunächst zwei Tatsachen, nämlich erstens, daß kein Parameter als absolut notwendig erachtet wird (d. h. in 100 % der Antworten gefordert wird), und zweitens, daß die Bandbreite der Nicht-Beantwortung dieses Fragenkomplexes zwischen 10,4 % (für den Hämoglobin-Wert) bis zu 34,8 % (für den kolloidosmotischen Druck) liegt. Naturgemäß dominieren im Hinblick auf die Eigenblutspende die Notwendigkeit der Bestimmung des Hämoglobin- bzw. Hämatokrit-Wertes mit 89,3 bzw. 80,0 %, gefolgt von den verschiedenen Gerinnungsparametern (63,8 - 77,7 %) sowie der Bestimmung des Gesamteiweiß-Wertes mit einer für notwendig erachteten Häufigkeit von 61,5 %. Diese als niedrig zu bewertenden Zahlenangaben überraschen insofern, als pathologische Gerinnungsparameter sowie ein niedriges Gesamteiweiß unter anderem zu einem qualitativ minderwertigen autologen Produkt führen, welches dem Patienten in einer Situation gegeben wird, in der eine optimale Qualität des autologen Materials vonnöten ist; insbesondere unter dem Aspekt der Substitution der Gerinnungsfaktoren, welche dann ja in physiologischer Konzentration und im physiologischen Gleichgewicht vorliegen sollten. Auffallend ist darüber hinaus jedoch auch die Tat-

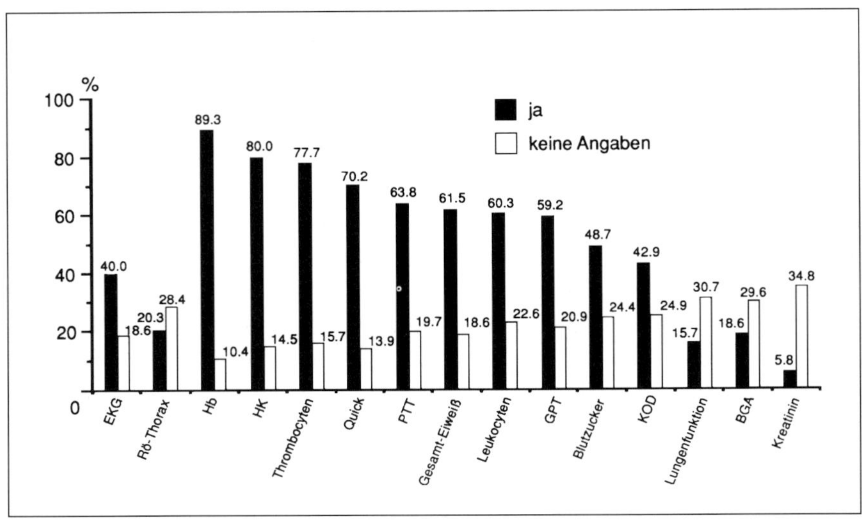

Abb. 3. Häufigkeitsverteilung notwendig erachteter Untersuchungen vor Durchführung von Plasmapherese und Eigenblutspende.

sache, daß die Bestimmung der Leukozyten mit 60,3 % in weniger als zwei Drittel der Antworten als notwendig erachtet wird. Da eine Leukozytose als Hinweis auf einen floriden Allgemeininfekt zu interpretieren ist, welcher unseres Erachtens nach eine eindeutige Kontraindikation für die Durchführung von Plasmapherese und Eigenblutspende darstellt, erscheint die Erhebung dieses Parameters vor Durchführung der autologen Spende durchaus sinnvoll. Die Notwendigkeit der routinemäßigen Durchführung eines EKG's (12 Ableitungen) bzw. einer Röntgen-Thorax-Untersuchung wird lediglich in Ausnahmefällen für notwendig erachtet, wobei als entsprechende untere Altersgrenze zumeist 50 Jahre angesetzt werden. Auch dies gibt die vielerorts geübte Praxis in der Alltagsroutine bei Elektiveingriffen wider.

Bei der Frage nach den Gründen für («pro») bzw. nach den Einwänden gegen («contra») die Einführung fremdblutsparender Maßnahmen in der jeweiligen Abteilung, steht das potentielle Infektionsrisiko der homologen Transfusion mit 45,1 % bei «pro» an oberster Stelle; leider wurde unsererseits dieser Aspekt in der Fragestellung nicht detaillierter erfragt, so daß unklar bleibt, inwieweit das nach wie vor bestehende potentielle Risiko einer Transfusionshepatitis oder aber das öffentlichkeitswirksame Argument einer wesentlich selteneren HIV-Infektion als das entscheidende

Infektionsrisiko bewertet wurde. An zweiter Stelle unter den Kriterien für die Einführung autologer Transfusionsverfahren stehen die aufgrund der vorhandenen operativen Disziplinen sich ergebenden Indikationen für den Einsatz fremdblutsparender Maßnahmen sowie der Wunsch der jeweiligen operativen Fächer nach Durchführung der autologen Transfusion mit insgesamt 39,2 %. Hier schlägt sich offensichtlich der in unserer Analyse überdurchschnittlich hohe Anteil an Häusern mit gefäßchirurgischen Abteilungen (38,1 %) bzw. orthopädischen Einrichtungen (49,1 %) nieder. Bereits an dritter Stelle. - aber mit deutlichem Abstand - folgt mit 9,8 % der Wunsch der Patienten nach der Nutzung von Eigenblut, und in lediglich 3,9 % sind es medico-legale Aspekte, welche ärztlicherseits Anlaß für die Einführung bzw. Anwendung fremdblutsparender Maßnahmen sind. Insbesondere die juristischen Gesichtspunkte scheinen derzeit als Entscheidungskriterien für die Anwendung autologer Transfusionsverfahren von seiten der behandelnden Ärzte noch zu wenig berücksichtigt. Unter juristischen Aspekten [12] handelt es sich bei zwar gegebener Indikation für den Einsatz autologer Transfusionsverfahren aber in praxi nicht durchgeführter Maßnahmen um eine Unterlassung; entsprechendes gilt auch hinsichtlich der nicht durchgeführten Aufklärung über die gegebene Indikation für die Eigenblutbenutzung bzw. bei unterlassener Aufklärung über abteilungs-/klinikintern fehlenden apparativen Möglichkeiten für die Anwendung der verschiedenen autologen Transfusionsmethoden. Ein erstes Urteil, in welchem die Haftung für transfusionsbedingte Infektionen (im konkreten Fall handelt es sich um eine HIV-Infektion) höchstrichterlich vom Bundesgerichtshof zuungunsten des Krankenhausträgers entschieden wurde, liegt zwischenzeitlich vor [13].

Als Kriterien, welche gegen die Einführung fremdblutsparender Maßnahmen angeführt werden, dominiert mit 28,9 % der hierfür erwartete Personalmehrbedarf, in 22 % sind es die fehlenden Kooperationsmöglichkeiten mit einer benachbarten Blutbank, in 16,8 % ein erwarteter Kostenmehrbedarf und in 13,9 % der (vermeintliche) Mangel an geeigneten Patienten. Sehr groß ist bei diesem Fragenkomplex jedoch der Anteil derjenigen, welche hierzu keine Angaben machen; er schwankt für die einzelnen Kriterien im Bereich zwischen 42,2 und 68,2 %. Somit ist das Ausmaß der Nicht-Beantwortung dieser Frage größer als der Anteil derjenigen, die hierzu konkrete Angaben machen.

Analysiert man die gegebenen Antworten betreffs des geschätzten Personalbedarfs (ärztlicher sowie pflegerischer Bereich) für die einzelnen autologen Verfahren im Detail (Abb. 4 oben), so fällt auf, daß für die ver-

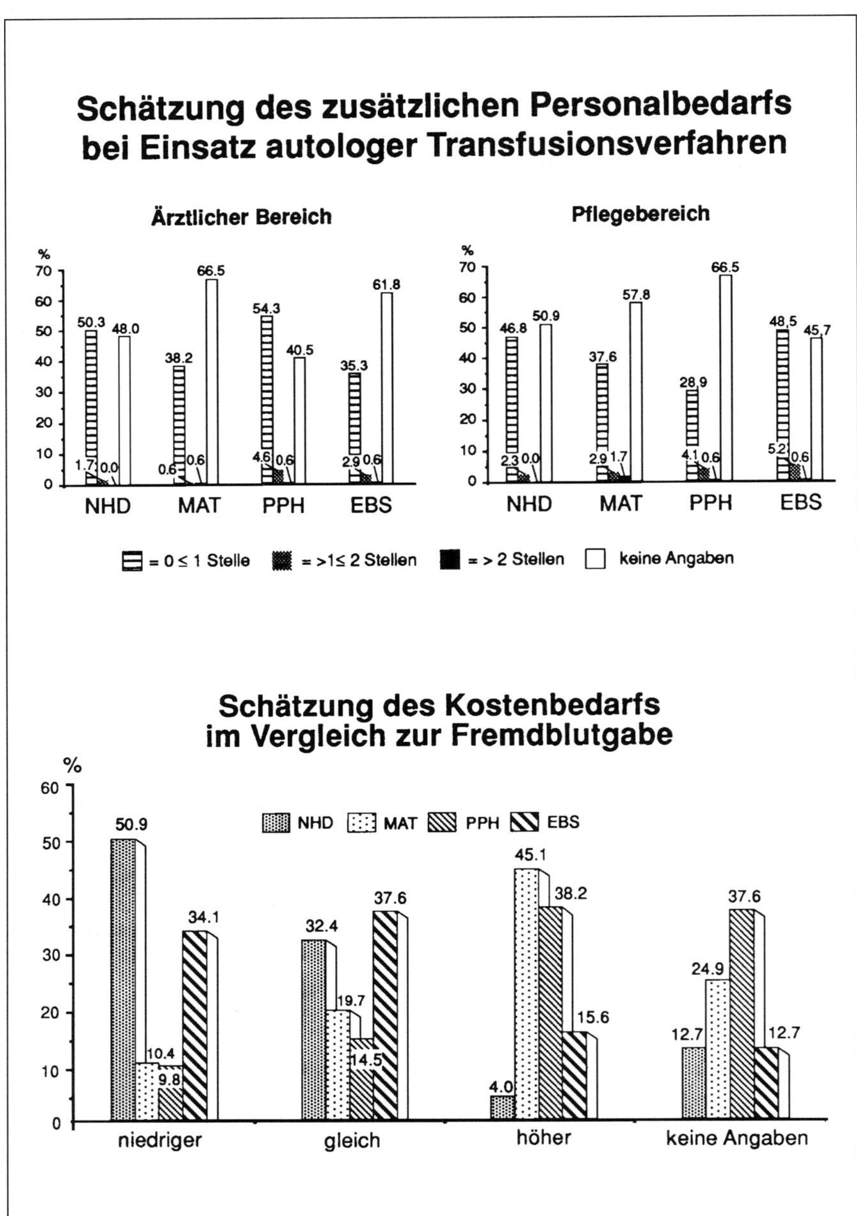

Abb. 4. Schätzung des Personalmehrbedarfs sowie der entstehenden Kosten bei Einsatz der verschiedenen autologen Transfusionsverfahren im Vergleich zur homologen Transfusion.

schiedenen fremdblutsparenden Maßnahmen von der überwiegenden Mehrheit, welche diese Frage beantwortet, stets «keine bzw. eine zusätzliche Stelle» für notwendig erachtet wird. Lediglich von 4,6 % im ärztlichen und von 5,1 % im pflegerischen Bereich werden bis zu zwei zusätzliche Stellen für erforderlich gehalten. Und ebenfalls bleibt bei Beantwortung dieser Frage die Tatsache unberücksichtigt, ob eine so einfach zu handhabende Maßnahme wie die akute normovolämische Hämodilution oder aber organisatorisch und somit personalmäßig aufwendigere Maßnahmen wie z. B. die Eigenblutspende, oder aber ein zusätzlich auch noch apparativtechnisches Verfahren wie z. B. die präoperative Plasmapherese, durchgeführt werden. Diese fehlende Differenzierung im Personalmehrbedarf findet sich in den Antworten in gleichem Ausmaß sowohl in bezug auf die verschiedenen fremdblutsparenden Maßnahmen, als auch hinsichtlich einer eventuell differenten besseren personellen Ausstattung im ärztlichen und pflegerischen Bereich. Und somit bleibt bei den gegebenen Angaben (wegen mangelnder Kenntnis?) offensichtlich unberücksichtigt, daß es ja nicht nur die rein technischen Maßnahmen sind, für die in unterschiedlichem Ausmaß (zusätzliches) Personal benötigt wird, sondern daß, über die praktische Durchführung und Überwachung der verschiedenen fremdblutsparenden Maßnahmen hinausgehend, z. B. bei den präoperativ durchzuführenden Eigenblutspenden und Plasmapheresen, die notwendigen Patientenuntersuchungen und die Aufklärung von seiten der ärztlichen Mitarbeiter, die Organisation der entsprechenden Spendetermine sowie deren Koordination im Zusammenhang mit den jeweiligen Operationsterminen auf Seiten der nicht-ärztlichen Mitarbeiter einen entsprechenden Personalmehrbedarf nach sich ziehen. Die Unsicherheit bzw. das Informationsdefizit wird bei der Frage nach dem Personalschlüssel nicht zuletzt auch daran erkenntlich, daß hierzu von der überwiegenden Mehrheit der Einsender keine Antwort gegeben wird; so schwankt der Prozentsatz der Nicht-Beantwortung zwischen 45,7 % (bei der Eigenblutspende) und 66,5 % (bei der maschinellen Autotransfusion bzw. bei der Plasmapherese).

Hinsichtlich der Bewertung der zu erwartenden Kosten bei Einführung der verschiedenen autologen Transfusionsverfahren (Abb. 4 unten) wird die normovolämische Hämodilution von 50,9 % als kostengünstiger bezeichnet und von 32,4 % als kostenneutral gesehen im Vergleich zur homologen Transfusion; sie wird gefolgt von der Eigenblutspende, die von 34,1 % als preiswertere Alternative und von 37,6 % als kostenneutral gesehen wird. Ca. 10 % bewerten die maschinelle Autotransfusion (10,4 %)

bzw. die Plasmapherese (9,8 %) als kostengünstig, während sie von 45,1 % (maschinelle Autotransfusion) bzw. 38,2 % (Plasmapherese) als kostenungünstiger bezeichnet werden. Der Anteil derjenigen, die zu dem Kostenbedarf der einzelnen Verfahren keine Angaben machen, liegt bei der normovolämischen Hämodilution und bei der Eigenblutspende bei jeweils 12,7 %, sowie bei der maschinellen Autotransfusion bei 24,9 % und bei der Plasmapherese bei 37,6 %.

Somit läßt auch die Antwort hinsichtlich der Frage nach den entstehenden Kosten bei autologer Transfusion eine gewisse Unsicherheit bzw. ein Informationsdefizit erkennen. Denn es ist erstaunlich, daß die normovolämische Hämodilution nur von 50,9 % als kostengünstiger bezeichnet wird. Vergleicht man die Unkosten, die bei der «Herstellung» einer frischen Vollblutkonserve (autologes Warmblut) mittels normovolämischer Hämodilution entstehen, mit den Kosten, die für ein Erythrozytenkonzentrat plus ein gefrorenes Frischplasma aufgebracht werden müssen, so sollte die finanzielle Relation zuungunsten der beiden homologen Präparate leicht nachvollziehbar sein. Die tatsächlichen Gegebenheiten zumindest teilweise widerspiegelnd, werden die maschinelle Autotransfusion (von weniger als der Hälfte) und die Plasmapherese (von über einem Drittel) am häufigsten als kostenungünstige Verfahren bewertet. Diese Feststellung trifft insbesondere dann zu, wenn die Investitionskosten für die entsprechende apparative Ausrüstung mitberücksichtigt werden. Darüber hinaus zeigt die praktische Anwendung dieser Verfahren, daß der break-even-point für die maschinelle Autotransfusion und für die Plasmapherese nur dann erreicht wird, wenn diese beiden Verfahren intensiv genutzt werden, d. h. wenn die Einsatzfrequenz dieser apparativen Methoden sowie die entsprechende Ausbeute an autologem Material (bei der maschinellen Autotransfusion) hoch sind.

Literatur

1 Seidl S: Organisation of an autologous predeposit (APD) programme for cardiac surgery patients, in: Practical methods to avoid homologous blood Transfusion. Manchester, ADIS, 1989, pp 13-16.

2 Sugg U: Transfusionsvermittelte Infektionen. Anästhesiol Intensivmed Notfallmed Schmerzther 1991;26:214-215.

3 Eisenstaedt RE: Complications of blood transfusion, in: Tuma RF, White JV, Messmer K (eds): The role of hemodilution in optimal patient care. München, W. Zuckschwerdt, 1989, pp 3-11.

4 Glück D, Kubanek B, Gaus W: Aktuelle Daten zur Praevalenz und Epidemiologie des HIV aus der HIV-Studie der DRK-Blutspendedienste der BRD. Infusionstherapie 1990;17:160-162.
5 Salo M: Immunosuppressive effects of blood transfusion in anaesthesia and surgery. Acta Anaesthesiol Scand 1988;32(Suppl. 89):26-34.
6 Murphy P, Heal JM, Blumberg N: Infection or suspected infection after hip replacement surgery with autologous or homologous blood transfusion. Transfusion 1991;31:212-217.
7 Roos D: Optimierung der präoperativen Eigenblutspende anhand einer retrospektiven Analyse des homologen Blutverbrauchs, in: Schleinzer W, Singbartl G (eds): Fremdblutsparende Maßnahmen in der operativen Medizin - Das Konzept der Autologen Transfusion. Beitr Infusionsther. Basel, Karger, 1992, vol 29, pp 205-216.
8 Meßmer K: Practical methods of avoid homologous blood transfusion: An introduction, in: Practical methods to avoid homologous blood transfusion. Manchester, ADIS, 1989, pp 1-6.
9 Meßmer K: Hemodilution - possibilities and safety aspects. Acta Anaesthesiol Scand 1988;32(suppl 89):49-53.
10 Wissenschaftlicher Dienst der Bundesärztekammer und des Bundesgesundheitsamtes: Richtlinien zur Blutgruppenbestimmung und Bluttransfusion. Köln, Deutscher Ärzte Verlag, 1988.
11 Isbister JP: Autotransfusion. An impossible dream? Anaesth Intens Care 1984; 12:236-240.
12 Weißauer W: Juristische Kriterien für die Durchführung der autologen Spende und Transfusion, in: Schleinzer W, Singbartl G (eds): Fremdblutsparende Maßnahmen in der operativen Medizin - Das Konzept der autologen Transfusion. Beitr Infusionsther. Basel, Karger, 1992, vol 29, pp 217-222.
13 Bundesgerichtshof: BGH-Urteil AZ VI ZR 178/90 (vom 30. April 1991).

Priv.-Doz. Dr. Günter Singbartl
Abteilung AIT-Anästhesiologie
Intensiv- und Transfusionsmedizin
ENDO-Klinik
Holstenstr. 2
W-2000 Hamburg 50 (BRD)

Hämodilution (NHD)

Schleinzer W, Singbartl G (eds): Fremdblutsparende Maßnahmen in der operativen Medizin. Beitr Infusionsther. Basel, Karger, 1993, vol 29, pp 40–50

Präoperative isovolämische Hämodilution

L. Frey, A. Pacheco, K. Meßmer

Institut für Chirurgische Forschung, Ludwig-Maximilians-Universität München

Die Verfügbarkeit homologer Blutkonserven zur Transfusion wurde durch die Fortschritte der Transfusionsmedizin, die Verbesserung der Blutkonservierung und die Optimierung der Organisation von Blutspendezentralen in den letzten Jahrzehnten erheblich verbessert. Dies begünstigte auch eine großzügige Indikationsstellung zur Transfusion von Blut bzw. Blutkomponenten und war mitverantwortlich für die rapide Steigerung des Verbrauchs von Blutkonserven zur homologen Transfusion.

Das Auftreten von AIDS und die Kenntnis der Übertragungsrisiken homologer Transfusionen für virusbedingte oder virus-assoziierte Erkrankungen (Virushepatitiden, HIV-1 assoziiertes AIDS, CMV-Infektion, T-cell Leukämie) [19] sowie der Nachweis einer durch homologe Transfusionen induzierten Immunsuppression, die ursächlich sein soll für eine Verkürzung des rezidivfreien Intervalls und der Überlebenszeit von Karzinompatienten [8], haben zur kritischen Überprüfung der üblichen Transfusionspraxis geführt und das Interesse an alternativen Methoden erheblich gesteigert.

Der größte Anteil aller homologen Transfusionen erfolgt in der operativen Medizin, wobei am häufigsten Transfusionen in der perioperativen Phase verabreicht werden. Die Suche nach Alternativen zur Einsparung von Fremdbluttransfusionen konzentriert sich deshalb in erster Linie auf diesen Zeitraum.

Heute stehen als Alternativen die präoperative Eigenblutspende, die intraoperative Blutfiltration und maschinelle Rücktransfusion (Cell-Saver) sowie die akute präoperative Hämodilution zur Verfügung. Die akute präoperative normovolämische Hämodilution ist eine attraktive Alternative zur homologen Transfusion, da dieses Verfahren keine spezielle Ausrüstung erfordert, überall durchgeführt werden kann, kostengünstiger ist als alle anderen Methoden zur Einsparung von homologen Transfusionen, einfach und – bei korrekter Anwendung – sicher ist.

Definition

Die präoperative Hämodilution ist als durch Austausch von autologem Blut durch zellfreie, plasmaähnliche Flüssigkeit induzierte Dilution aller Blutbestandteile definiert [25]. Bei intraoperativen Blutungen verliert der diluierte Patient verdünntes Blut und damit weniger Erythrozyten: Bei einem Hämatokrit von 45 % und einem Blutverlust von 1000 ml gehen 450 ml Erythrozyten verloren, bei gleichem Blutverlust und einem Hämatokrit von 25 % beträgt der Erythrozytenverlust jedoch nur 250 ml. Das präoperativ gewonnene autologe Blut steht für die Retransfusion zur Verfügung. Als normovolämische Hämodilution wird der Austausch von Blut gegen kolloidale Infusionslösungen bezeichnet, wenn dabei das zirkulierende Blutvolumen im Normalbereich gehalten wird. Das Ausmaß der Hämodilution wird anhand des systemischen Hämatokritwerts festgelegt. Eine präoperative Dilution auf Hämatokritwerte zwischen 30 und 25 % zur Reduktion des intraoperativen Erythrozytenverlustes wird als limitierte Hämodilution bezeichnet [25, 30]. Eine extreme Hämodilution, d. h. Blutverdünnung auf Hämatokritwerte unter 25 %, kommt vornehmlich bei jungen Patienten ohne Vorerkrankungen in Frage [36]. Durch Kombination der Hämodilution mit anderen Verfahren zur Bluteinsparung können bestimmte Patientengruppen effektiv vor den Risiken der Fremdbluttransfusion geschützt werden [37].

Technik

Die Hämodilution wird kurz vor oder nach Einleitung der Narkose durchgeführt [27]. In Abhängigkeit vom Ausgangshämatokrit, der Körpergröße und dem Zielhämatokrit können bis zu zwei Liter Blut ausgetauscht werden. Zur Abschätzung der Blutmenge, die bis zum Erreichen des Zielhämatokrits entnommen werden muß, stehen verschiedene Nomogramme zur Verfügung [11, 23, 41].

Die Blutentnahme kann aus einem venösen Zugang oder einem arteriellen Verweilkatheter erfolgen. Die entnommene Blutmenge wird simultan durch Infusion gleicher Volumina einer kolloidalen Infusionslösung ersetzt, um auch während der Phase des Blutaustauschs Normovolämie sicherzustellen.

Zur Überwachung des Kreislaufs und des Hämatokritwerts werden vor der Hämodilution arterieller Blutdruck, zentraler Venendruck und Herzfrequenz und der Ausgangshämatokritwert gemessen. Nach Entnahme der Hälfte des errechneten Austauschvolumens sowie am Ende der Hämodilution werden die Kreislaufparameter und der Hämatokritwert erneut kontrolliert (Tab. 1).

Die Herzfrequenz, der arterielle Mitteldruck und der zentrale Venendruck bleiben bei der isovolämischen Hämodilution konstant [24, 30, 38]. Eine Zunahme der Herzfrequenz während der Hämodilution ist als Warnsignal zu werten, sie zeigt entweder eine Hypovolämie oder eine Hypoxämie an; in diesem Fall muß das entnommene Blut zurückgegeben werden [27].

Das Blut wird in kommerziell erhältliche Standardblutbeutel, die CPD (63 ml) enthalten, aufgenommen. Durch maschinelles Kippen des Blutbeutels während der Entnahme wird das Mischen des Blutes mit der Stabilisatorlösung optimiert. Um das entnommene Blutvolumen exakt bestimmen zu können - z. B. bei Kindern - wird empfohlen, die Blutbeutel vor und während der Blutentnahme zu wiegen [13].

Die Blutbeutel müssen mit dem Namen und Geburtsdatum des Patienten, sowie Datum, Uhrzeit und Reihenfolge der Blutentnahme beschriftet werden. Die Lagerung des entnommenen Blutes erfolgt bei Raumtemperatur, um die Funktionsfähigkeit der Thrombozyten zu erhalten. Das autologe Blut sollte innerhalb sechs Stunden nach der Entnahme transfundiert werden. Wird das präoperativ gewonnene autologe Blut jedoch innerhalb der ersten sechs Stunden nicht transfundiert, so ist es in einem entsprechenden Kühlschrank zu lagern, es sollte allerdings nicht später als 24 Stunden nach der Entnahme transfundiert werden [1].

Während der Operation werden die Blutverluste bis zu einem Hämatokrit von 27 bis 25 % konsequent durch Infusion von kolloidalen und/oder kristalloiden Lösungen ersetzt. Bei jungen Patienten ohne Vorerkrankungen kann dieser Wert auch unterschritten werden [25]. Die intraoperativen Blutverluste sind sorgfältig zu messen; wiederholte Kontrollen des systemischen Hämatokritwerts bzw. der Hämoglobinkonzentration sind not-

Tab. 1. Standardmonitoring bei akuter präoperativer Hämodilution

Kontinuierlich:	*Intermittierend:*
EKG-Monitor	Hämatokrit/Hämoglobin
arterieller Blutdruck	arterielle Blutgasanalyse
zentraler Venendruck	Gerinnungsstatus
Pulsoximetrie	Elektrolyte im Serum
Urinproduktion	

wendig, um auch während der Operation sicherzustellen, daß der Hämatokritwert bzw. der Hämoglobinwert innerhalb der vorgegebenen Grenzen liegt. Das autologe Blut wird bedarfsgerecht retransfundiert, wenn der Hämatokritwert 27 bzw. 25 % unterschreitet und die Blutung chirurgisch beherrscht wird. Die Transfusion des autologen Blutes erfolgt in der umgekehrten Reihenfolge der Blutentnahme. Bei diesem Vorgehen steht die zuerst entnommene Blutkonserve mit dem höchsten Anteil an Erythrozyten, Thrombozyten und Gerinnungsfaktoren am Operationsende zur Verfügung [27]. Am Ende der Operation wird ein Hämatokrit von 27 bis 30 % angestrebt [32, 34].

Kompensationsmechanismen bei Hämodilution

Die Dilution des Blutes geht mit einer Verminderung der Konzentration von Erythrozyten einher, was eine Reduktion des arteriellen Sauerstoffgehalts im Blut zur Folge hat. Durch kompensatorische Steigerung des Herzzeitvolumens wird das globale Sauerstoffangebot an den Organismus jedoch auch bei akuter Hämodilution aufrechterhalten. Bei isovolämischer Hämodilution mit Dextran 60 / 70 nimmt die Sauerstofftransportkapazität (Sauerstoffgehalt im arteriellen Blut x Herzzeitvolumen) bis zu einem Hämatokrit von 30 % zu und fällt erst dann unter den Ausgangswert ab, wenn der Hämatokritwert 25 % unterschreitet (Abb. 1) [38]. Im Gegensatz dazu nimmt bei Hämokonzentration auf Hämatokritwerte über 45 % die Sauerstofftransportkapazität ab (Abb. 1).

Die Sicherstellung des globalen Sauerstoffangebots an den Organismus trotz Reduktion des Sauerstoffgehalts im Blut ist die Voraussetzung einer adäquaten Sauerstoffversorgung des Gewebes bei Hämodilution [25, 38]; daher sollten im Regelfall Hämatokritwerte von 25 % nicht unterschritten werden. Unter diesen Bedingungen ist gezeigt worden, daß unter Aufrechterhaltung von Normovolämie und einem Hämatokritwert über 25 % arterieller Mitteldruck und Herzfrequenz konstant bleiben. Die Zunahme des Herzzeitvolumens beruht auf einem gesteigerten Schlagvolumen, was durch erhöhte Fluidität des Blutes und verbesserten venösen Rückfluß bedingt ist [38]. Der wichtigste Faktor, der die Erhöhung der Fluidität des Blutes bei isovolämischer Hämodilution bewirkt, ist die induzierte Senkung der Erythrozytenkonzentration. Bei einem Hämatokrit von 30 % liegt ein optimaler Kompromiß zwischen vermindertem Sauerstoffgehalt und verbesserten Fließeigenschaften des Blutes vor [30].

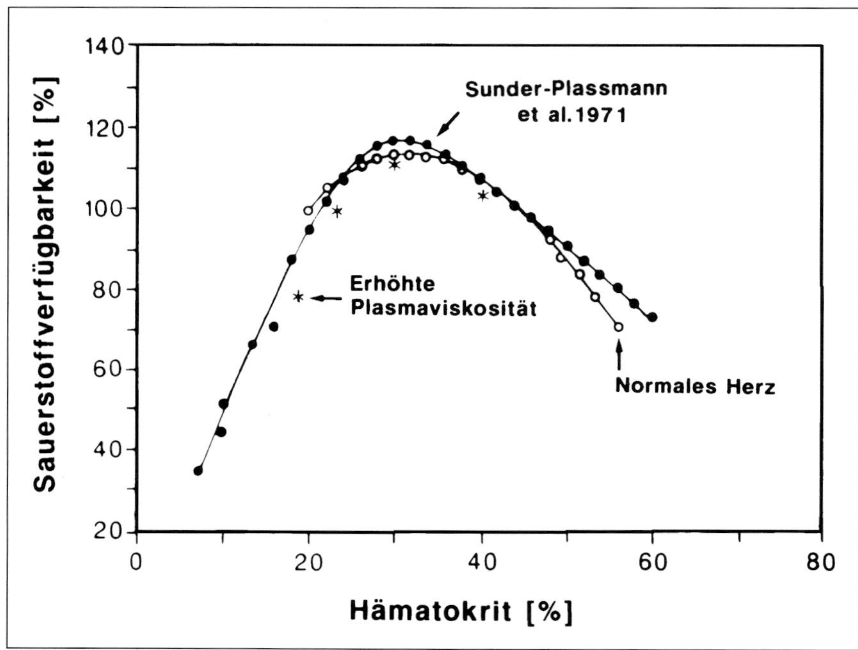

Abb. 1. Veränderungen der globalen Sauerstoffverfügbarkeit (Sauerstoffgehalt x Herzzeitvolumen) während isovolämischer Hämodilution und Hämokonzentration.

● Ergebnisse aus experimentellen Untersuchungen am Hund [36]

○ Anhand eines hydraulischen Modells des Kreislaufsystems bei normaler Herzfunktion ermittelte Daten [32]

* Bei Hunden mit pathologisch gesteigerter Plasmaviskosität ermittelte Werte [4].

Die Dilution des Blutes bewirkt über die Abnahme des viskösen Widerstands des Blutes eine Reduktion des Fließwiderstandes und damit eine Steigerung des venösen Rückstroms zum Herzen mit Erhöhung des Schlagvolumens. Außerdem wird die Nachlast des linken Ventrikels durch den verminderten viskösen Widerstand in den arteriellen Gefäßen reduziert. Diese Kompensationsmechanismen setzen jedoch Normovolämie und eine adäquate Pumpfunktion des Herzens voraus [29, 33].

Die Verteilung des Gesamtblutflusses auf die verschiedenen Organe erfolgt unter Hämodilution im vergleichbaren Verhältnis wie unter Normovolämie bei normalem Hämatokrit. Die Ausnahme bildet die koronare Zirkulation mit einer überproportionalen Zunahme des Blutflusses bei Dilution. Ursache des überproportionalen Anstiegs der myokardialen

Durchblutung ist neben der verbesserten Fluidität des Blutes eine Dilatation der Koronargefäße, was eine Verminderung der funktionellen Koronarreserve bedingt [26]. Bei Patienten mit koronarer Herzerkrankung ist daher die Indikation zur Hämodilution sorgfältig abzuwägen, da es zur kritischen Einschränkung der myokardialen Sauerstoffversorgung kommen kann, sofern der koronare Blutfluß bei Hämodilution nicht adäquat gesteigert werden kann [17, 20, 25].

Blutrheologie und Mikrozirkulation

Die Fluidität des Blutes wird außer von der Erythrozytenkonzentration von der Viskosität des Plasmas und den aktuellen Scherkräften bestimmt. Die Veränderungen der Plasmaviskosität bei Hämodilution sind auch von der Eigenviskosität der angewandten Kolloidlösung abhängig. Die nach Hämodilution mit Dextran in-vitro meßbare Erhöhung der Plasmaviskosität hat jedoch in-vivo keine klinische Bedeutung [28]. In einer vergleichenden Untersuchung mit Dextran 70 und Hydroxyäthylstärke 200 / 0,62 als Diluens wurden bei Hämodilution auf Hämatokritwerte von 20 % keine Unterschiede in der Höhe des nutritiven Blutflusses zu den vitalen Organen (gemessen mit radioaktiv markierten Mikrosphären) und der lokalen Sauerstoffspannung in Leber und Skelettmuskel gefunden [4]. Außerdem gab es in einer neuen experimentellen Studie selbst bei der unter klinischen Bedingungen nie erreichbaren extremen Steigerung der Plasmaviskosität auf das Dreifache des Normwerts und gleichzeitiger Dilution auf einen Hämatokritwert von 25 % keinerlei Hinweise für eine Beeinträchtigung der lokalen Sauerstoffversorgung des Leber- und Muskelgewebes [4].

Die Oxygenierung des Gewebes wird bei normovolämischer Hämodilution über einen weiten Hämatokritbereich im Normbereich der lokalen pO_2-Werte aufrechterhalten. Bereits 1973 war gezeigt worden, daß der mittlere lokale Gewebe-pO_2 in der Skelettmuskulatur, der Leber, dem Pankreas, dem Dünndarm und den Nieren bei normovolämischer Hämodilution mit Dextran 60 bis auf einen Hämatokritwert von 19 % erhalten bleibt oder zunimmt [31]; dabei hatte die Häufigkeit der gemessenen lokalen Gewebe-pO_2-Werte unter 10 mmHg bei Dilution von einem Hämatokrit von 42 auf 20 % nicht zugenommen, was als Beweis für ein adäquates Sauerstoffangebot an das Gewebe und als Ausschluß einer Gewebehypoxie gewertet wird [26]. Später ist eine ungestörte pO_2-Versorgung durch Messungen des Gewebe-pO_2 auch auf der Großhirnrinde [5] und der freien Wand des rechten Ventrikels [9] bei limitierter Hämodilution nachgewiesen worden.

Ein entscheidender Mechanismus zur Sicherstellung eines ausreichenden Sauerstoffangebots im Gewebe ist die Konstanthaltung des Hämatokrits in den Mikrogefäßen trotz verminderten systemischen Hämatokritwerts. Durch Anwendung der Intravitalmikroskopie kann der mikrovaskuläre Hämatokrit durch Bestimmung der Erythrozytenanzahl und des Durchmessers einzelner Gefäßsegmente bestimmt werden. Unter Normalbedingungen beträgt der mikrovaskuläre Hämatokrit etwa 50 % des systemischen Hämatokritwerts; er wird bei normovolämischer Dilution bis zu einem systemischen Hämatokrit von 17 % im Normbereich gehalten [12, 33]. Der mikrovaskuläre Erythrozytenfluß bleibt während der Dilution ebenfalls konstant, dagegen steigen die Flußgeschwindigkeit der Erythrozyten und die «Flow motion» in den Kapillaren bei normovolämischer Hämodilution an [22, 33], was eine Verbesserung der zeitlichen und räumlichen Verteilung der Erythrozyten im Kapillarsystem bewirkt [21].

Die Adaptationsvorgänge in der Mikrozirkulation mit Konstanthaltung des mikrovaskulären Hämatokrits, Erhöhung der Erythrozytenfließgeschwindigkeit und Verbesserung der Erythrozytenverteilung in der kapillaren Strombahn, gewährleisten bei isovolämischer Hämodilution bis auf 50 % des normalen Hämatokritwerts die adäquate Sauerstoffversorgung im Gewebe.

Auswahl der Patienten für die Hämodilution

Seit der ersten klinischen Studie von Klövekorn et al. [16] liegen zahlreiche Studien und Erfahrungen aus der Allgemein-, Neuro-, Gefäß-, Herz-, Kinder-, Kieferchirurgie und der Gynäkologie vor [2, 3, 6, 7, 15–18, 24, 34, 36, 39]. Die akute normovolämische Hämodilution kann bei jedem Patienten mit einem zu erwartenden intraoperativen Blutverlust von über 1000 ml und einer präoperativen Hämoglobinkonzentration von über 12 g/dl durchgeführt werden und bietet zahlreiche Vorteile (Tab. 2). Als relative Kontraindikationen gelten restriktive oder obstruktive Lungenerkrankungen, Nierenerkrankungen, Leberzirrhose, schwere arterielle Hypertonie und manifeste Herzinsuffizienz [27]. In prospektiven Studien wurde gezeigt, daß auch bei Patienten mit koronarer Herzerkrankung eine

Tab. 2. Vorteile der akuten normovolämischen Hämodilution

Vermeidung des Transfusionsrisikos
Reduktion des Erythrozytenverlustes
Verbesserung des mikrovaskulären Blutflusses
Thromboseprophylaxe (Dextran)
Durchführbarkeit in der Elektiv- und Notfallchirurgie
Kombination mit anderen autologen Transfusionsprogrammen
Wirtschaftlichkeit

präoperative Hämodilution sicher vorgenommen werden kann [2, 20], sofern ein entsprechend erweitertes Monitoring angewandt wird, welches die Messung der Herzfunktion, der kardialen Füllungsdrucke, der gemischtvenösen Sauerstoffsättigung und, wenn möglich, auch der Ventrikelwandbewegungen (transösophageale Herzsonographie) zuläßt [2]. Es ist auch nachgewiesen worden, daß höheres Lebensalter per se keine Kontraindikation gegen die präoperative isovolämische Hämodilution darstellt [35, 40]. Zur Vermeidung von homologen Transfusionen kann die Hämodilution auch bei Kleinkindern angewandt werden [36].

Zusammenfassung

Die akute isovolämische Hämodilution ist ein effizientes Verfahren zur Vermeidung der Transfusion von homologem Blut und Blutkomponenten. Die Adaptationsmechanismen der Makro- und der Mikrozirkulation bewirken eine Verbesserung der Gewebedurchblutung und gewährleisten trotz erniedrigten Sauerstoffgehalts im Blut eine ausreichende Sauerstoffversorgung der Organe. Die Sicherheit der Methode ist durch zahlreiche klinische Studien bei den verschiedensten operativen Eingriffen belegt. Die akute isovolämische Hämodilution erfordert keine spezielle Ausrüstung und kann in jeder Klinik durchgeführt werden. Vorteilhaft ist auch die Möglichkeit, die akute präoperative Hämodilution mit anderen Programmen zur autologen Transfusion wie präoperative Eigenblutspende oder intraoperatives «Cell-saving» kombinieren zu können. Im Vergleich zu anderen Strategien der Einsparung von Fremdblut ist die Hämodilution die bei weitem kostengünstigste Methode [10]. Die akute präoperative Hämodilution sollte in der operativen Medizin häufiger angewandt werden [14].

Literatur

1 Standards for Blood Banks and Transfusion Services. 13th ed. Arlington, 1989.

2 Baron JF, Vicaut E, Duvelleroy M: Limits of hemodilution in patients with coronary artery disease, in: Vincent JL (ed): Update in Intensive Care 1988. Heidelberg, Springer, 1988, pp32-39.

3 von Bormann B, Weidler B, Boldt J, Joos D, Aigner K, Peil J, Hempelmann G: Die akute normovolämische Hämodilution bei großen operativen Eingriffen. Chirurg 1986;57:457-464.

4 Brueckner UB, Messmer K: Blood rheology and systemic oxygen transport. Biorheology 1990;27:903-912.

5 Chan R, Leninger-Follert F: Effect of isovolemic hemodilution on oxygen supply and electrocorticogramm in cat brain during focal ischemia and in normal tissue. Int J Microcirc Clin Exp 1983;2:297-303.

6 Coté DJ: L'hémodilution normovolémique (HDNV). Can J Anaesth 1991;38: 243-251.

7 Ellison N, Silberstein LE: A commentary on three consensus development conferences on transfusion medicine. Anesthesiol Clin North Am 1990;8:609-625.

8 Fiedling LP: Red for danger: Blood transfusion and colorectal cancer. Br Med J 1985;291:841-845.

9 Forst H, Racenberg J, Schosser R, Messmer K: Right ventricular tissue pO2 in dogs. Effects of hemodilution and acute right artery occlusion. Res Exp Med 1987;187: 159-174.

10 Georgi R: Der ökonomische Aspekt der autologen Bluttransfusion am Beispiel des prothetischen Hüftgelenkersatzes. Anästhesiol Intensivmed Notfallmed Schmerzther 1991;26:205-206.

11 Gross W, Messmer K: Hemodilution Nomograms. Uppsala, Sweden, Pharmacia, 1988.

12 Intaglietta M: Microcirculatory effects of Hemodilution: Background and Analysis, in: Tuma RF, White JV, Messmer K (eds): The role of hemodilution in optimal patient care. München, W. Zuckschwerdt, 1989, pp21-41.

13 Kafer ER, Collins ML: Acute intraoperative hemodilution and perioperative blood salvage. Anesthesiol Clin North Am 1990;8:543-567.

14 Kasper SM, Dahlmann H, Gerlich W: Zur Bedeutung der autologen Bluttransfusion in der Bundesrepublik Deutschland. Anaesthesist 1991;40:594-601.

15 Klövekorn WP, Laks H, Pilon RN, Anderson WP, MacCallum JR, Moore FD: Effect of acute hemodilution in man. Eur Surg Res 1973;5:27-32.

16 Klövekorn WP, Pichlmaier H, Ott E, Bauer E, Sunder-Plassmann L, Messmer K: Akute präoperative Hämodilution - eine Möglichkeit zur autologen Bluttransfusion. Chirurg 1974;45:452-458.

17 Klövekorn WP, Richter J, Sebening F: Hemodilution in coronary bypass operations, in: Bibliotheca hemat. Basel, Karger, 1981, pp297-302.

18 Krier C: Autologe Transfusion. Anästhesiol Intensivmed Notfallmed Schmerzther 1991;26:202-223.

19 Larson CJ, Taswell HF: Human T-cell leukemia virus type (HTLV-1) and blood transfusion. Mayo Clin Proc 1988;63:869-875.

20 Laxenaire MC, Aug F, Voisin C, Chevreaud C, Bauer P, Bertrand A: Effects of hemodilution and ventricular function on coronary heart disease patients. Ann Fr Anesth Réanim 1986;5:218-223.
21 Lindblom L, Mirhashemi S, Arfors KE, Intaglietta M: Blood flow and hematocrit distribution in response to acute normovolemic hemodilution. Int J Microcirc Clin Exp 1986;5:278-283.
22 Lipowsky HH, Firrel JC: Microvascular hemodynamics during systemic hemodilution and hemoconcentration. Am J Physiol 1986;250:H908-H922.
23 Manel J, Garric J, Lefèvre JC, Laxenaise MC: Règle à calcul du volume sanguin à prélever pour réaliser une hémodilution normovolémique intentionelle. Ann Fr Anesth Réanim 1988;7:427-433.
24 Martin E, Hansen E, Peter K: Acute limited normovolemic hemodilution: A method for avoiding homologous transfusion. World J Surg 1987;11:53-59.
25 Messmer K: Hemodilution - possibilities and safety aspects. Acta Anaesthesiol Scand 1988;89:49-53.
26 Messmer K: Acute preoperative Hemodilution: Physiological basis and clinical application, in: Tuma RF, White JV, Messmer K (eds): The role of hemodilution in optimal patient care. München, W. Zuckschwerdt, 1989, pp54-74.
27 Messmer K: Preoperative Hemodilution, in: Rossi EC, Simon TL, Moss GS (eds): Principles of transfusion medicine. Baltimore, Williams & Wilkins, 1991, pp 405 - 409.
28 Messmer K, Frey L: Das Prinzip der Hämodilution. Chirurg 1991;62:769-774.
29 Messmer K, Kreimeier U: Microcirculatory therapy in shock. Resuscitation 1989;18: 51-61.
30 Messmer K, Kreimeier U, Intaglietta M: Present state of intentional hemodilution. Eur Surg Res 1986;18:254-263.
31 Messmer K, Sunder-Plassmann L, Jesch F, Görnandt L, Sinagowitz E, Kessler M: Oxygen supply to the tissues during limited normovolemic hemodilution. Res Exp Med 1973;159:152-166.
32 Messmer FW: Acceptable hematocrit levels in surgical patients. World J Surg 1987;11:41-46.
33 Mirhashemi S, Messmer K, Arfors KE, Intaglietta M: Microcirculatory effects of normovolemic hemodilution in skeletal muscle. Int J Microcirc: Clin Exp 1987;6: 359-369.
34 Moss GS, Sehgal LR, Gould SA, Sehgal HM, Rosen AL: Alternatives to transfusion therapy. Anesthesiol Clin North Am 1990;8:569-589.
35 Murday HK, Jungblut M: Wie sicher ist die isovolämische Hämodilution bei Risikopatienten im hohen Alter? Anästh Intensivther Notfallmed 1990;25:335-339.
36 Sa de VP, Bekassy AN, Schou H, Werner MU, Werner O: Hemodilution during bone marrow harvesting in children. Anesth Analg 1991;72:645-650.
37 Schleinzer W: Klinisches Konzept der autologen Transfusion, Hämodilution, maschinelle Autotransfusion, Plasmapherese, Eigenblutspende. Anästhesiol Intensivmed 1987;28:235-241.
38 Sunder-Plassmann L, Klövekorn WP, Holper K, Hase U, Messmer K: The physiological significance of acutely induced hemodilution, in: Proceedings of the 6th European Conference on Microcirculation. Basel, Karger, 1971, pp23-28.

39 Toy P: Autologous transfusion. Anesthesiol Clin North Am 1990;8:533-541.

40 Vara-Thorbeck R, Guerro-Fernandez Marcote JA: Hemodynamic response of elderly patients undergoing major surgery under moderate normovolemic hemodilution. Eur Surg Res 1985;17:372-379.

41 Zetterström H, Wiklund L: A new nomogram facilitating adequate hemodilution. Acta Anaesthesiol Scand 1986;30:300-304.

Dr. L. Frey
Institut für Chirurgische Forschung
der Ludwig-Maximilians-Universität
Klinikum Großhadern
Marchioninistr. 15
W-8000 München 70 (BRD)

Schleinzer W, Singbartl G (eds): Fremdblutsparende Maßnahmen in der operativen Medizin. Beitr Infusionsther. Basel, Karger, 1993, vol 29, pp 51–69

Die kritischen Grenzen der Hämodilution: Theoretische Grundlagen

R. Zander

Institut für Physiologie und Pathophysiologie, Universität Mainz

Einleitung

Unter physiologischen Bedingungen wird das Sauerstoffangebot ($\dot{A}O_2$) an alle Organe des menschlichen Organismus in körperlicher Ruhe immer so eingestellt, daß es den O_2-Verbrauch ($\dot{Q}O_2$) bei weitem übersteigt.

Das O_2-Angebot als Produkt von Herzzeitvolumen und arteriellem O_2-Gehalt (caO_2) ergibt dabei in körperlicher Ruhe einen Wert von etwa 1000 ml pro Minute, wenn für das Herzzeitvolumen ein Schlagvolumen (SV) von 70 ml und eine Frequenz (Fr) von 70 pro Minute angenommen wird:

$$\begin{array}{lllllll} \dot{A}O_2 & = & SV & x & Fr & x & caO_2 \\ 1000\,ml/min & = & 0{,}7\,dl & & 70/min & & 20{,}5\,ml/dl \end{array}$$

Der O_2-Verbrauch, meistens als O_2-Aufnahme über die Lunge ($\dot{V}O_2$) unter steady state Bedingungen gemessen, beträgt allerdings nur ein Viertel dieses Betrages bei einer physiologischen $a\bar{v}DO_2$ (arterio-gemischtvenöse O_2-Konzentrationsdifferenz) von 5 ml/dl:

$$\begin{array}{lllllll} \dot{V}O_2 = \dot{Q}O_2 = & SV & x & Fr & x & (caO_2 - c\bar{v}O_2) \\ 250\,ml/min = & 0{,}7\,dl & & 70/min & & 20{,}5 \quad 15{,}5 \end{array}$$

Dieses vierfache Überangebot von Sauerstoff, bezogen auf den Menschen in körperlicher Ruhe, ist natürlich darin begründet, daß auch körperliche Höchstleistungen zu vollbringen sein müssen.

Die entscheidenden Größen für die O_2-Versorgung aller Gewebe sind neben der ausreichenden

- Hämodynamik (Herzzeitvolumen und lokale Perfusion) und
- Sauerstoff - Konzentration im arteriellen und damit kapillären Blut

auch zusätzlich die Bedingungen einer möglichst optimalen

- Utilisation in den Kapillaren, d. h. Ausschöpfung des arteriell angebotenen Sauerstoffs.

Voraussetzung für diese kapilläre Utilisation ist ein entsprechend hoher O_2-Partialdruck als treibende Kraft für die O_2-Diffusion vom Blut in das Gewebe.

Die arterielle und damit kapilläre O_2-Konzentration wird von den Größen O_2-Partialdruck (pO_2, mmHg), O_2-Sättigung des Hämoglobins (sO_2, %) und Hämoglobin-Konzentration (cHb, g / dl) bestimmt. Die genannten Größen können zusammen als O_2-Status bezeichnet werden [30].

Ihre gegenseitige Verknüpfung ist in Abbildung 1 dargestellt. Die arterielle (bzw. kapilläre) O_2-Konzentration wird immer dann vermindert sein (sogenannte Hypoxämie), wenn eine ihrer Determinanten verändert ist.

Die hypoxische Hypoxämie (z. B. Folge einer Lungenfunktionsstörung) ist durch einen Abfall des arteriellen pO_2 bedingt. Die toxische (oder toxämische) Hypoxämie tritt auf, wenn die Bildung von Carboxy-Hämo-

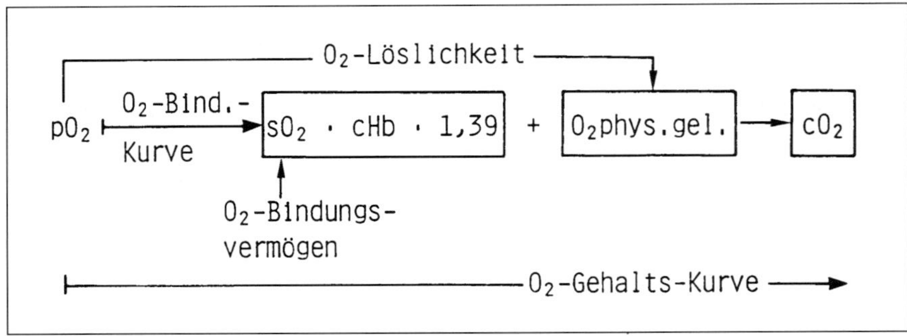

Abb. 1. Determinanten des O_2-Status und ihre Verknüpfung. Der O_2-Partialdruck (pO_2, mmHg), von der Lungenfunktion eingestellt, bestimmt über die O_2-Bindungskurve des Blutes (sO_2 als Funktion von pO_2) die Oxygenierung des Hämoglobins (sO_2, %), sofern das O_2-Bindungsvermögen normal ist (keine nennenswerten Konzentrationen von COHb oder MetHb). sO_2 und Hb-Konzentrationen (cHb, g / dl) zusammen mit der Hüfnerschen Zahl (1,39 ml / g) machen als Produkt die Konzentration des chemisch gebundenen O_2 aus, die um den kleinen Anteil des physikalisch gelösten O_2 vermehrt, den O_2-Gehalt des Blutes (cO_2, ml / dl) festlegt. Die O_2-Gehaltskurve verknüpft cO_2 und pO_2.

globin (COHb) oder Met-Hämoglobin (MetHb) zu einer Störung der O_2-Anlagerung am Hämoglobin führt.

Die anämische Hypoxämie schließlich resultiert aus einer Verminderung der Hb-Konzentration des Blutes.

Bezüglich der Gewebeversorgung müssen nun die verschiedenen Formen einer Hypoxämie insofern unterschieden werden, als neben der arteriellen (bzw. kapillären) O_2-Konzentration auch der zugehörige kapilläre O_2-Partialdruck zu berücksichtigen ist.

Zur Veranschaulichung dieses Sachverhaltes sind in Abbildung 2 drei typische Formen einer Hypoxämie mit ihren zugehörigen O_2-Gehaltskurven, d. h. cO_2 (ml/dl) als Funktion des pO_2 (mmHg), wiedergegeben. Obwohl für alle drei Formen einer Hypoxämie annähernd die gleiche O_2-Konzentration von 11 ml/dl angenommen wurde, hypoxische (Lungenfunktionsstörung, pO_2 27 mmHg), toxische (Kohlenmonoxid-Intoxikation mit 50 % COHb) und anämische (Hb-Konzentrationen 8 g/dl) Hypoxämie, unterscheiden sich alle erheblich bezüglich des O_2-Partialdruckes.

Es ist leicht verständlich, daß eine CO-Intoxikation mit einer COHb-Konzentration von 50 % nicht mit dem Leben vereinbar ist: der Patient stirbt nicht an der Einschränkung seiner arteriellen O_2-Konzentration, sondern aufgrund der Tatsache [31], daß die Affinität des verbleibenden Hämoglobins so deutlich zugenommen hat (Halbsättigungsdruck nur noch 12 mmHg [12] anstelle 27 mmHg für das Normalblut), daß die für die O_2-Diffusion vom Blut in das Gewebe notwendige pO_2-Differenz zu klein geworden ist. Auch im Falle der hypoxischen Hypoxämie hat die pO_2-Differenz abgenommen, so daß mit einer Störung der Gewebeversorgung gerechnet werden muß.

Die anämische Hypoxämie hingegen weist einen deutlich höheren pO_2 und damit eine pO_2-Differenz Blut – Gewebe auf. Dies gilt insbesondere für den Fall der chronischen Anämie, während derer es zu einer Rechtsverlagerung der O_2-Bindungskurve infolge Zunahme des intraerythrozytären 2,3-DPG (innerhalb von sechs bis zwölf Stunden) kommt. Im dargestellten Beispiel hat der Halbsättigungsdruck von 27 auf 32 mmHg zugenommen.

Die geschilderten Verhältnisse lassen zwei wichtige Schlußfolgerungen für die anämische (normoxische) Hypoxämie zu:

1. Der arterielle O_2-Gehalt ist die eindeutig bestimmende Größe einer Limitierung der Gewebsversorgung.
2. Ein kritischer venöser O_2-Partialdruck hat praktisch keine Bedeutung für die O_2-Versorgung des Gewebes (s. u.).

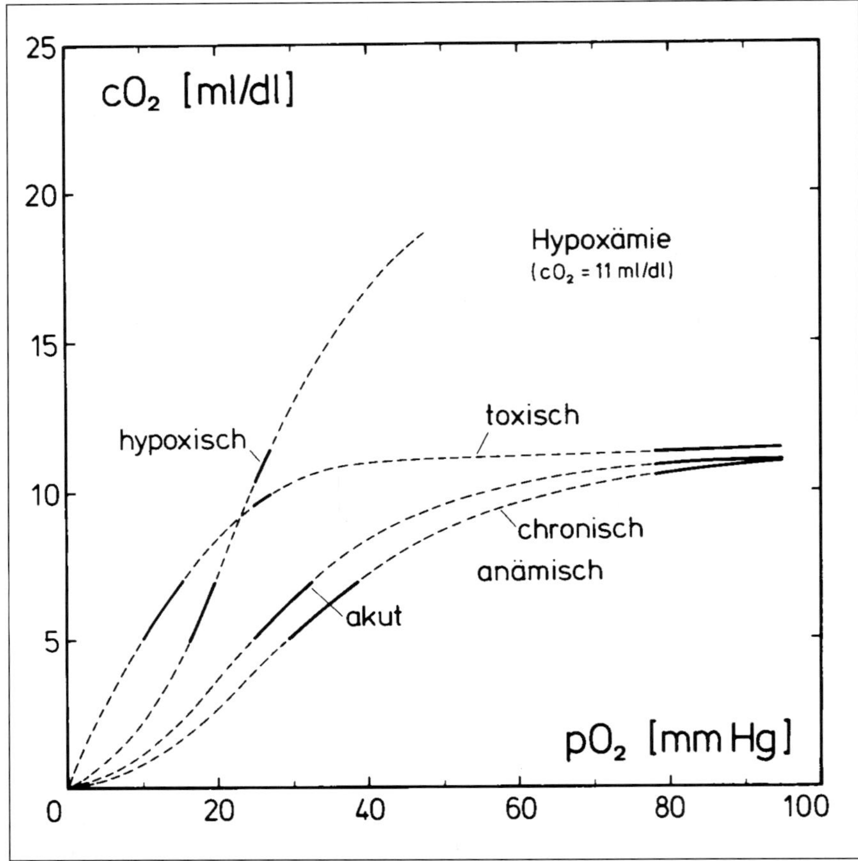

Abb. 2. O_2-Gehaltskurven des Blutes, cO_2 als Funktion von pO_2, für drei verschiedene Formen der Hypoxämie annähernd gleicher O_2-Konzentrationen. Die unterschiedliche Ausnutzung (hypoxische Hypoxämie, $pO_2 = 26$ mmHg) und die unterschiedliche Lage der O_2-Gehaltskurve (toxische Hypoxämie, 50 % COHb) im Vergleich zur normalen (akut) oder geringfügig veränderten (chronisch) O_2-Gehaltskurve bei Anämie (anämische Hypoxämie, cHb = 8 g/dl) machen deutlich, warum eine Hypoxämie verschiedener Genese so unterschiedlich toleriert werden kann (durchgezogene Linien = arterieller bzw. gemischt-venöser Bereich).

Die zweite Feststellung, besonders gut in Abbildung 2 nachzuvollziehen, hat deshalb eine große Bedeutung, weil für den Fall der isovolämischen Hämodilution, d. h. anämischen Hypoxämie, eine nahezu 100 %ige Ausschöpfung des mit dem arteriellen Blut angebotenen Sauerstoffs erreicht werden kann.

Selbst wenn die O_2-Konzentration des Blutes im Verlauf der Kapillarpassage auf 10 % des Ausgangswertes abgesunken ist, herrscht immer noch ein pO_2 von ca. 10 mmHg.

Eine Verminderung der arteriellen O_2-Konzentration im Rahmen einer isovolämischen Hämodilution wird nun zwangsläufig auf verschiedenen Wegen kompensiert werden, um den O_2-Verbrauch ($\dot{V}O_2$) in jedem Falle sicherzustellen. Diese Kompensation kann hämodynamisch über eine Steigerung des Herzzeitvolumens oder utilisatorisch über eine Zunahme der kapillären Ausschöpfung erfolgen. In zahlreichen Untersuchungen am Tiermodell und am Menschen konnte nun gezeigt werden, daß diese Kompensation eine definierte Reihenfolge insofern aufweist, als primär eine Zunahme des Schlagvolumens, sekundär eine Frequenzerhöhung und erst tertiär eine Zunahme der Utilisation (Zunahme $a\bar{v}DO_2$, Abnahme $c\bar{v}O_2$) beobachtet wird:

	$\dot{Q}O_2$	=	SV	x	FR	x	(caO_2 - $c\bar{v}O_2$)
Kompensation	$\dot{Q}O_2$ const.	=	↑		↑		↓ ↓
			primär		sekundär		tertiär

Für die tägliche klinische Praxis ist es zum Beispiel von besonderer Bedeutung, daß bis zu einer Hb-Konzentration von ca. 7,5 g / dl die hämodynamische Kompensation bei konstanter Frequenz allein über eine Zunahme des Schlagvolumens erfolgt (bei [17] bis zu einem Hämatokrit von 25 %).

Die utilisatorische Kompensation muß hierbei allerdings noch differenzierter betrachtet werden, da sie immer in Verbindung mit einer hämodynamischen Kompensation eintritt.

Der Versuch, eine anämische Hypoxämie (Abnahme caO_2) während Hämodilution allein hämodynamisch mit dem Ziel zu kompensieren, die cvO_2 konstant zu halten und die $avDO_2$ entsprechend zu verkleinern, muß deshalb zum Scheitern verurteilt sein, weil dazu eine unrealistische Durchblutungssteigerung erforderlich wäre:

Selbst eine Verzehnfachung der Perfusion (Herzzeitvolumen) könnte zwar die $avDO_2$ auf nur 10 % des Ausgangswertes senken, sie könnte aber eine, wenn auch geringfügige, Abnahme der cvO_2 nicht verhindern.

Der umgekehrte Fall, die anämische Hypoxämie allein utilisatorisch zu kompensieren, d. h. alleinige Abnahme der cvO_2 bei konstanter $avDO_2$ und Durchblutung, wird niemals beobachtet. Letztlich wird somit jede Kompensation primär hämodynamisch erfolgen, wobei zwar die $avDO_2$

jeden Organs mehr oder weniger abnimmt, eine Verminderung der cvO_2 aber in Kauf genommen werden muß.

Die utilisatorische Kompensation im Sinne einer fast vollständigen Nutzung der venösen O_2-Reserve (cvO_2), d. h. kapilläre Utilisation nahezu 100 %, wird allerdings immer erst tertiär genutzt, wenn die hämodynamischen Kompensationsmechanismen erschöpft sind.

Das heißt aber nicht, daß diese venöse O_2-Reserve nicht genutzt werden könnte (s. u. zum sogenannten kritischen venösen O_2-Partialdruck).

Gegenstand dieser Untersuchung ist es zu prüfen, wie weit die arterielle O_2-Konzentration im Rahmen einer isovolämischen Hämodilution vermindert werden kann (normoxische Hypoxämie), ohne daß es zu Komplikationen des Gesamtorganismus kommt. Da der Autor in früheren Veröffentlichungen [32, 33] eine normoxische Hypoxämie bis zu einer caO_2 von 10 ml / dl entsprechend einer cHb von 7,5 g / dl bzw. einem Hämatokrit von 22,5 % als problemlosen Richtwert für einen Patienten in körperlicher Ruhe benannt hat, soll diese «Hypothese» hier erneut überprüft werden.

Hämodynamische Kompensation

Literaturdaten über die hämodynamischen Kompensationsmechanismen des Menschen bei isovolämischer Hämodilution sind in Abbildung 3 zusammengestellt. Bei dieser akuten, d. h. innerhalb von Minuten bis wenige Stunden erfolgenden Verminderung der Hb-Konzentration, kommt es praktisch nur zu einer deutlichen Zunahme des Herzzeitvolumens, während Herzfrequenz und O_2-Aufnahme innerhalb der zu erwartenden methodisch bedingten Streuung von ± 10 % konstant bleiben.

Eine utilisatorische Kompensation, d. h. vermehrte venöse Ausschöpfung, findet nicht statt, auch wenn die $s\bar{v}O_2$ geringfügig abnimmt: Bei einer Abnahme der cHb von 5 g / dl (von 15 auf 10 g / dl) müßte die $s\bar{v}O_2$ bei gleicher $a\bar{v}DO_2$ von 5 ml / dl um ca. 14 % abnehmen, tatsächlich nimmt sie aber für diesen Sprung (Abb. 3) nur um ca. 7 % ab; die $a\bar{v}DO_2$ muß also in etwa auf 80 % des Ausgangswertes zurückgegangen sein.

Diese grobe Abschätzung ergibt sich natürlich schon dadurch aus Abbildung 3, als dort bei Abnahme der cHb von 15 auf 10 g / dl eine Zunahme des Herzzeitvolumens um 25 % angenommen wird, was per se eine Abnahme der $a\bar{v}DO_2$ um 20 % zur Folge hätte, vorausgesetzt der O_2-Verbrauch des Menschen bliebe konstant.

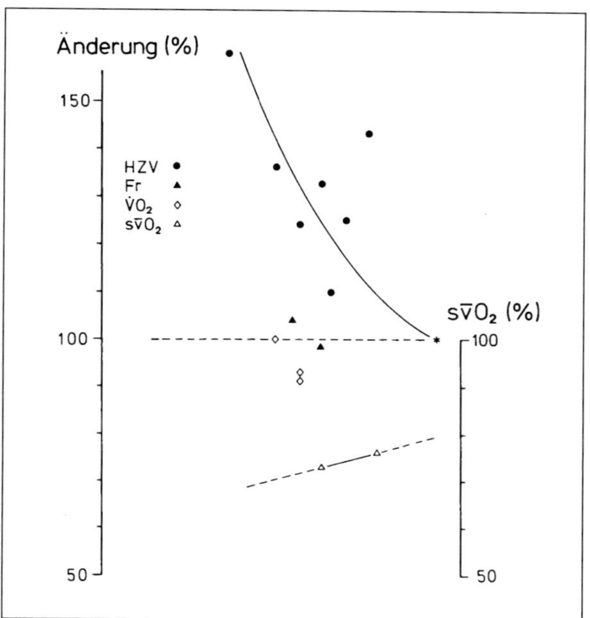

Abb. 3. Hämodynamische Kompensation bei isovolämischer Hämodilution am Menschen: Änderungen von Herzzeitvolumen (HZV), Herzfrequenz (Fr), O_2-Verbrauch (gemessen als O_2-Aufnahme $\dot{V}O_2$) in Prozent des Ausgangswertes und gemischtvenöser O_2-Sättigung ($s\dot{v}O_2$, %) bei Änderung der Hb-Konzentration (cHb, g / dl). Die Daten verschiedener Autoren [2, 4, 8, 14, 15, 24, 27] zeigen, daß die hämodynamische Kompensation bis zu einer cHb von 6 - 8 g / dl allein durch Steigerung des Schlagvolumens erfolgt, während alle anderen Parameter praktisch konstant bleiben. Eine utilisatorische Kompensation im Sinne einer Abnahme der gemischtvenösen O_2-Sättigung erfolgt praktisch nicht.

Für den Fall einer Reduzierung der Hb-Konzentration auf die Hälfte des Normwertes (7,5 g / dl) wird gemäß Abbildung 3 mit einer Zunahme des Herzzeitvolumens um ca. 50 % zu rechnen sein, diese Zunahme erfolgt allein durch Steigerung des Schlagvolumens und führt dazu, daß der O_2-Verbrauch konstant bleibt, die $a\bar{v}DO_2$ auf zwei Drittel des Ausgangswertes zurückgeht, was zu einer gemischtvenösen $s\bar{v}O_2$ von ca. 65 % führen müßte ($saO_2 = 96$ %).

Es ist offensichtlich, daß bis zu dieser Hb-Konzentration vornehmlich die hämodynamische Kompensation eingesetzt wird, die nur über die Steigerung des Schlagvolumens erfolgt und die die utilisatorische Kompensation weitgehend überflüssig macht: Eine vermehrte Ausschöpfung der venösen O_2-Reserve findet praktisch nicht statt, wie die nur geringfügige Abnahme der gemischtvenösen O_2-Sättigung verdeutlicht.

Praktisch identische Verhältnisse lassen sich bei Anämie-Patienten in körperlicher Ruhe nachweisen, wie in Abbildung 4 mit Hilfe von Literaturdaten demonstriert wird. Auch hier kann als grober Richtwert für eine Hb-Konzentration von 7,5 g / dl eine Zunahme des Herzzeitvolumens um 50 % basierend auf einer entsprechenden Vergrößerung des Schlagvolumens, angenommen werden, was zu einer Abnahme der $a\bar{v}DO_2$ auf zwei Drittel des Ausgangswertes führen muß. Die Vorhersage einer daraus resultierenden gemischtvenösen $s\bar{v}O_2$ von ca. 65 % ist in Abbildung 4 am Patienten gut belegbar. Läßt man Anämie-Patienten körperliche Arbeit

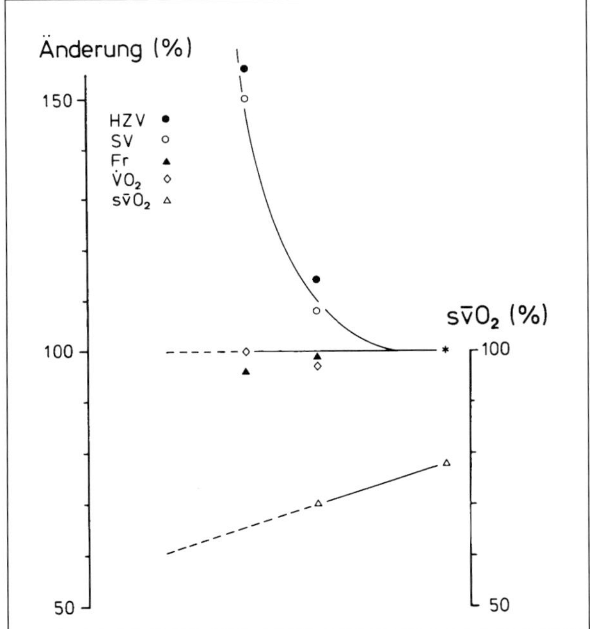

Abb. 4. Hämodynamische Kompensation bei Anämie-Patienten in körperlicher Ruhe: Änderungen von Herzzeitvolumen (HZV), Schlagvolumen (SV), Herzfrequenz (Fr), O_2-Verbrauch (gemessen als O_2-Aufnahme $\dot{V}O_2$) in Prozent des Ausgangswertes und gemischtvenöser O_2-Sättigung ($s\bar{v}O_2$, %) bei Änderung der Hb-Konzentration (cHb, g / dl). Die Daten verschiedener Autoren [25, 28] zeigen, daß die hämodynamische Kompensation bis zu einer cHb von 7,5 g / dl allein durch Zunahme des Schlagvolumens erfolgt, während alle anderen Parameter praktisch konstant bleiben. Eine utilisatorische Kompensation im Sinne einer Abnahme der gemischtvenösen O_2-Sättigung erfolgt praktisch nicht.

verrichten, so erhält man Verhältnisse, wie sie in Abbildung 5 anhand von Literaturdaten zusammengestellt sind.

Die maximale hämodynamische Kompensation, d. h. maximale Steigerung von Herzfrequenz, Schlagvolumen und damit Herzzeitvolumen, unterscheidet sich bis zu einer cHb von 7,5 g / dl praktisch nicht von der von Normalpersonen.

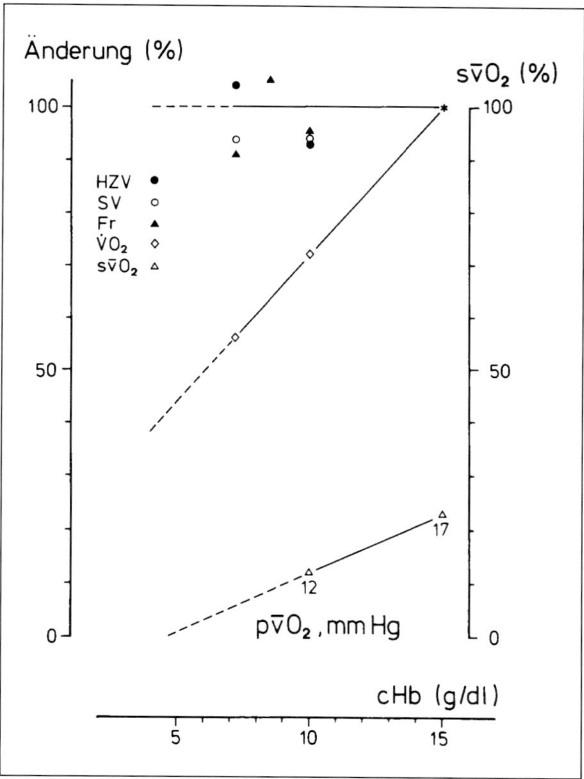

Abb. 5. Hämodynamische Kompensation bei Anämie-Patienten während maximaler Arbeit: Änderungen von Herzzeitvolumen (HZV), Schlagvolumen (SV), Herzfrequenz (Fr), O_2-Verbrauch (gemessen als O_2-Aufnahme $\dot{V}O_2$) in Prozent des Ausgangswertes und gemischtvenöser O_2-Sättigung ($s\bar{v}O_2$, %) bei Änderung der Hb-Konzentration (cHb, g / dl). Die Daten verschiedener Autoren [1, 25, 28] zeigen, daß Anämie-Patienten bei maximaler Belastung neben der hämodynamischen auch eine erhebliche utilisatorische Kompensation erbringen können, die zwar die deutliche Verminderung der maximalen O_2-Aufnahme nicht verhindert, aber eine fast 100 %ige gemischtvenöse Ausschöpfung ermöglicht: $s\bar{v}O_2$ und $p\bar{v}O_2$ erreichen immerhin einen Wert von ca. 10 % bzw. 10 mmHg.

Natürlich wird die maximale Leistung und O_2-Aufnahme mit abnehmender cHb reduziert, was sich an der in Abbildung 5 dargestellten linearen Abnahme der O_2-Aufnahme demonstrieren läßt.

Besonders eindrucksvoll aber ist die auch in Abbildung 5 dargestellte maximale utilisatorische Kompensationsfähigkeit eines Anämie-Patienten. Die gemischtvenöse O_2-Sättigung geht bis auf Werte von ca. 10 % zurück, das würde einem O_2-Partialdruck ($p\bar{v}O_2$) von nur noch ca. 10 mmHg entsprechen.

Wenn aber bereits die gemischtvenöse O_2-Utilisation, d. h. im Blut aller Organe gemischt, auf derart extrem niedrige Werte erfolgen kann, dann muß man für Organe mit noch größerer $avDO_2$ (Myocard, Hirnrinde) eine fast 100 % Utilisation fordern, d. h. Abnahme der cvO_2 auf annähernd 0 ml / dl. Zum Vergleich: Bei einer cHb von 7,5 g / dl und einer svO_2 von 10 % beträgt die cvO_2 gerade noch 1,0 ml / dl (gegenüber 20,5 ml / dl Normalwert caO_2).

Myocardiale Limitierung der hämodynamischen Kompensation

Gerade auf der Basis einer fast vollständigen Utilisation des arteriellen O_2-Gehalts kann die Limitierung einer isovolämischen Hämodilution nicht anhand der Verhältnisse im gemischtvenösen Blut definiert werden, sondern muß anhand der Organe mit den größten Werten für die arteriovenöse O_2-Gehaltsdifferenz ($avDO_2$, ml / dl) geprüft werden.

Das Organ mit der größten $avDO_2$ muß zwangsläufig als limitierender Faktor angesehen werden, auch hier soll die «Hypothese» einer Hb-Konzentration von 7,5 g / dl [32, 33] überprüft werden.

Zu diesem Zweck sind in Tabelle 1 die entsprechenden Werte für die Gesamt-$a\bar{v}DO_2$ und diejenigen der Einzelorgane zusammengestellt.

Unterstellt, daß eine Hämodilution bis zu einer cHb von 7,5 g / dl eine Steigerung des Herzzeitvolumens um 50 % zur Folge hat, dann muß die $avDO_2$ aller wichtigen Organe auf zwei Drittel des Ausgangswertes zurückgehen. Für die Hirnrinde würde dies bedeuten, daß eine $avDO_2$ von 6 ml / dl sicherzustellen wäre.

Dabei wird zusätzlich unterstellt, daß die Zunahme des Herzzeitvolumens gleichmäßig auf alle genannten Organe verteilt wird. Diese Annahme ist weitgehend berechtigt [10, 11] mit der Einschränkung, daß der Muskel und die Leber überproportional und die Nieren unterproportional von der Steigerung des Herzzeitvolumens profitieren. Das Zentralnervensystem allerdings profitiert in etwa in dem Maße, wie es der Steigerung des Herzzeitvolumens entspricht. Insofern ist die Hirnrinde mit einer $avDO_2$ von 6 ml / dl als ein limitierendes Organ realistisch eingeordnet.

Für das Myocard stellen sich die Verhältnisse allerdings anders dar.

Die Annahme, daß der O_2-Verbrauch des Herzens in dem Maße ansteigt, wie das Herzzeitvolumen bei Hämodilution zunimmt und daher die $avDO_2$ des Myocards konstant bleibt [32, 33], ist so nicht haltbar [3] und wird mit Hilfe von Literaturdaten neu begründet.

Eine Zusammenstellung über das Verhalten des myocardialen O_2-Verbrauchs ($\dot{Q}O_2$), der Koronardurchblutung ($\dot{Q}$) und der resultierenden arterio-venösen O_2-Differenz ($avDO_2$) bei normovolämischer Hämodilution im Tierversuch ist in Abbildung 6 dargestellt.

Offensichtlich nimmt die Koronardurchblutung (im Vergleich zum Herzzeitvolumen) überproportional zu, der myocardiale O_2-Verbrauch steigt nicht in dem Maße wie das Herzzeitvolumen und somit nimmt die $avDO_2$ deutlich ab.

Für eine Hb-Konzentration von 7,5 g / dl kann der Abbildung 6 entnommen werden, daß der O_2-Verbrauch trotz Zunahme des Herzzeitvolumens um 50 % nur um 25 % zunimmt, die Koronardurchblutung aber auf 250 % gesteigert wird und somit die $avDO_2$ gerade halbiert werden muß:

$1{,}25\ \dot{Q}O_2 = 2{,}5\ \dot{Q} \times 0{,}5\ avDO_2$.

Die Erklärung für dieses Phänomen einer Zunahme des Herzzeitvolumens um 50 % und Steigerung des O_2-Verbrauchs um nur 25 % ist darin zu suchen, daß die Viskositätssenkung bei einer Hb-Konzentration von 7,5 g / dl auf nur noch die Hälfte des Ausgangswertes [22] zu einer etwaigen Halbierung des peripheren Widerstands führen muß:

Die Mehrarbeit des Myocards (Herzzeitvolumen +50 %) erfordert somit nur zur Hälfte eine Zunahme des O_2-Verbrauchs (+25 %), da die Nachlast in etwa halbiert wurde.

Wenn nun eine Abnahme der $avDO_2$ des Herzens von 12 auf 9 ml / dl angenommen wird (Tab. 1), so muß betont werden, daß es sich hierbei um eine extrem vorsichtige Annahme handelt, da im Vergleich zur tierexperimentell nachgewiesenen koronaren Mehrdurchblutung von 150 % nur eine von 66 % angenommen wird:

$1{,}25\ \dot{Q}O_2 = 1{,}66\ \dot{Q} \times 0{,}75\ avDO_2$.

Dabei muß ausdrücklich darauf hingewiesen werden, daß bei konstanten koronaren Druckverhältnissen während Hämodilution [9] eine Mehrdurchblutung von 66 % ohne jegliche Vasodilatation erfolgen kann, da die

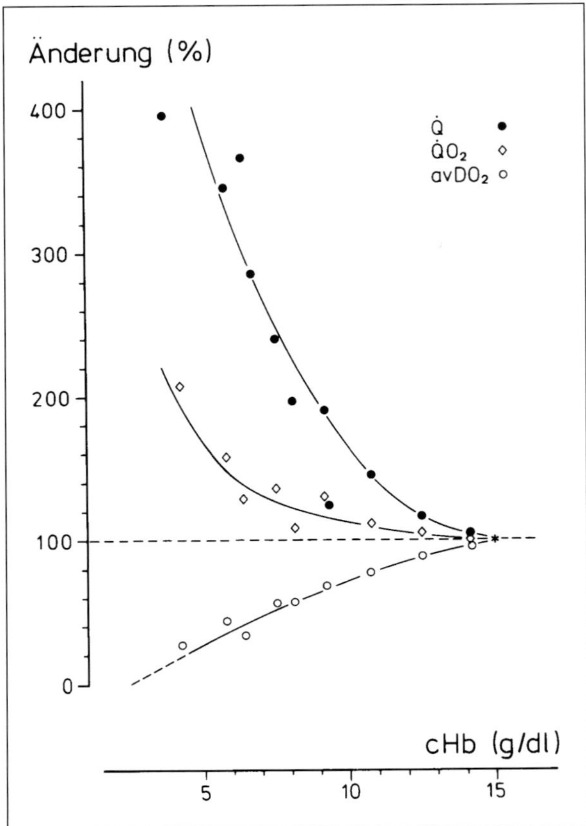

Abb. 6. Verhalten von O_2-Verbrauch ($\dot{Q}O_2$), Durchblutung ($\dot{Q}$) und arterio-venöser O_2-Differenz (avDO_2) des Myocards im Tierversuch als prozentuale Änderung bei isovolämischer Hämodilution mit entsprechender Änderung der Hb-Konzentration (cHb, g / dl). Die Daten verschiedener Autoren [9, 10, 13, 22] zeigen, daß die Koronardurchblutung gemessen an der Steigerung des myocardialen O_2-Verbrauchs überproportional bei Hämodilution ansteigt mit der Folge, daß die avDO_2 des Myocards erheblich vermindert wird: Bei cHb = 7,5 g / dl hat der O_2-Verbrauch um nur 25 % zugenommen, die Koronardurchblutung ist auf 250 % des Ausgangswertes gestiegen und die avDO_2 wurde somit gerade halbiert (50 % des Ausgangswertes).

beschriebene Halbierung der Viskosität allein bereits zu einer Verdoppelung der Durchblutung (also + 100 %) führen muß ($2{,}0\ \dot{Q} = 1{,}0\ \Delta p / 0{,}5\ W$).

Die Steigerung der koronaren Perfusion um 66 % liegt somit nur minimal über dem Wert von + 50 %, der nur eine Herzzeitvolumen-anteilige

Tab. 1. Arteriovenöse O_2-Konzentrationsdifferenz ($avDO_2$) verschiedener Organe des Menschen in körperlicher Ruhe im Vergleich zur $\overline{av}DO_2$ des Gesamtorganismus. Die Werte gelten für ein normales Herzzeitvolumen (HZV) sowie für ein um 50 % als Folge einer Hämodilution (cHb = 7,5 g/dl) gesteigertes Herzzeitvolumen (HZV + 50 %)

Organ	$avDO_2$ (ml/dl) bei HZV	HZV + 50 %
Niere	1,5	1,0
Leber	4,0	2,6
Muskel	7,0	4,7
Hirnrinde	9,0	6,0
Myocard	12,0	
Myocard ($\dot{Q}O_2$ + 25 %, $\dot{Q}$ + 50 %)		10,0
Myocard ($\dot{Q}O_2$ + 25 %, $\dot{Q}$ + 66 %)		9,0
Myocard ($\dot{Q}O_2$ + 25 %, $\dot{Q}$ + 150 %)		6,0
Gesamt	5,0	3,5

Mehrdurchblutung unterstellt, aber deutlich unter der de facto im Tierversuch nachgewiesenen Mehrdurchblutung von 150 % (Tab. 1).

Es kann also festgehalten werden, daß eine koronare Mehrdurchblutung von nur 66 % praktisch keine Vasodilatation erfordert und als extrem vorsichtige Annahme eingestuft werden kann. Somit darf das Myocard für eine Hämodilution bis zu einer cHb von 7,5 g/dl mit einer $avDO_2$ von 9,0 ml/dl angenommen werden.

Bleibt die Frage zu klären, wie groß die arterielle O_2-Konzentration sein muß (sog. kritische arterielle O_2-Konzentration [33]), um eine myocardiale $avDO_2$ von 9 ml/dl decken zu können.

Bei einer cHb von 7,5 g/dl beträgt die arterielle cO_2 10,3 ml/dl (7,5 x 0,96 x 1,39 = 10,0 + 0,3 ml/dl phys. gel. O_2). Das würde bedeuten, daß koronarvenös 1,3 ml/dl ungenutzt verworfen werden könnten, was einer svO_2 von 12 % bzw. einem pvO_2 von ca. 15 mmHg entsprechen würde.

Auch hier wurde eine sehr vorsichtige Annahme eingeführt: Der kritische koronarvenöse pO_2 wird für den Menschen mit nur 4-7 mmHg angegeben [vergl. 29], also deutlich weniger als hier angenommen.

Die $avDO_2$ der Hirnrinde von 6 ml/dl (Tab. 1) schließlich könnte allemal gedeckt werden, da venös eine sO_2 von immerhin 40 % resultieren würde, was einem pvO_2 von ca. 24-26 mmHg entspräche. Sehr vorsichtige Annahmen über einen kritischen venösen pO_2 für das Gesamt-Gehirn liegen bei 20 mmHg [21].

Utilisatorische Kompensation

Eine große Zahl von Argumenten und Befunden spricht eindeutig dafür, daß für die isovolämische Hämodilution bis zu einer cHb von 7,5 g/dl und wahrscheinlich weit darunter, ein sogenannter kritischer venöser oder sogar gemischtvenöser O_2-Partialdruck keine limitierende Bedeutung für die Gewebeversorgung besitzt:

1. Im Gegensatz zu anderen Formen der Hypoxämie ist die akute und noch mehr die chronische (sechs bis zwölf Stunden bestehende) Anämie durch besonders günstige kapilläre O_2-Partialdrücke gekennzeichnet (Abb. 2).

2. Die Abnahme der Viskosität des Blutes mit folgender Verminderung des peripheren Widerstandes (Nachlast) führt zu einer erheblichen primären hämodynamischen Kompensation einer akuten Anämie (Schlagvolumen-Zunahme) bis cHb = 7,5 g/dl, die erst unterhalb dieser Grenze sekundär hämodynamisch mit einer Frequenzzunahme beantwortet wird, um auf diese Weise eine tertiäre utilisatorische Kompensation im Sinne einer fast vollständigen Ausschöpfung der venösen O_2-Reserve überflüssig werden zu lassen.

Dies gilt nicht nur für den Gesamtorganismus Mensch (Abb. 3–5), sondern insbesondere auch für das Myocard im Tierversuch (Abb. 6).

3. Die Tatsache, daß sogar gemischtvenös eine fast 100 %ige Ausschöpfung des Blutes im Rahmen einer Anämie möglich ist, wird eindrucksvoll bei Anämie-Patienten unter körperlicher Belastung demonstriert (Abb. 5).

Wenn trotz dieser Argumente und Befunde für Computersimulationen einer isovolämischen Hämodilution ein kritischer gemischtvenöser pO_2 von 35 mmHg angenommen wird [16], so sollte dies nicht nur als Restriktion, sondern als willkürliche Restriktion bezeichnet werden.

Tierexperimentelle Versuche, einen derartigen kritischen gemischtvenösen pO_2 nachzuweisen, müssen heute als gescheitert bezeichnet werden.

Das jüngste Beispiel eines derartigen Versuches [26] soll kurz kommentiert werden:

Im Schweinemodell, «closely related to the human, anatomically and physiologically» [26], wurde (Ausgangswerte 11 kgKG, cHb = 10 g/dl (?), Herzfrequenz = 167/min (?), p50 der O_2-Bindungskurve ca. 35 mmHg (?) usw.) nachgewiesen, daß der O_2-Verbrauch der Tiere bei einem «kritischen» gemischtvenösen pO_2 von $32{,}3 \pm 3{,}1$ mmHg deutlich abnahm, was allerdings bei einer cHb von nur noch 3,3 g/dl stattfand.

Die zitierte Arbeit wurde zum Anlaß genommen, eine Zusammenstellung von Literaturdaten vorzunehmen, wie sie in Abbildung 7 wiedergegeben ist.

Dargestellt ist die gemessene O_2-Aufnahme ($\dot{V}O_2$) in Prozent des Ausgangswertes bei normovolämischer Hämodilution, d. h. als Funktion der abnehmenden Hb-Konzentration, wobei unterstellt wird, daß O_2-Aufnahme und tatsächlicher O_2-Verbrauch ($\dot{Q}O_2$) im steady state gleich waren.

Die links neben den jeweiligen Symbolen (nach Autoren unterschieden) angegebenen Zahlen geben den zugehörigen $p\bar{v}O_2$ in mmHg an, der entweder vom Autor übernommen oder aus anderen Daten entwickelt wurde (bei [6] aus Abb. 4 nur Anämie-Daten ohne Betablocker).

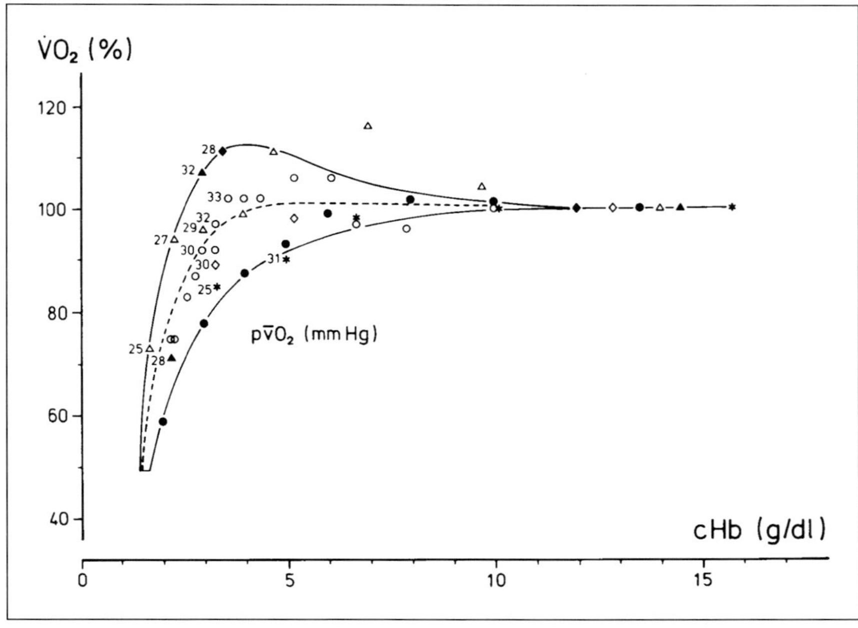

Abb. 7. Prozentuale Änderung des O_2-Verbrauchs (gemessen als O_2-Aufnahme $\dot{V}O_2$) im Tierversuch bei isovolämischer Hämodilution mit entsprechender Änderung der Hb-Konzentration (cHb, g/dl). Die Zahlen neben den einzelnen Meßwerten geben den gemischtvenösen O_2-Partialdruck ($p\bar{v}O_2$, mmHg) an. Die Daten verschiedener Autoren [5, 6, 7, 18, 20, 23, 26] belegen, daß der O_2-Verbrauch mit einer Streuung von ± 10 % bis zu einer cHb von 5 g/dl konstant bleibt. Ein sogenannter kritischer gemischtvenöser $p\bar{v}O_2$ von 25–33 mmHg als Indiz für einen deutlichen Abfall des O_2-Verbrauches erlangt erst unterhalb einer cHb von ca. 3,5 g/dl eine mögliche Bedeutung.

Es ist offensichtlich, daß der $p\bar{v}O_2$, wenn überhaupt, dann nur unterhalb einer Hb-Konzentration von 5 g / dl in einen Bereich von 27 – 33 mmHg abfällt, wenn der O_2-Verbrauch noch in einem Bereich von 90 – 110 % des Ausgangswertes liegt.

Beträgt bei einer cHb von 3,5 g / dl der O_2-Verbrauch im Mittel gerade noch 100 % (Abb. 7), dann ergibt sich eine caO_2 von 5 ml / dl (saO_2=96 %), eine $c\bar{v}O_2$ von 2,2 ml / dl und somit eine $a\bar{v}DO_2$ von 2,8 ml / dl. Dabei wird im gemischtvenösen Blut ein pvO_2 von ca. 30 mmHg und eine svO_2 von ca. 45 % unterstellt.

Somit wäre bei cHb=3,5 g / dl die $avDO_2$ auf 57 % des Normalwertes (5 ml / dl) zurückgegangen, was eine durchaus realistische Steigerung des Herzzeitvolumens auf 175 % des Ausgangswertes zur Voraussetzung hätte.

Vorsorglich muß allerdings vermerkt werden, daß die alleinige Betrachtung des gemischtvenösen O_2-Status als Mittelwert aller Organe durchaus problematisch sein kann, da ein lokaler O_2-Mangel nicht ausschließbar ist. Das gleiche Argument gilt auch für den Gesamt-O_2-Verbrauch eines Versuchstiers. Die zu erwartende Zunahme des Gesamt-O_2-Verbrauchs, bei cHb=7,5 g / dl nimmt der myocardiale O_2-Verbrauch um 25 % zu, kann sich im Gesamt-O_2-Verbrauch nur mit +2,5 % widerspiegeln, da das Myocard nur etwa 10 % des Gesamt-Sauerstoffs verbraucht. Eine Abnahme des Gesamt-O_2-Verbrauchs hingegen kann zum Beispiel auf eine Zentralisation im Sinne einer Minderdurchblutung der Muskulatur mit entsprechender Abnahme des O_2-Verbrauchs zurückzuführen sein.

Schlußfolgerungen

Für die tägliche klinische Praxis kann eine isovolämische Hämodilution problemlos bis zu einem arteriellen O_2-Gehalt von 10 ml / dl, entsprechend einer Hb-Konzentration von 7,5 g / dl bzw. einem Hämatokrit von 22,5 %, vorgenommen werden, sofern

- eine Normoxie vorliegt (paO_2 ca. 90 mmHg, saO_2 ca. 96 %), d. h. eine Störung der Lungenfunktion ausgeschlossen ist,
- eine Normovolämie sichergestellt werden kann,
- der Patient keine nennenswerten körperlichen Leistungen zu erbringen hat und
- keine Organe oder Organbezirke von wesentlichen Einschränkungen der Durchblutung betroffen sind (z. B. koronare Herzkrankheit, Cerebralsklerose o. ä.).

Diese Hb-Konzentration von 7,5 g / dl ist als tolerabler Richtwert anzusehen.

Oberhalb dieses Richtwertes sollte in jedem Falle auf eine Transfusion von Blut oder Erythrozyten verzichtet werden, wie es vom National Institute of Health (NIH) empfohlen wird [19].

Ein kurzfristiges Unterschreiten dieses Richtwertes kann problemlos durch Gabe von reinem Sauerstoff überbrückt werden, da die Erhöhung der FIO_2 auf 1,0 den arteriellen O_2-Gehalt um ca. 2 ml / dl erhöht, was einer cHb von ca. 1,5 g / dl entspricht.

Eine nennenswerte Erhöhung der Herzfrequenz in körperlicher Ruhe (z. B. um 20 – 30 %) gilt als einfaches klinisches Zeichen dafür, daß die physiologische primäre hämodynamische Kompensation (Erhöhung des Schlagvolumens allein) offenbar limitiert ist.

Zusammenfassung

Für die tägliche klinische Praxis kann eine isovolämische Hämodilution problemlos bis zu einem arteriellen O_2-Gehalt von 10 ml/dl entsprechend einer Hb-Konzentration von 7,5 g/dl oder einem Hämatokrit von 22,5 % tolieriert werden, solange Normoxie (keine Lungenfunktionsstörung) und Normovolämie gegeben sind und keine lokalen Perfusionseinschränkungen vorliegen (Koronar- oder Zerebral-Sklerosen). Dieser Richtwert wird nicht anhand des gemischtvenösen O_2-Status, sondern aus den Gegebenheiten des Myokards als dem limitierenden Organ einer anämischen Hypoxämie abgeleitet. Die Kompensation einer Anämie erfolgt daher primär hämodynamisch über eine Steigerung des Schlagvolumens, sekundär hämodynamisch über eine Zunahme der Herzfrequenz und erst tertiär über eine vermehrte venöse Utilisation. Letztere kann praktisch bis zu 100 % erfolgen, wobei ein sogenannter kritischer gemischtvenöser pO_2 nachweislich keine limitierende Bedeutung für eine Hämodilution besitzt.

Summary

For daily clinical practice an isovolemic hemodilution down to an arterial O_2 content of 10 ml/dl, corresponding to a hemoglobin content of 7.5 g/dl or a hematocrit value of 22.5 %, is described as a tolerable value, as long as normovolemia and normoxia (no disturbances of lung function) are guaranteed and local restrictions in perfusion (coronary or cerebral sclerosis) are excluded. This value is not derived from the mixed venous O_2 status but from the situation of the myocardium as the main limiting organ for anemic hypoxemia. Compensation of anemia is regulated hemodynamically: First, by an increase in stroke volume; secondary, by an increase in heart frequency and, tertiary, by an increase in venous utilization.

The last may reach 100 % without any restrictions from the so-called critical mixed venous pO_2 as a possible limiting factor for hemodilution.

Literatur

1 Böhlen L, Lange H: Untersuchung der Ausdauergrenzleistung von Dialysepatienten und nierentransplantierten Patienten. Nier Hochdruckkrankh 1987;16:225.

2 Boldt J, von Bormann B, Kling D, Scheld H, Hempelmann G: Influence of acute normovolemic hemodilution on extravascular lung water in cardiac surgery. Crit Care Med 1988;16:336-339.

3 von Bormann B: Persönliche Mitteilung, 1991.

4 von Bormann B, Weidler B, Boldt J, Jooss D, Aigner K, Peil J, Hempelmann G: Die akute normovolämische Hämodilution bei großen operativen Eingriffen. Chirurg 1986;57:457-464.

5 Cain SM: Appearance of excess lactate in anesthetized dogs during anemic and hypoxic hypoxia. Am J Physiol 1965;209:604-610.

6 Cain SM: Oxygen delivery and uptake in dogs during anemic and hypoxic hypoxia. J Appl Physiol Respirat Environ Exercise Physiol 1977;42:228-234.

7 Cain SM, Chapler CK: O_2 extraction by hind limb versus whole dog during anemic hypoxia. J Appl Physiol Respirat Environ Exercise Physiol 1978;45:966-970.

8 Coburg AJ, Husen K, Pichlmayr I: Kreislaufreaktionen bei Hämodilution. Anaesthesist 1976;25:150-155.

9 Crystal GJ: Coronary hemodynamic responses during local hemodilution in canine hearts. Am J Physiol 1988;254:H525-H531.

10 Crystal CJ, Salem MR: Myocardial and systemic hemodynamics during isovolemic hemodilution alone and combined with nitroprusside-induced controlled hypotension. Anesth Analg 1991;72:227-237.

11 Grupp I, Grupp G, Holmes JC, Fowler NO: Regional blood flow in anemia. J Appl Physiol 1972;33:456-461.

12 Hlastala MP, McKenna HP, Franada RL, Detter JC: Influence of carbon monoxide on hemoglobin-oxygen binding. J Appl Physiol 1976;41:893-899.

13 Kettler D, Hellberg K, Klaess G, Kontokollias JS, Loos W, de Vivie R: Hämodynamik, Sauerstoffbedarf und Sauerstoffversorgung des Herzens unter isovolämischer Hämodilution. Anaesthesist 1976;25:131-136.

14 Klövekorn WP: Die myocardiale Sauerstoffversorgung unter Hämodilution bei herzgesunden und – chirurgischen Patienten. Infusionsther 1990;17(suppl 2):24-27.

15 Klövekorn WP, Pichelmaier H, Ott E, Bauer H, Sunder-Plassmann L, Meßmer K: Akute präoperative Hämodilution – eine Möglichkeit zur autologen Bluttransfusion. Chirurg 1974;45:452.

16 Lundsgaard-Hansen P, Doran JE, Blauhut B: Is there a generally valid, minimum acceptable hemoglobin level? Infusionsther 1989;16:167-175.

17 Meßmer K: Therapiebedürftige Grenzwerte akuter Änderungen der Hämoglobinkonzentration, in: Zander R, Mertzlufft FO (eds): Der Sauerstoff-Status des arteriellen Blutes. Basel, Karger, 1988, pp 165-171.
18 Neill WA, Oxendine JM, Moore SC: Acute and chronic cardiovascular adjustments to induced anemia in dogs. Am J Physiol 1969;217:710-714.
19 NIH Publication 1989;No. 89-2974a.
20 Neuhof H, Wolf H: Oxygen uptake during hemodilution. Bibl Haemat 1975;41: 66-75.
21 Nunn JF: Applied respiratory physiology. London, Butterworths, 1987.
22 von Restorff W, Höfling B, Holtz J, Bassenge E: Effect of increased blood fluidity through hemodilution on coronary circulation at rest and during exercise in dogs. Pflügers Arch 1975;357:15-24.
23 Schwartz S, Frantz RA, Shoemaker SC: Sequential hemodynamic and oxygen transport responses in hypovolemia, anemia, and hypoxia. Am J Physiol 1981;241: H864-H871.
24 Shah DM, Prichard MN, Newell JC, Karmody AM, Scovill WA, Powers SR: Increased cardiac output and oxygen transport after intraoperative isovolemic hemodilution. Arch Surg 1980;115:597-600.
25 Sproule BJ, Mitchell JH, Miller WF: Cardiopulmonary physiological responses to heavy exercise in patients with anemia. J Clin Invest 1960;39:378.
26 Trouwborst A, Tenbrinck R, van Woerkens ECSM: Blood gas analysis of mixed venous blood during normoxic acute isovolemic hemodilution in pigs. Anesth Analg 1990;70:523-529.
27 Vara-Thorbeck R, Guerrero-Fernandez Marcote JA: Hemodynamic response of elderly patients undergoing major surgery under moderate normovolemic hemodilution. Eur surg Res 1985;17:372-376.
28 Woodson RD, Wills RE, Lenfant C: Effect of acute and established anemia on O_2 transport at rest, submaximal and maximal work. J Appl Physiol Respirat Environ Exercise Physiol 1978;44:36.
29 Zander R: Zur Beteiligung potentieller Blut-Ersatzlösungen mit Sauerstoffträgereigenschaften und deren Einsatzmöglichkeiten. Infusionsther 1981;8:274-286.
30 Zander R: Begriffsbestimmung des arteriellen Sauerstoff-Status, in: Zander R, Mertzlufft FO (eds): Der Sauerstoff-Status des arteriellen Blutes. Basel, Karger, 1988, pp 1-11.
31 Zander R: Klinik der O_2-Bindungskurve am Beispiel von Rauchern und gelagertem Blut. Anaesthesist 1988;37(suppl):95.
32 Zander R: Der kritische Hämatokrit aus physiologischer Sicht. Anaesthesist 1990;39(suppl 1):48.
33 Zander R: Der arterielle Sauerstoff-Status als limitierender Faktor einer Hämodilution. Infusionsther 1990;17(suppl 2):20-23.

Prof. Dr. R. Zander
Institut für Physiologie und Pathophysiologie
Universität Mainz
Saarstr. 21
W-6500 Mainz (BRD)

Schleinzer W, Singbartl G (eds): Fremdblutsparende Maßnahmen in der operativen Medizin. Beitr Infusionsther. Basel, Karger, 1993, vol 29, pp 70–80

Wo liegen die kritischen Grenzen der Hämodilution – kardiovaskuläre Aspekte

W. P. Klövekorn

Klinik für Herz- und Gefäßchirurgie, Deutsches Herzzentrum München

Einleitung

Unter der Voraussetzung eines adäquaten, zirkulierenden Blutvolumens (Normovolämie) verfügt der gesunde Organismus über verschiedene Kompensationsmechanismen, um unter Hämodilution in einem weiten Hämatokritbereich eine ausreichende Sauerstoffversorgung des Körpers voll zu gewährleisten.

Bei der Betrachtung der hierbei wirksamen Kompensationsmechanismen spielen kardiale Funktionsänderungen durch ihren Einfluß auf den Gesamtkreislauf und die Mikrozirkulation eine zentrale Rolle.

Die entscheidenden kardialen Adaptationsvorgänge während der Hämodilution sind der Anstieg des Herzzeit- bzw. Schlagvolumens und die Zunahme der Koronardurchblutung.

Um die Grenzen dieser Kompensationsmechanismen genauer definieren zu können, wurden im Tierversuch und bei kardiochirurgischen Patienten Untersuchungen von Hämodynamik (Ventrikel-, Vorhof-, Pulmonalarterien- und Aortendrucke, Aorten- und Koronarfluß) und myokardialer Sauerstoffversorgung (pO_2-Elektroden, intrakapilläre Hämoglobin-Spektrophotometrie) vor und nach isovolämischer Hämodilution durchgeführt.

Die Veränderungen von Herzzeitvolumen und Koronardurchblutung

Vereinfacht dargestellt, resultiert die Sauerstofftransportkapazität des zirkulierenden arteriellen Blutes aus dem Produkt von Herzzeitvolumen x Hämoglobinkonzentration x Sättigung. Da die arterielle Sauerstoffsättigung durch die Hämodilution nicht beeinflußt wird, ist die entscheidende Kompensationsgröße für den Abfall der Hämoglobinkonzentration der Anstieg des Herzzeitvolumens (Abb. 1). Gleiches gilt für die Sauerstofftransportkapazität der Koronarzirkulation (Abb. 2). Hier kann der Abfall der Hämoglobinkonzentration durch einen Anstieg der Koronardurchblutung (Koronarreserve) kompensiert werden.

Das Verhalten von Herzzeitvolumen und Koronardurchblutung während Hämodilution zeigt die Abbildung 3. Hierbei fällt auf, daß der prozentuale Anstieg der Koronardurchblutung wesentlich stärker ist als die Zunahme des Herzzeitvolumens. Aus dieser Tatsache resultiert ein ganz entscheidender Unterschied für die Sauerstofftransportkapazität der Koronarzirkulation im Vergleich zu der des Gesamtorganismus. Während es für die Sauerstofftransportkapazität des Körpers in der Initialphase der Hämodilution zu einem Anstieg über den Ausgangswert kommt, fällt dieser bei weiter zunehmender Blutverdünnung progredient ab. Im Gegensatz dazu

Hämodilution

$$O_2TK = HZV\uparrow \times Hb_{konz}\downarrow \times SO_2\updownarrow$$

Abb. 1. Schematische Darstellung der Determinanten der systemischen Sauerstofftransportkapazität (O_2TK) unter Hämodilution (HZV=Herzzeitvolumen, Hb_{konz}= Hämoglobinkonzentration, SO_2=arterielle Sauerstoffsättigung).

Hämodilution

$$\text{Coronare } O_2TK = CBF\uparrow \times Hb_{konz}\downarrow \times SO_2\updownarrow$$

Abb. 2. Schematische Darstellung der Determinanten der koronaren Sauerstofftransportkapazität (Coronare O_2TK) unter Hämodilution (CBF=Koronarblutfluß, Hb_{konz}= Hämoglobinkonzentration, SO_2=arterielle Sauerstoffsättigung).

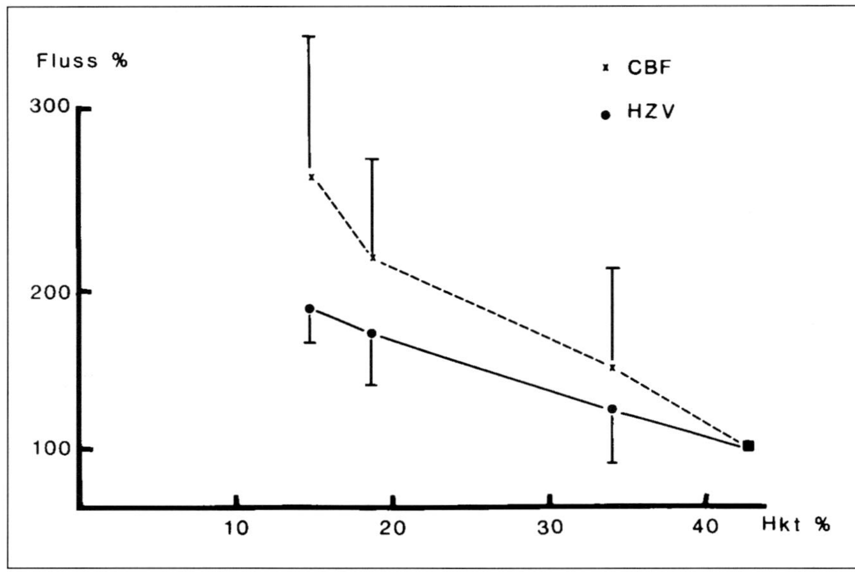

Abb. 3. Das Verhalten von Koronarblutfluß (CBF) und Herzzeitvolumen (HZV) während Hämodilution (Veränderungen in % des Ausgangswertes).

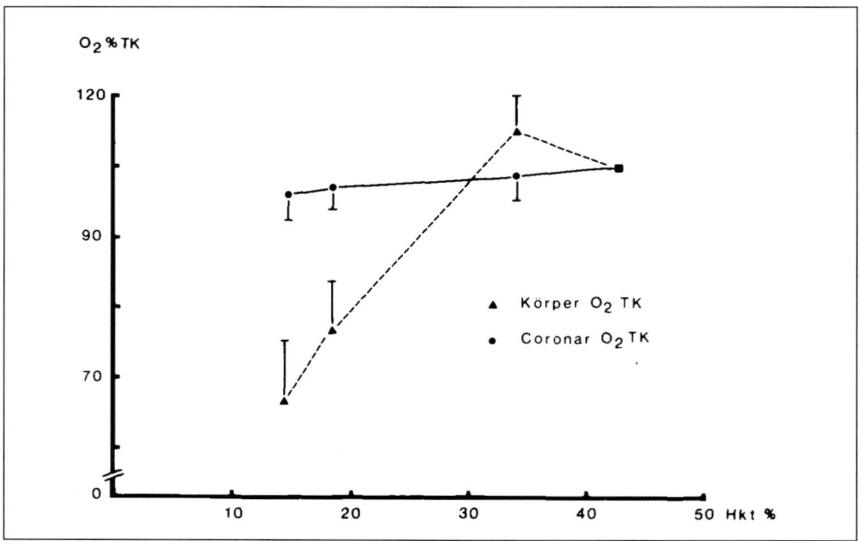

Abb. 4. Das Verhalten von systemischer und koronarer Sauerstofftransportkapazität (Körper O_2TK, Coronar O_2TK) während Hämodilution (Veränderungen in % des Ausgangswertes).

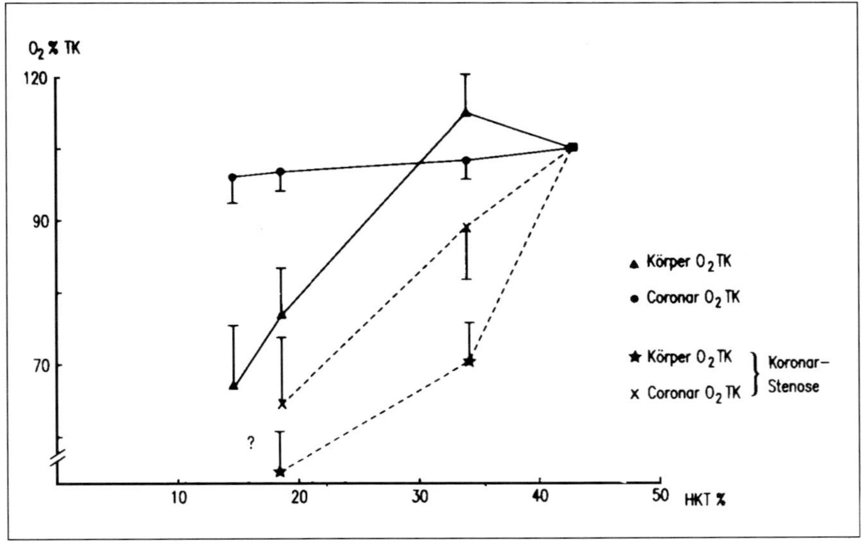

Abb. 5. Das Verhalten von systemischer und koronarer Sauerstofftransportkapazität (Körper O_2TK, Coronar O_2TK) während Hämodilution. Die durchgezogene Linie zeigt das Verhalten bei ungestörter Koronarzirkulation, die gestrichelte Linie zeigt das Verhalten bei Vorliegen einer kritischen Koronarstenose (Veränderungen in % des Ausgangswertes).

zeigt die koronare Sauerstofftransportkapazität zwar keinen initialen Anstieg, dafür bleibt sie jedoch über den gesamten Hämatokritbereich nahezu konstant (Abb. 4).

Ein völlig anderes Verhalten zeigen Körper- und Koronar-Sauerstofftransportkapazität bei Vorliegen einer signifikanten Koronarstenose, welche zur Erschöpfung der Koronarreserve geführt hat, wodurch eine Steigerung der Koronardurchblutung während der Hämodilution weitgehend verhindert wird. Unter diesen Bedingungen ist das Herz nicht in der Lage, das Schlagvolumen und damit das Herzzeitvolumen ausreichend zu steigern und es kommt zu einer lebensbedrohlichen Abnahme der Sauerstofftransportkapazität sowohl des Gesamtkreislaufs wie auch der Koronarzirkulation (Abb. 5). Hieraus resultiert sehr schnell eine zunehmende Schocksymptomatik mit Blutdruckabfall, Rhythmusstörungen, Gewebehypoxie und Kammerflimmern.

Die Veränderungen des myokardialen Sauerstoffpartialdrucks

Unter Normalbedingungen (art. Blut-pO_2 80-90 mmHg) liegt der Sauerstoffpartialdruck im Myokard des linken Ventrikels in einem Bereich von 25-60 mmHg (Mittelwert 48 mmHg). Senkt man den Hämatokritwert von 42,5 auf 18,6 % bzw. 14,8 %, so fällt der myokardiale Sauerstoffpartialdruck im Mittel auf 30,0 mmHg bzw. 27,7 mmHg ab (Abb. 6). Er liegt damit zwar deutlich unter dem Ausgangswert, ist aber immer noch in einem Bereich, der auch unter Normalbedingungen vorkommen kann. Hypoxische Myokardareale mit Sauerstoffpartialdrucken zwischen 0-10 mmHg sind nicht nachweisbar. Ein Abfall des Sauerstoffpartialdrucks in der von uns gemessenen Größenordnung hat keinen negativen Einfluß auf die Leistungsfähigkeit des Herzmuskels.

Unabdingbare Voraussetzung hierfür ist jedoch, daß keinerlei Beeinträchtigung der Koronardurchblutung besteht. Um dieses zu demonstrie-

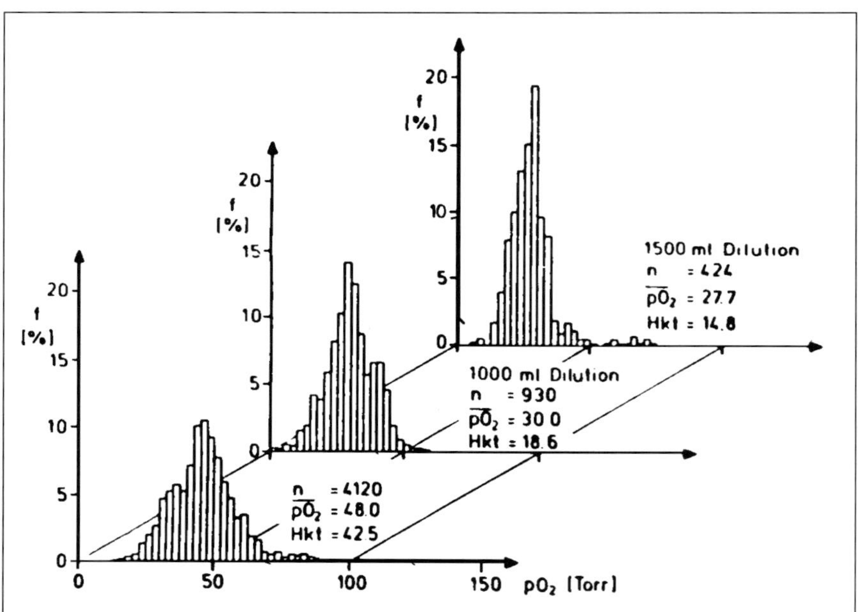

Abb. 6. Das Verhalten des myokardialen Sauerstoffpartialdrucks während Hämodilution. Unteres Histogramm: Ausgangswert bei Hkt 42,5 %. Mittleres Histogramm: nach 1000 ml Blutaustausch bei Hkt 18,6 %. Oberes Histogramm: nach 1500 ml Blutaustausch bei Hkt 14,8 % (pO_2=myokardialer Sauerstoffpartialdruckmittelwert in mmHg).

ren, zeigt die Abbildung 7 das Verhalten der myokardialen Sauerstoffpartialdrucke in drei Gewebearealen des linken Ventrikels unter Normalbedingungen (obere Histogramme) und nach Hämodilution auf einen Hämatokritwert von 15 % (mittlere Histogramme) bei ungestörter Koronardurchblutung. Die drei Histogramme der unteren Reihe, welche das Auftreten einer schweren Myokardhypoxie dokumentieren, sind unter dem gleichen Hämodilutionszustand wie die drei mittleren Histogramme gemessen worden, nur war hier die Koronardurchblutung durch eine kritische Koronarstenose limitiert worden. Es zeigt sich, daß die Hämodilution per se nicht zur Myokardhypoxie führt, solange die Koronardurchblutung unbehindert gesteigert werden kann.

Ein interessanter Nebenbefund ist das unterschiedliche Verhalten des myokardialen Sauerstoffpartialdrucks vor und nach Hämodilution in Abhängigkeit von der Höhe des Ausgangs-Sauerstoffpartialdrucks eines

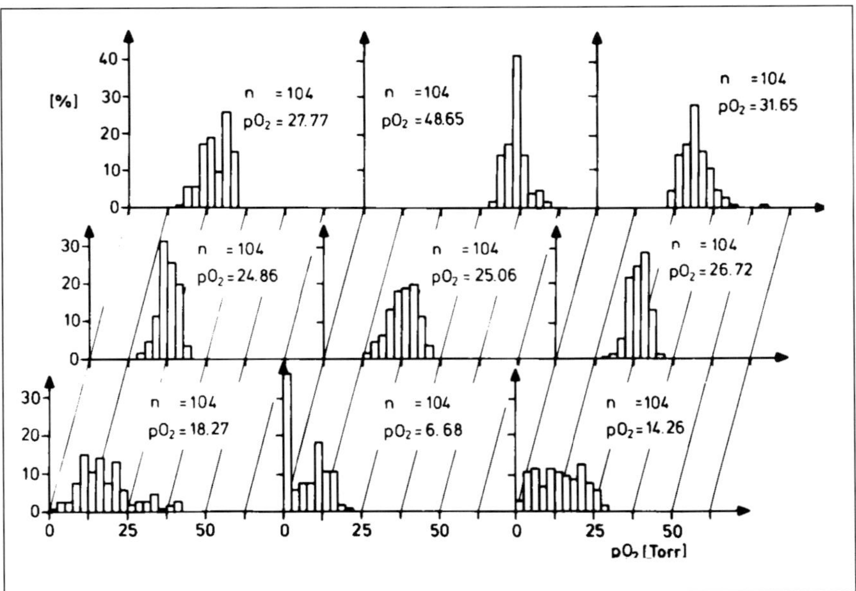

Abb. 7. Das Verhalten des myokardialen Sauerstoffpartialdrucks während Hämodilution. Messungen an jeweils drei Arealen des linken Ventrikels. Obere Histogramme: Ausgangswert bei Hkt 38,9 %. Mittlere Histogramme: nach Hämodilution auf einen Hkt 15,0 % bei ungestörter Koronarzirkulation. Untere Histogramme: unter identischer Hämodilution, jedoch bei Vorliegen einer kritischen Koronarstenose (pO_2=myokardialer Sauerstoffpartialdruckmittelwert in mmHg).

Myokardareals vor der Hämodilution. Dabei findet man, wie Abbildung 8 zeigt, daß Myokardareale mit einem hohen Ausgangswert einen wesentlich stärkeren Abfall des Sauerstoffpartialdrucks während der Hämodilution aufweisen als solche mit einem relativ niedrigen Ausgangswert – gleichzeitig kommt es zu einer signifikanten Abnahme der Streuung der Sauerstoffpartialdruckwerte. Ursächlich hierfür scheint eine dilutionsbedingte Umverteilung der Mikrozirkulation zu sein, die eine homogenere Gewebeperfusion bewirkt. Dabei wird zusätzlich ein zu starkes Absenken des Sauerstoffpartialdrucks in Arealen mit niedrigen Ausgangswerten vermieden, was auf Kosten von Bereichen mit höheren Ausgangswerten erfolgt.

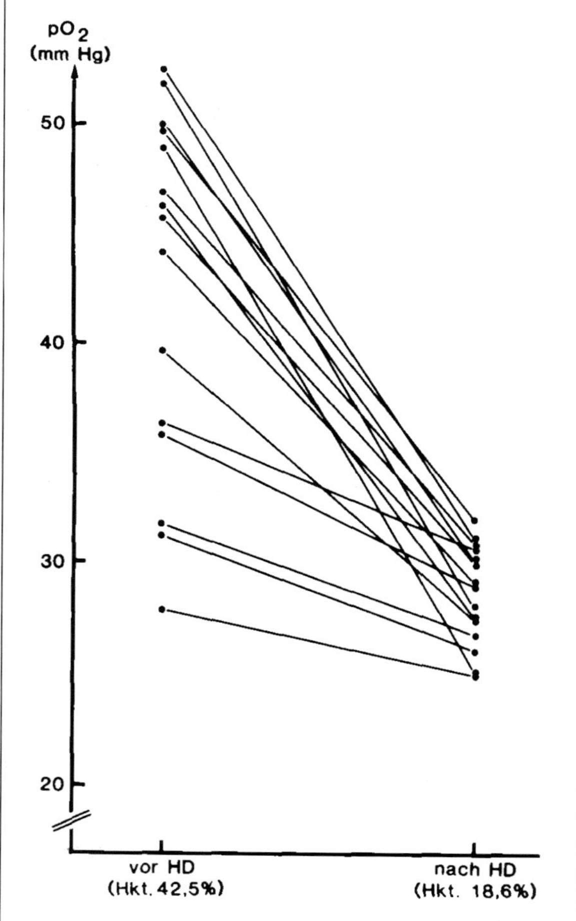

Abb. 8. Das Verhalten des myokardialen Sauerstoffpartialdrucks vor und nach Hämodilution auf einen Hkt von 18,6 %. Dargestellt sind die Mittelwerte von 15 Arealen an der Vorderwand des linken Ventrikels (Erläuterungen siehe Text).

Patienten mit einer koronaren Herzkrankheit sind nicht in der Lage, von diesem Regelmechanismus zu profitieren. Mit Hilfe der aortokoronaren Bypass-Operation kann man jedoch die myokardiale Sauerstoffversorgung völlig normalisieren. Bei Messungen an jeweils sechs Myokardarealen des linken Ventrikels von Patienten mit koronarer Herzkrankheit vor und nach Revaskularisation der stenosierten Koronarabschnitte konnten wir zeigen (Abb. 9), daß durch diesen Eingriff die präoperativ stark eingeschränkte myokardiale Sauerstoffversorgung (Kurve 1) nach Revaskularisation, trotz einer im Vergleich zu präoperativ deutlich geringeren Hämoglobinkonzentration des Blutes, völlig normalisiert wird (Kurve 2). Die beiden in den oberen zwei Kurvenpaaren der Abbildung 9 dargestellten intrakapillären Sättigungsverteilungen zeigen gleichzeitig, daß bei Patienten mit koronarer Herzkrankheit präoperativ durchaus auch Myokardbereiche mit einer normalen Sauerstoffversorgung gefunden werden können (Kurve 1). Eine wesentliche postoperative Änderung der Befunde ist in diesen Myokardarealen natürlich nicht zu erwarten, was durch die entsprechenden Messungen nach der Operation (Kurve 2) bestätigt wird.

Schlußfolgerungen und Empfehlungen

Unsere Untersuchungen bei isovolämischer Hämodilution haben gezeigt, daß die Sauerstoffversorgung und der Funktionszustand des normalen Myokards mit intakter Koronarreserve bis zu einem Hämatokritwert von etwa 20 % nicht gefährdet werden. Der verminderte Sauerstoffgehalt des verdünnten Blutes wird durch die Zunahme des Koronarflusses, ausgelöst durch eine reaktive Koronardilatation und die Verbesserung der Fließeigenschaften des Blutes, ausreichend kompensiert [5, 10, 11]. Die Abnahme der Blutviskosität senkt die Eingangsimpedanz der Aorta und reduziert so die externe Herzarbeit [2]. Außerdem erreicht die Sauerstofftransportkapazität des Blutes im Gesamtkreislauf, unter der Voraussetzung einer verbesserten Mikrozirkulation, bei einem Hämatokrit von etwa 30 % ein Optimum [9, 10]. Unsere Untersuchungen bestätigen damit die klinische Beobachtung, daß bei kardial gesunden Patienten die therapeutische Anwendung der isovolämischen Hämodilution zur Verbesserung der Mikrozirkulation und zur autologen Bluttransfusion, bezüglich der myokardialen Sauerstoffversorgung und der Ventrikelfunktion, mit keinen wesentlichen Gefahren verbunden ist [2, 7, 8, 9].

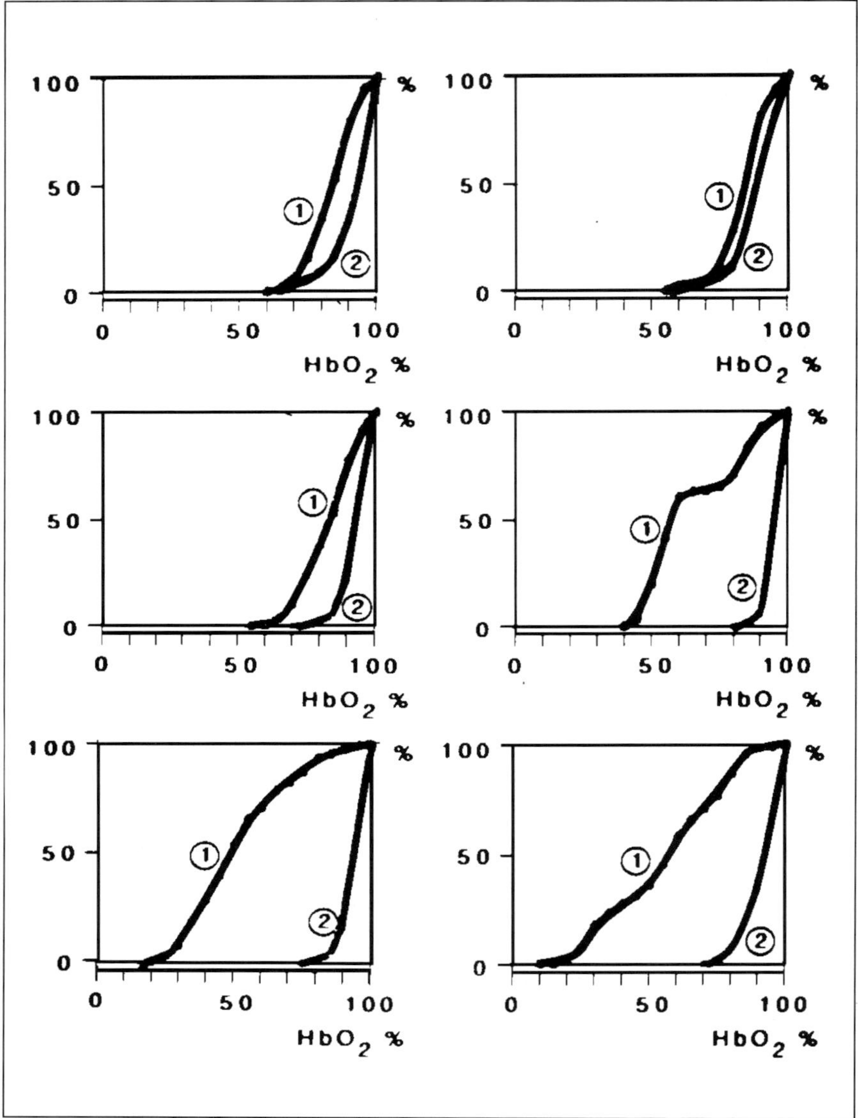

Abb. 9. Intraoperative Messungen der myokardialen Sauerstoffversorgung (intrakapilläre Hämoglobinsauerstoffsättigung) bei Patienten mit koronarer Herzkrankheit vor (Kurve 1) und nach (Kurve 2) aorto-koronarer Bypass-Operation. Die Messungen erfolgten an sechs Myokardarealen im Bereich der Vorderwand des linken Ventrikels ($HbO_2\%$= intrakapilläre Hämoglobinsättigung in % – im Diagramm dargestellt sind die %-Anteile der jeweiligen Sättigungswerte) (Erläuterungen siehe Text).

Im Gegensatz zum herzgesunden Patienten ist die Anämietoleranz bei Patienten mit Herzerkrankungen deutlich eingeschränkt, so daß eine Hämodilution nur nach genauer Abklärung der noch vorhandenen Kompensationsfähigkeit erfolgen sollte. Unter kontinuierlicher Überwachung von Blutdruck und EKG ist jedoch auch bei diesen Patienten eine Hämodilution möglich [1, 6]. In welchem Ausmaß eine Hämatokritsenkung toleriert wird, ist bis heute nicht eindeutig voraussagbar, und die entsprechenden Befunde sind zum Teil äußerst widersprüchlich [3, 4].

Nach unseren Untersuchungen und klinischen Erfahrungen haben sich folgende limitierende Faktoren für eine Hämodilution bei herzkranken Patienten ergeben:

1. Zur Steigerung des Herzzeitvolumens muß ausreichend funktionsfähiges Myokard vorhanden sein. Bei Erkrankungen des Myokards (Kardiomyopathie) bzw. Ausfall von Myokardarealen (Infarktnarben) ist jedoch eine adäquate Steigerung der Pumpleistung des Herzens aufgrund einer latenten oder manifesten Herzinsuffizienz nicht möglich.

2. Da sich die Sauerstoffversorgung des Myokards aus dem Produkt Koronarfluß x Hämoglobinkonzentration ergibt, ist die bei Vorliegen einer Anämie maximal erreichbare Herzzeitvolumensteigerung durch die Koronarreserve begrenzt. Daraus folgt, daß Erkrankungen des Koronarsystems (Koronarstenose - koronare Herzkrankheit, Koronarspasmus) die Anämietoleranz einschränken.

3. Erkrankungen von Herzklappen und eine daraus resultierende Myokardhypertrophie mit Anstieg der Drucke in den Herzhöhlen geht mit einem erhöhten Sauerstoffverbrauch des Myokards einher und führt zur Verminderung der Anämietoleranz. Bei einer höhergradigen Aortenstenose verhindert die Einengung der Ausflußbahn des linken Ventrikels nahezu vollständig eine Steigerung des Schlagvolumens. Wegen der meist zusätzlich vorliegenden Myokardhypertrophie und -dilatation sind diese Patienten ganz besonders gefährdet.

Man kann daher für die Anwendung von «Fremdblutsparenden Methoden» bei Patienten mit einer Herzerkrankung folgende Empfehlungen geben:

Liegt einer der oben genannten Risikofaktoren vor, muß vor Anwendung dieser Methoden eine möglichst genaue Diagnostik der kardialen Situation (Belastungs-EKG, UKG, Herzkatheter) erfolgen. Dabei stellt der Nachweis einer manifesten Myokard- bzw. Koronarinsuffizienz eine Kontraindikation für diese Methoden dar. Bei latenter kardialer Leistungseinschränkung (EF>50 %, EKG ohne Ischämiezeichen) können diese Methoden eingesetzt werden, wobei eine möglichst genaue Überwachung der Herz- und Kreislauffunktion (EKG, Blutdruck) erfolgen sollte. Kommt es dennoch zu kardialen Problemen (EKG-Veränderungen, Tachykardien, RR-Abfall), so haben unsere klinischen Erfahrungen gezeigt, daß durch die sofortige Retransfusion des entnommenen Eigenblutes fast immer eine rasche Normalisierung der kardialen Situation erreicht werden kann.

Literatur

1 von Bormann B, Boldt J, Kling D, Weiler B, Scheld HH, Hempelmann G: Kombinierte Autotransfusion in der Herzchirurgie. Anwendung der akuten normovolämischen Hämodilution bei koronarer Herzkrankheit. Dtsch Med Wochenschr 1987; 112:1887-1892.

2 Hagl S, Heimisch W, Meisner H, Erben R, Baum M, Mendler N: The effect of hemodilution on regional myocardial function in the presence of coronary stenosis. Basic Res Cardiol 1977;72:344-364.

3 Hallowell P, Bland JH, Buckley MJ: Transfusion of fresh autologous blood for open heart surgery: A method for reducing bank blood requirements. J Thorac Cardiovasc Surg 1972;64:941-946.

4 Johnson WD, Flemma RJ, Lepley D: Extended treatment of severe coronary artery disease. A total surgical approach. Ann Surg 1969;170:460-464.

5 Klövekorn WP: Die myokardiale Sauerstoffversorgung unter Hämodilution bei herzgesunden und -chirurgischen Patienten. Intensivtherapie 1990;17(suppl 2);24-27.

6 Klövekorn WP, Richter J, Sebening F: Hemodilution in coronary bypass operations. Bibl Haematol 1981;47:297-302.

7 Klövekorn WP, Pichlmaier H, Ott E, Bauer H, Sunder-Plassmann L, Messmer K: Akute präoperative Hämodilution - eine Möglichkeit zur autologen Bluttransfusion. Chirurg 1974;45:452-458.

8 Klövekorn WP, Laks H, Pilon RN, Anderson WP, MacCallum JR, Moore FD: Effect of acute hemodilution in man. Eur Surg Res 1973;5:27.

9 Laks H, Pilon RN, Klövekorn WP, Anderson WP, MacCallum JR, O'Connor NE: Acute hemodilution: Its effect on hemodynamics and oxygen transport in anaesthetized man. Ann Surg 1974;180:103-109.

10 Messmer K, Sunder-Plassmann L, Klövekorn WP, Holper K: Circulatory significance of hemodilution. Rheological changes and limitations. Adv Microcirc 1972;4:1-77.

11 Tuma RF, White JV, Messmer K: The role of hemodilution in optimal patient care. München, W. Zuckschwerdt, 1989, pp 1-146.

Priv. Doz. Dr. Wolf Peter Klövekorn
Klinik für Herz- und Gefäßchirurgie
Deutsches Herzzentrum München
Lothstr. 11
W-8000 München 2 (BRD)

Schleinzer W, Singbartl G (eds): Fremdblutsparende Maßnahmen in der operativen Medizin. Beitr Infusionsther. Basel, Karger, 1993, vol 29, pp 81–96

Extreme normovolämische Hämodilution als fremdblutsparende Maßnahme bei homologer Transfusionsverweigerung[1]

G. Singbartl, W. Schleinzer, C. Frankenberg, H. Maleszka

Abteilung Anästhesiologie, Intensiv- und Transfusionsmedizin, ENDO-Klinik, Hamburg

Unter den verschiedenen fremdblutsparenden Maßnahmen stellt die normovolämische Hämodilution (NHD) eine sehr einfache und praktisch universell zu handhabende Methode dar. Dieses Verfahren ist hinsichtlich seiner absoluten Kontraindikationen klar definiert [1], betreffs der Effizienz infolge des Risikos einer unzureichenden myokardialen Sauerstoffversorgung aber limitiert. Betreffs der Fremdblutersparnis könnte der Wirkungsgrad der normovolämischen Hämodilution zumindest teilweise gesteigert werden, wenn ein zahlenmäßig niedrigerer Hämoglobin- bzw. Hämatokrit-Wert (niedriger als der sogenannte «Normalwert») vom Arzt akzeptiert und ohne Gefährdung des Patienten toleriert würde. Entsprechende Befunde in der Literatur [2], welche bei Zeugen Jehovas erhoben wurden, deuten darauf hin, daß es sich beim «kritischen» Hämoglobin- bzw. Hämatokrit-Wert weniger um einen zahlenmäßig klar definierten Parameter als vielmehr um eine individuell durchaus variable Größe handelt. Da das Herz dasjenige Organ mit der höchsten a-$\bar{v}$ DO_2, also mit der höchsten Sauerstoffaufnahme darstellt, erscheint es unter klinischen/intraoperativen Routinebedingungen durchaus sinnvoll, das Ausmaß der normovolämischen Hämodilution im jeweiligen Einzelfall weniger am absoluten Hämoglobin- bzw. Hämatokrit-Wert festzulegen, als sich vielmehr an anderen Parametern, wie z. B. an eventuellen Veränderungen im EKG (z. B. ST-Streckenveränderungen) in Zusammenhang mit der klinischen Gesamtsituation zu orientieren. Dieses Vorgehen hat den Vorteil,

[1] Diese Arbeit enthält wesentliche Teile der Dissertation von H. Maleszka, Ruhr-Universität Bochum.

daß es sich bei der kontinuierlichen On-Line-ST-Streckenanalyse um ein universell einsetzbares, nicht-invasives Überwachungsverfahren handelt, im Gegensatz zu Alternativen wie z. B. der kontinuierlichen Registrierung der gemischtvenösen Sauerstoffsättigung oder aber der transthorakalen bzw. transoesophagealen Echokardiographie. Unabdingbare und allgemein bekannte Voraussetzung für das «Funktionieren» der normovolämischen Hämodilution ist jedoch die Sicherstellung einer Normovolämie; denn normovolämische Hämodilution bedeutet gezielte Blutverdünnung und nicht unzureichend substituierter Blutverlust.

Patienten und Methodik

Diese Untersuchung wurde bei 140 Patienten (ASA I-III) im Alter zwischen 20 und 82 Jahren durchgeführt, die sich großen blutverlustreichen Rezidiveingriffen wegen tiefer Infektionen an Hüft- bzw. Kniegelenk unterziehen mußten; der zu erwartende Blutverlust lag in einer Größenordnung von durchschnittlich drei Litern. Alle Patienten waren über die Möglichkeit sowie die Risiken der autologen und der homologen Transfusion informiert; gleiches galt für die den Patienten dargelegte zu erwartende Notwendigkeit der Fremdblutgabe; und alle Patienten erbaten die Fremdblutgabe nur im äußersten Notfall bzw. lehnten sie teilweise - auch nach wiederholter und intensiver Risikoaufklärung bei eventueller Unterlassung notwendig erachteter homologer Transfusionen, sowie teilweise auch nach zeitweiliger Rückstellung vom Operationsprogramm - aus religiösen Gründen ab. Bei denjenigen Patienten, bei denen keine Kontraindikationen zur Durchführung von präoperativer Plasmapherese und Eigenblutspende vorlagen [3], wurden zusätzlich diese beiden fremdblutsparenden Maßnahmen in der Vorphase der Operation und entsprechend des zu erwartenden Blutverlustes sowie in Kenntnis der relevanten Laborparameter durchgeführt. Als Kontraindikationen für die Einbeziehung von Patienten in die präoperative autologe Spende galten hierbei eine Dekompensation des kardio-vaskulären, pulmonalen, metabolischen sowie des hämatopoetischen Systems. Für die diesbezüglich relevanten Laborparameter galten folgende untere Grenzwerte: Hb $\geq$ 11,4 g/dl bzw. Hk $\geq$ 34 %; Gesamteiweiß $\geq$ 60 g/l sowie Quick und PTT im Normbereich. Ebenso mußte anhand der klinischen Beurteilung sowie mittels der Leukozyten ein akuter Allgemeininfekt ausgeschlossen sein.

Als absolute Kontraindikation für die Einbeziehung der Patienten in diese Untersuchung zur extremen normovolämischen Hämodilution galten: 1. eine kritische Aortenstenose; 2. eine instabile Angina pectoris; 3. eine manifeste respiratorische Insuffizienz; 4. eine nicht-kompensierte bzw. medikamentös nichtadäquat behandelte Herzinsuffizienz sowie 5. eine Sepsis bzw. die klinische Symptomatik eines septisch-toxischen Geschehens.

Bei 85,7 % der Patienten erfolgte die Narkose in Form einer kombinierten Spinal-/Katheter-Periduralanästhesie mit Bupivacain 0,5 %; bei den verbleibenden Patienten wurde eine Intubationsnarkose durchgeführt (Einleitung mit Thiopental 3 - 4 mg/kg KG und 0,1 mg Fentanyl; Präkurarisierung mit 1 mg Vecuronium, Relaxation zur Intubation mit 1,5 mg/kg KG Succinylcholin, Langleitrelaxation mit Vecuronium sowie Supplementierung der Narkose ($N_2O:0_2=2:1$) mit Isoflorane). Bei allen Patienten wurde ein Standardmonitoring mittels EKG (siehe unten), Pulsoximetrie und direkter Blutdruckmessung durchgeführt, fakultativ ergänzt durch die intermittierende Messung des ZVD (Abb. 1). Nach Setzen der Regionalanästhesie bzw. nach Narkoseeinleitung, nach Beendigung der normovolämischen Hämodilution, vor Beginn der Bluttransfusion sowie entsprechend des intraoperativen Verlaufs wurde das EKG mit sieben Ableitungen (drei Extremitätenableitungen, drei Goldberger-Ableitungen sowie die Brustwandableitung V_5) dokumentiert sowie die arteriellen - gegebenenfalls auch die zentralvenösen - Blutgase und der Hämoglobin-Wert bestimmt. Die kontinuierliche On-line-ST-Streckenanalyse erfolgte anhand der Extremitätenableitung II und der Brustwandableitung V_5 mittels eines Sie-

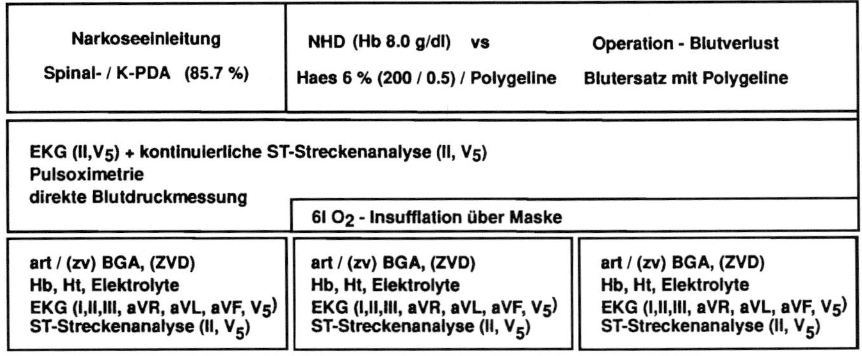

Abb. 1. Untersuchungsablauf sowie erhobene Parameter zur Patientenüberwachung bei Durchführung der extremen normovolämischen Hämodilution.

mens-Sirecust-1280-Monitors. Hierbei wurden von der Null-Linie abweichende horizontale sowie deszendierende ST-Streckensenkungen von bzw. um mehr als - 0,1 mV als ischämie-bedingt interpretiert (bei normalen Elektrolytwerten); entsprechendes galt für ST-Streckenhebungen von über + 0,1 mV (zit. n. [4]). Hierbei lag der Referenzpunkt 30 msec vor Beginn der Q-Zacke und der Meßpunkt auf der ST-Strecke 80 msec nach dem J-Punkt. Nach Anlegen der Regionalanästhesie erhielten alle Patienten sechs Liter Sauerstoff über eine dicht sitzende Maske; bei Durchführung der Operation in Intubationsnarkose lag der FiO_2 im Bereich zwischen 0,37 und 0,4; angestrebt wurde ein $PaO_2 \geq 150$ mm Hg, um eine optimale Sauerstoffsättigung des Hämoglobins sicherzustellen.

Die normovolämische Hämodilution wurde in Abhängigkeit des präoperativ gespendeten autologen Materials (autologes Erythrozytenkonzentrat (AEK) bzw. autologes Fresh-Frozen-Plasma (AFFP)) bzw. des zu erwartenden intraoperativen Blutverlustes entweder mit Haes 6 % - 200 / 0,5 (Haes steril 6 %, Firma Fresenius) oder mit Polygeline (Haemaccel 35, Behringwerke) durchgeführt. Nach Beendigung der akuten normovolämischen Hämodilution wurde der weitere intraoperative Blutverlust zunächst mit Polygeline normovoläm substituiert. Hierbei wurde der intravasale Volumeneffekt dieses Kolloids mit 70 % zugrunde gelegt. Zur Überprüfung einer adäquaten Volumensubstitution und zur Flüssigkeitsbilanzierung erfolgte in halb- bis einstündigen Abständen eine Bilanzierung von Gesamteinfuhr und Gesamtausfuhr, inklusive Perspiratio insensibilis, welche mit 300 ml/h bei den großflächigen Oberschenkelwunden - von der Hüfte bis zum Knie reichend - angenommen wurde. Zur Aufrechterhaltung der postoperativen Normovolämie wurde bei Hämodilution zunächst noch das vorhandene autologe Material oder aber Haes 6 % - 200 / 0,5 (Haes steril 6 %, Firma Fresenius) eingesetzt.

Als Indikation für die Retransfusion von autologem Material bzw. für die Gabe von Fremdblut wurden gehalten: 1. Kreislaufinstabilitäten mit Blutdruckabfall, deren Ursache nicht durch einen akuten Blutverlust bedingt war; 2. damit einhergehend oder unabhängig davon plötzlich einsetzende Bradykardien; 3. sich rasch entwickelnde Tachykardien, die nicht im Zusammenhang mit einem entsprechenden Blutverlust standen bzw. schmerzbedingt erklärt werden konnten; 4. Neuauftreten von ventrikulären Extrasystolen bzw. von Rhythmusstörungen; 5. von der Null-Linie abweichende horizontale bzw. deszendierende ST-Streckensenkungen von bzw. um mehr als -0,1 mV; 6. ST-Hebungen von mehr als + 0,1 mV. Auf die Auswertung der Arrhythmieanalyse wurde in dieser Untersuchung verzichtet, da die diesbezügliche Speicherkapazität der verwendeten Monitore als beschränkt sowie Sensitivität und Spezifizität der automatischen Arrhythmieerkennung und Arrhythmieauswertung als unzureichend bezeichnet werden müssen.

Die statistische Auswertung erfolgte für den Vergleich von Mittelwerten ($\bar{x} \pm SEM$) mit dem ungepaarten t-Test und der Vergleich prozentualer Häufigkeiten wurde mit dem Chi^2-Test durchgeführt; das Signifikanzniveau war mit $P<0{,}05$ festgelegt.

Ergebnisse

Von den 140 untersuchten Patienten konnten zehn Patienten der ASA-Gruppe I, 67 Patienten der ASA-Gruppe II und 63 Patienten der ASA-Gruppe III zugeordnet werden; für die weitere Auswertung wurden die Patienten der ASA-Gruppen I und II zusammengefaßt. Hinsichtlich des Alters unterschieden sich die ASA-Gruppen statistisch signifikant voneinander (ASA-I/II: 59,5±1,3 Jahre vs ASA-III: 69,7±1,1 Jahre).

Abbildung 2 zeigt die Häufigkeitsverteilung der im Rahmen der akuten präoperativen normovolämischen Hämodilution entnommenen Blutmengen sowie deren Zuordnung zu den Patienten der entsprechenden ASA-Gruppen. Hierbei zeigt sich für das Gesamtkollektiv ein Maximum für die Dilution im Bereich zwischen 10 und 15 ml/kg KG (Abb. 2 obere Hälfte); bei Differenzierung der Patienten entsprechend ihrer ASA-Klassifizierung findet sich für die Patienten in den ASA-Gruppen I/II eine Rechtsverschiebung des Dilutionsvolumens zu statistisch signifikant höheren Werten hin, im Vergleich zu denjenigen der ASA-Gruppe III (siehe Abb. 2 untere Hälfte). Bei insgesamt zwölf Patienten (neun Patienten der ASA-Gruppen I/II und drei Patienten der ASA-Gruppe III) wurden akut präoperativ mehr als 20 ml/kg KG diluiert.

Bei statistisch signifikant unterschiedlichen Ausgangswerten des Hämoglobins für die Patienten der ASA-Gruppe I/II (Hb=11,8±0,1 g/dl) im Vergleich zu denjenigen der ASA-Gruppe III (Hb=10,8±2,6 g/dl) findet sich bei Beendigung der akuten normovolämischen Hämodilution für beide Gruppen ein identischer Hb-Wert (ASA-Gruppe I/II: Hb=8,0±0,5 g/dl; ASA-Gruppe III: Hb=8,1±0,17 g/dl). Wie der initiale Hämoglobin-Wert, so unterscheidet sich auch die mittels normovolämischer Hämodilution entnommene Blutmenge für die Patienten der ASA-Gruppe I/II mit 14,1±0,5 ml/kg KG statistisch signifikant von derjenigen für die Patienten der ASA-Gruppe III mit 11,5±0,1 ml/kg KG.

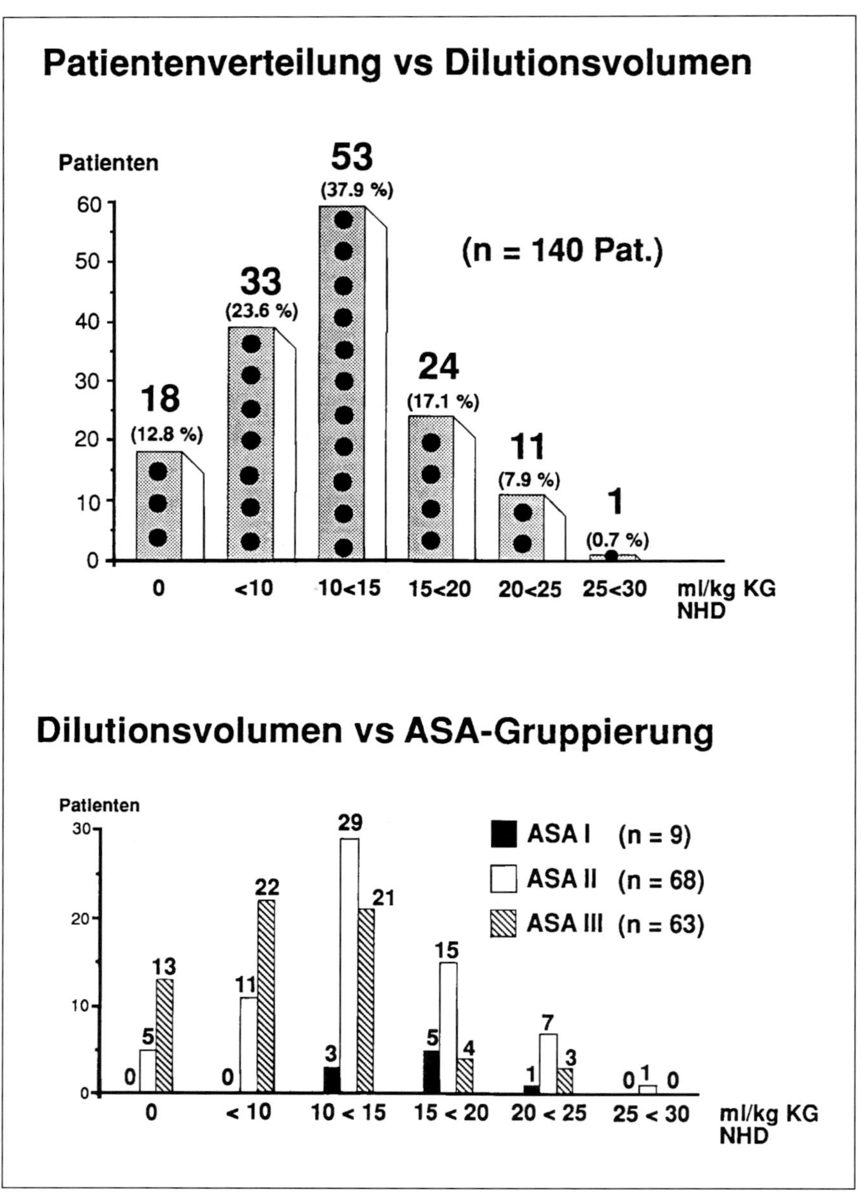

Abb. 2. Ausmaß der normovolämischen Hämodilution (oben) sowie Zuordnung der entsprechenden Dilutionsvolumina zur ASA-Klassifizierung der untersuchten Patienten (unten).

Vor Beginn der normovolämischen Hämodilution findet sich bei elf von 63 Patienten in der ASA-Gruppe III (dies entspricht 17,4 % der Patienten dieser Untergruppe bzw. 7,7 % des Gesamtkollektivs) eine ST-Streckensenkung von mehr als -0,1 mV. Mit Beendigung der akuten normovolämischen Hämodilution lassen sich bei insgesamt 13 Patienten (dies entspricht 9,1 % des Gesamtkollektivs) ST-Streckensenkungen nachweisen; nämlich bei fünf Patienten in der ASA-Gruppe I/II (=6,5 % dieser Untergruppe) sowie bei acht Patienten in der ASA-Gruppe III (=12,7 % dieser Untergruppe). Mit Fortgang der Operation sowie des weiteren intraoperativen Blutverlustes, welcher zunächst noch mit Polygeline substituiert wurde, nimmt die Zahl der Patienten mit ischämie-bedingten ST-Senkungen auf insgesamt 28 (=20 % des Gesamtkollektivs) zu; nämlich bei 13 Patienten der ASA-Gruppe I/II (=16,9 % dieser Untergruppe) sowie 15 Patienten der ASA-Gruppe III (=23,9 % dieser Untergruppe) ($Chi^2=0,65$; statistisch nicht signifikant). Die Zuordnung der Patienten mit intraoperativen ST-Streckenveränderungen innerhalb der entsprechenden ASA-Gruppen zu den jeweiligen intraoperativen Hämoglobin-Werten zeigt (Tab. 1), daß der zur ischämie-bedingten ST-Streckensenkung korrespondierende Hämoglobin-Wert für diese Patienten in der ASA-Gruppe I/II mit 4,7± 0,26 g/dl statistisch signifikant niedriger liegt als für die entsprechenden

Tab. 1. Zuordnung der Patienten mit intraoperativen ST-Streckenveränderungen zu den jeweils korrespondierenden niedrigsten intraoperativen Hämoglobin-Werten. Desweiteren gibt diese Tabelle die Mittelwerte der niedrigsten intraoperativen Hämoglobin-Werte jeweils für die Gesamtgruppe der ASA-I/II-Patienten sowie für die Gesamtgruppe der ASA-III-Patienten an.

Hb(g/dl)	≥ 10	≥ 9	≥ 8	≥ 7	≥ 6	≥ 5	≥ 4	≥ 3
ASA I/II (n = 77)	–	–	–	–	1	4	6	2
ASA III (n = 63)	–	2	–	1	4	7	1	–

	ASA I/II	ASA III	
niedrigster Hb(g/dl) (bei ST ≤ -0.1 mV)	4.7 ± 0.26 (n = 13)	6.3 ± 0.37 (n = 15)	P < 0.05
niedrigster Hb(g/dl) (Gesamtkollektiv)	5.7 ± 0.16 (n = 77)	6.0 ± 0.18 (n = 63)	n.s.

Patienten in der ASA-Gruppe III mit 6,3±0,37 g/dl. Jedoch ist der mittlere niedrigste intraoperative Hämoglobin-Wert zwischen den jeweiligen Gesamtgruppen (ASA-I/II vs ASA-III) nicht statistisch signifikant verschieden (ASA-I/II: 5,7±0,16 g/dl vs ASA-III: 6,0±0,18 g/dl).

Die Betrachtung der Häufigkeitsverteilung der entsprechenden ST-Streckenveränderungen innerhalb der jeweiligen ASA-Gruppen in Abhängigkeit vom korrespondierenden intraoperativen Hämoglobin-Wert zeigt (Tab. 1), daß es in der ASA-Gruppe I/II unterhalb eines Hämoglobin-Wertes von 6 g/dl und in der ASA-Gruppe III unterhalb eines Hämoglobin-Wertes von 7 g/dl zu einer deutlichen und statistisch signifikanten Zunahme der Patienten mit ischämie-bedingten ST-Streckenveränderungen kommt; d. h. daß sich für die verschiedenen ASA-Gruppen (ASA-I/II vs ASA-III) unterschiedliche Grenzwerte hinsichtlich des «kritischen» Hämoglobin-Wertes aufzeigen lassen, bei deren Unterschreiten die Häufigkeit (bzw. Wahrscheinlichkeit) von myokardialen Ischämien deutlich zunimmt.

In Abbildung 3 a bis 3 c sind exemplarisch die Originalregistrierungen der On-Line-ST-Streckenanalysen von zwei Patienten unter extremer normovolämischer Hämodilution dargestellt. Während es bei der 76jährigen ASA-II-Patientin (Abb. 3 a und 3 b), ausgehend von einem Hämoglobin-Wert von 12,5 g/dl, unter Dilution bis zu einem Hämoglobin-Wert von 4,9 g/dl weder zu pathologischen ST-Streckenveränderungen noch zu relevanten Rhythmusstörungen kommt, zeigt die Originalregistrierung des ST-Strecken-Trends bei dem 63jährigen ASA-III/NYHA-II-Patienten (Abb. 3 c) bei einem Hämoglobin-Wert von 6,4 g/dl eine deutliche und rasche Senkung der ST-Strecke auf Werte von - 0,3 mV, welche sich jedoch mit Beginn der Blutretransfusion binnen kurzem wieder normalisiert. Begleitet waren bei diesem Patienten die ST-Streckenveränderungen von gehäuften ventrikulären Extrasystolen, welche mit Anheben des Hämoglobin-Wertes ebenso sistierten wie sich die deutlichen ST-Streckensenkungen wieder auf den Ausgangswert normalisierten.

Diskussion

Die Bewertung von ST-Streckenveränderungen stellt eine klinisch allgemein anerkannte Routinemaßnahme zum Erkennen einer myokardialen Ischämie dar. Nach Slogoff et al [5] «gibt es keinen absoluten Maßstab für eine myokardiale Ischämie, welche unter klinischen Bedingungen als

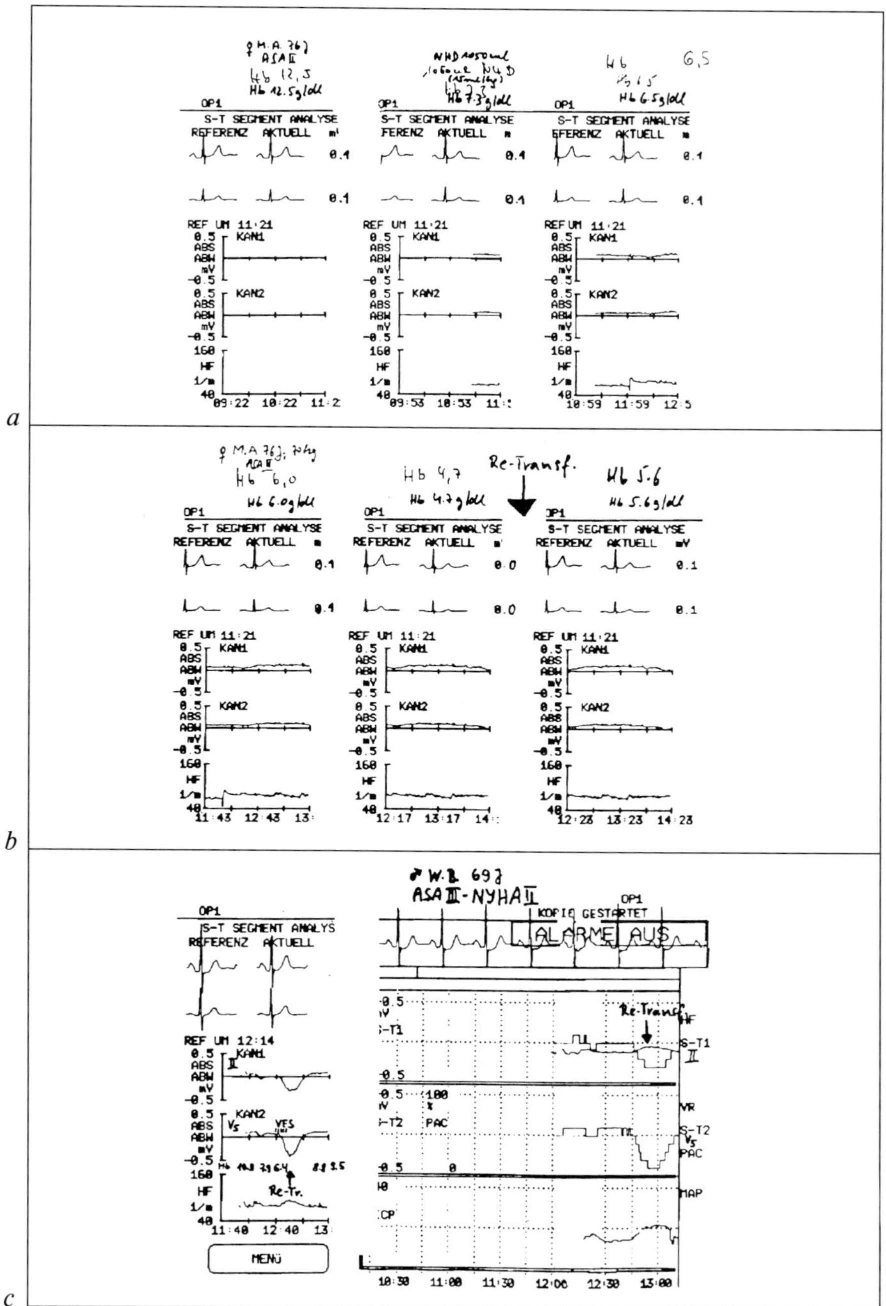

Abb. 3. Originalregistrierungen der ST-Streckenanalyse unter extremer normovolämischer Hämodilution (3a und 3b: ASA-II-Patientin, 76 Jahre, weiblich; 3c: ASA-III/NYHA-II-Patient, 69 Jahre, männlich).

Goldstandard angewendet werden könnte»; denn «weder die abnormen myokardialen Wandbewegungen noch die myokardiale Lactatextraktion weisen eine hohe Spezifität für die myokardiale Ischämie auf» [5, 6]. Unbestritten jedoch ist, daß die Sensitivität pathologischer Ventrikelwandbewegungen (z. B. in der Echokardiographie) als Zeichen einer (z. B. intraoperativen) Myokardischämie deutlich größer ist als z. B. diejenige von ST-Streckenveränderungen in V_5 [7, 8].

Die kontinuierliche intraoperative On-Line-ST-Streckenanalyse ermöglicht über die bisherigen Gegebenheiten hinausgehend den Vergleich akuter Veränderungen zum Ausgangsbefund, eine objektive Quantifizierung vom Ausmaß der ST-Streckenveränderungen, deren qualitative Zuordnung zum zeitlichen Ablauf der sie beeinflussenden Faktoren und daraus resultierend den Einsatz therapeutischer Maßnahmen. Während das «Ischämie-Monitoring» mittels Echokardiographie kostenintensiv und nicht universell einsetzbar ist, nicht über eine entsprechend hohe Spezifität verfügt [5, 6] sowie einer speziellen Übung und Erfahrung bedarf [7], hat die On-Line-ST-Streckenanalyse den Vorteil nicht nur preisgünstig und nichtinvasiv zu sein, sondern sie ist auch von der Handhabung her einfach und universell anwendbar; allerdings verbunden mit dem Nachteil der geringeren Sensitivität [7, 8]. Nach Barash et al [9] gelingt es, mittels der Kombination der Extremitätenableitung II und der Brustwandableitung V_5 96 % alle myokardialen Ischämien zu erkennen. Sensitivität und Spezifität dieses Verfahrens liegen im Vergleich zur Standard-Holteranalyse bei über 90 % [10].

Nach den Untersuchungen der Arbeitsgruppe um Meßmer (Übersicht bei [11]) kommt es bei der normovolämischen Hämodilution (ausgehend von Normalwerten) trotz Abfall des Hämoglobin- bzw. Hämatokrit-Wertes und damit auch des arteriellen Sauerstoffgehaltes, zunächst zu einem Anstieg der Sauerstofftransportkapazität. Das Maximum dieser Zunahme findet sich beim kardial Gesunden bei einem Hämatokrit-Wert von etwa 30 %. Ursache hierfür ist eine den Abfall des arteriellen Sauerstoffgehaltes kompensierende Steigerung des Schlag- bzw. Herz-Minuten-Volumens (bei Konstanz der Herzfrequenz) infolge Abnahme des peripheren Widerstandes bei Verringerung der Blutviskosität. Eine darüber hinausgehende normovolämische Hämodilution auf niedrigere Hämoglobin- bzw. Hämatokrit-Werte führt zu einer Verminderung der Sauerstofftransportkapazität, wobei bei einem Hämatokrit zwischen 20 und 25 % jetzt wieder der ursprüngliche Ausgangswert für die Sauerstofftransportkapazität (vergleichbar demjenigen bei einem Hämatokrit von etwa 45 %) erreicht wird.

Unterhalb dieses Hämoglobin- bzw. Hämatokrit-Bereiches fällt die Sauerstofftransportkapazität in Abhängigkeit vom Ausmaß der Dilution ab. Nach Chapler und Cain [12] wird jedoch die Sauerstoffaufnahme des Gesamtorganismus bis zu einem Hämatokrit-Wert von 10 % aufrechterhalten.

Von dieser «spitzen» glockenförmigen Beziehung zwischen der Sauerstofftransportkapazität des Gesamtorganismus und dem Hämoglobin- bzw. Hämatokrit-Wert unterscheidet sich die entsprechende Beziehung für das Myokard. Denn hier findet sich für die Beziehung zwischen myokardialem Sauerstofftransport in Abhängigkeit vom Hämoglobin- bzw. Hämatokrit-Wert ein Plateaubereich mit Konstanz der myokardialen Sauerstoffversorgung für einen Hämatokrit-Bereich zwischen ca. 20 und 60 % [13]. Erst bei einem weiteren Absinken des Hämatokrits unter 12 bis 15 % fällt auch die myokardiale Sauerstofftransportkapazität ab [14]. Die im Vergleich zum Anstieg des Herzzeitvolumens überproportionale Steigerung der Koronardurchblutung unter normovolämischer Hämodilution [12] ist bedingt durch den Anstieg des Herz-Minuten-Volumens, durch dilutionsbedingte Abnahme des Koronargefäßwiderstandes [15] sowie aufgrund eines selektiv gesteuerten kardialen Regulationsmechanismus [14]. Und schließlich ist das Herz das einzige Organ, welches unter normovolämischer Hämodilution Mehrarbeit leisten muß, die eine, wenn auch nur geringgradige, Zunahme des myokardialen Sauerstoffverbrauchs nach sich zieht [15].

Die klinische Situation unter extremer normovolämischer Hämodilution in unserer Untersuchung ist sowohl für die kardial und koronar gesunden ASA-I/II-Patienten als auch für die Patienten der ASA-Gruppe III (u. a. mit eingeschränkter kardio-pulmonaler sowie koronarer Leistungsfähigkeit) vergleichbar mit derjenigen unter entsprechender definierter körperlicher Belastung, wie z.B. im Belastungs-EKG. Denn in beiden Situationen liegt einer evtl. myokardialen Ischämie ein Mißverhältnis zwischen myokardialem Sauerstoffangebot und Sauerstoffbedarf zugrunde – unabhängig von der sie jeweils auslösenden Ursache; sei diese nun begründet in einer dilutionsbedingten Verminderung des Sauerstoffangebots oder aber Folge eines gesteigerten myokardialen Sauerstoffbedarfs bzw. der Kombination aus beiden Veränderungen (wie gegebenenfalls unter extremer normovolämischer Hämodilution). Es erscheint somit sinnvoll, für die intraoperative Bewertung der ST-Streckenanalyse hinsichtlich des Auftretens ischämie-bedingter Veränderungen die gleichen Kriterien zugrunde zu legen wie bei den «Normal-Patienten», die sich einem Belastungs-EKG unterziehen [16, 17] bzw. wie sie als Ausdruck einer intraoperativen myokardialen Ischämie generell unter «Nicht-Hämodilutionsbedingungen» bewertet werden (zit. n. 4, [17]).

In unserer Untersuchung zeigt kein Patient in den ASA-Gruppen I/II – im Gegensatz zu denjenigen in der ASA-Gruppe III – präoperativ bzw. vor Beginn der normovolämischen Hämodilution ST-Streckenveränderungen. Unter der normovolämischen Hämodilution bzw. im weiteren Operationsverlauf mit kontinuierlich fallendem Hämoglobin-Wert ist für den Zeitpunkt des niedrigsten intraoperativen Hämoglobin-Wertes in beiden ASA-Gruppen der Anteil der Patienten mit ischämie-bedingten ST-Streckenveränderungen zwar gleich groß, aber der jeweilige «kritische» und zur ischämischen ST-Streckensenkung korrespondierende intraoperative Hämoglobin-Wert ist für diese beiden ASA-Gruppen statistisch signifikant verschieden. Dieser Unterschied im «kritischen» Hämoglobin-Wert betreffs des Auftretens von intraoperativen ischämie-bedingten ST-Streckenveränderungen ist damit zu erklären, daß in der ASA-Gruppe I/II keiner der Patienten eine koronare Herzerkrankung bzw. kardiale Einschränkungen aufwies, während sich in der ASA-Gruppe III unter anderem auch die Patienten mit eingeschränkter Koronarfunktion bzw. mit verminderter kardio-pulmonaler Leistungsfähigkeit wiederfinden. Somit spiegeln unsere Befunde unter extremer normovolämischer Hämodilution die unterschiedliche Koronarreserve bzw. koronare/kardiale Belastungs-/Kompensationsfähigkeit bei den koronar/kardial gesunden Patienten der ASA-Gruppe I/II im Vergleich zu den koronar/kardial eingeschränkten Patienten in der ASA-Gruppe III wider. Die von uns für die verschiedenen ASA-Gruppen aufgezeigten unterschiedlichen Hämoglobin-Grenzwerte, unterhalb derer es zu einer deutlichen Zunahme der Anzahl der Patienten mit ST-Streckenveränderungen kommt, steht vom Konzept differenter Grenzwerte für die Patienten in den verschiedenen ASA-Gruppen sowie von der numerischen Größenordnung des jeweiligen Hämoglobin-Wertes her in guter Übereinstimmung zu den von Robertie et al [18] gemachten Angaben.

Buckberg et al [19] sowie Brazier et al [20] finden im Tierexperiment bei Hunden, daß es innerhalb eines Hämoglobin-Bereiches zwischen 5 und 14 g/dl sowohl zu einer Zunahme der globalen Koronardurchblutung kommt, als auch die regionale Myokarddurchblutung im subendo- sowie subepikardialen Bereich im entsprechenden Verhältnis ansteigt, so daß bei intaktem Koronarsystem eine adäquate myokardiale Sauerstoffversorgung auch bei niedrigen Hämoglobin-Werten (oberhalb von 5 g/dl) noch gewährleistet ist. Erst unterhalb eines Hämoglobin-Wertes von 5 g/dl kommt es zu einer Blutumverteilung von den subendokardialen Anteilen weg und hin zum subepikardialen Myokard. Parallel hierzu zeigen sich im EKG ausgeprägte ischämie-bedingte ST-Streckenveränderungen; als Zeichen einer Verschlechterung der Linksherzfunktion nimmt das initial und infolge der Hämodilution kompensatorisch erhöhte Herz-Minuten-Volumen ab und die systolische Ejektionsphase ist verlängert. Nach von Restorff et al [21] ist die Koronarreserve bei einem Hämatokrit-Wert von 12,5 % (entsprechend einem Hämoglobin-Wert von etwa 4,2 g/dl) nahezu erschöpft. Diese Befunde stehen in guter Übereinstimmung zu den tierexperimentellen Daten von Fan et al [14] sowie zu unseren klinischen Ergebnissen bei den koronar gesunden ASA-I/II-Patienten. Denn bei diesen kommt es «erst» bei einem mittleren Hämoglobin-Wert von 4,7±-0,26 g/dl, also praktisch bei einem vergleichbaren Hämoglobin-Wert wie in den obengenannten tierexperimentellen Arbeiten [14, 19, 20, 21] zu ischämie-bedingten ST-Streckenveränderungen. Nach Kettler et al [15] sollte eine normovolämische Hämodilution auf Hämoglobin-Werte von 5–6 g/dl – bei normalen Koronarverhältnissen und normalem Energiebedarf des Herzens – die myokardiale Sauerstoffversorgung des Herzens nicht in Frage stellen. Der von uns für die Gesamtgruppe der ASA-I/II-Patienten ermittelte niedrigste intraoperative Hämoglobin-Wert liegt exakt in diesem Bereich.

Auch in anderen Mitteilungen in der Literatur wird ein Hämoglobin-Wert von etwa 5 g/dl bzw. ein Hämatokrit von etwa 15 % als «kritischer» Grenzwert (für Gesunde) herausgearbeitet. So überlebten in der tierexperimentellen Untersuchung von Kronecker et al (zit. n. [22]) alle Tiere einen isovolämischen Blutersatz, bei denen der Hämatokrit über 15 % lag. In einer tierexperimentellen Untersuchung über den Einfluß der normovolämischen Hämodilution auf die regionale Myokardfunktion bei Koronarstenose konnten Hagl et al [23] bis zu einem Hämatokrit von 15 % im intakten Myokardareal mit suffizienter Myokardfunktion die für die normovolämische Hämodilution bekannten physiologischen Kompensationsmechanismen nachweisen. Demgegenüber fand sich im – infolge experimentell gesetzter Stenose – minderperfundierten Myokardgebiet unter Hämodilution aufgrund einer inadäquaten Sauerstoffversorgung eine Einschränkung der regionalen Myokardfunktion. In einer tierexperimentellen Studie [24] mit selektiver Perfusion des r. desc. der linken Koronararterie kommt es bei einem Hämatokrit von 17 % und gleichzeitigem Absenken des Perfusionsdrucks auf 50 % des Kontrollwertes (als experimentelles Modell einer koronaren Minderperfusion bei gleichzeitiger Hämodilution) ebenfalls zur Beeinträchtigung der regionalen Myokardfunktion, während in der Kontrollgruppe (ohne Senkung des Perfusionsdruckes) ein Hämatokrit von 17 % zu keinen entsprechenden pathologischen Veränderungen führte. Dies bedeutet nicht unerwartet, daß der «kritische» Hämoglobin- bzw. Hämatokrit-Wert für - infolge einer Koronarstenose - minderversorgte Myokardareale höher liegt als bei intaktem Koronarsystem [23, 24].

Aufgrund theoretischer Überlegungen und unter Einbeziehung der Zunahme der Sauerstoffextraktion als einem Kompensationsmechanismus einer Dilutionsanämie folgert Zander [25], daß unter normoxischen Bedingungen eine extreme normovolämische Hämodilution bis auf einen Hämoglobin-Grenzwert von 4,4 g/dl und unter Hyperoxie bis auf einen Hämoglobin-Grenzwert von 3,25 g/dl möglich wäre. Diese Berechnungen bzw. Überlegungen erhalten ihre experimentelle Bestätigung in der Arbeit von Amberson (zit. n. [22]) sowie in den tierexperimentellen Untersuchungen von Yoshikawa et al [26]. So überlebten unter kontrollierter Beatmung mit Raumluft die Tiere eine Dilutionsanämie mit einem Hämoglobin-Wert von 3 g/dl und unter Beatmung mit reinem Sauerstoff eine Hämodilution bis auf einem Hämoglobin-Wert von 2 g/dl [zit. n. 22]. Desweiteren ist das Ausmaß der ischämie-bedingten ST-Streckenveränderungen bei einem vergleichbaren arteriellen Sauerstoffgehalt bei Koronarokklusion unter Hämodilution deutlich geringer als bei Koronarokklusion unter hypoxischen Bedingungen, aber bei normalem Hb-Wert [26]. Der klinische Beleg für diese Extremdaten findet sich in der Mitteilung von Fitts et al [2], die über einen Zeugen Jehovas berichten, der einen postoperativen Hämoglobin-Wert von 2,4 g/dl (Operation eines Coloncarcinomas sowie postoperative Magenblutung) ohne Fremdblutgabe überlebte und in gutem Allgemeinzustand nach Hause entlassen werden konnte. Somit zeigen die von den verschiedenen Arbeitsgruppen von unterschiedlichen Ansätzen her konzipierten Untersuchungen eine gute Übereinstimmung mit bzw. Ergänzung zu den von uns erhobenen Befunden bei den ASA-I/II-Patienten im Vergleich zu denen der ASA-Gruppe III. Der von uns belegte höhere numerische «kritische» Hämoglobin-Wert - kritisch betreffs des Auftretens von intraoperativen ischämie-bedingten ST-Streckenveränderungen - bei den Patienten in der ASA-Gruppe III (mit kardio-pulmonalen bzw. koronaren Begleiterkrankungen) schließt sich somit konsequent an die obengenannten tierexperimentellen Untersuchungen bzw. an unsere Ergebnisse bei den kardio-pulmonal sowie koronar gesunden ASA-II-Patienten an.

In Übereinstimmung mit Martin et al [27], die bei jugendlichen Patienten, die sich einer Wirbelsäulenoperation nach Harrington unterziehen mußten, eine extreme Hämodilution bis auf einen intraoperativen Hämatokrit von etwa 15 % durchführten, gilt es jedoch zu betonen, daß eine derartige extreme Maßnahme nur in außergewöhnlichen Situationen mit einem intensiven Monitoring von klinisch versierten Anästhesisten durchgeführt werden sollte. Hierbei kann die ST-Streckenanalyse nur *ein* Parameter neben anderen in der Gesamtbewertung der klinischen Situation und für die Indikationsstellung zur Bluttransfusion sein.

Literatur

1 Meßmer K: Practical methods to avoid homologous transfusion: An introduction, in: Practical methods to avoid homologous blood transfusion. Manchester, ADIS, 1989; pp 1-6.

2 Fitts WT jr, Orloff MJ: Blood transfusion and Jehovah's Witnesses. Surg Gynec Obstet 1959;108:502-505.

3 Singbartl G, Schleinzer W: Das Konzept der autologen Transfusion (CAT) - Eine Analyse bei 4357 chirurgisch-orthopädischen Patienten betreffs Effizienz und Komplikationshäufigkeit, in: Mempel W, Heim UM (eds): Methoden der perioperativen Eigenbluttransfusion. München, Demeter, 1991; pp 120-122.

4 Tarnow J: Anästhesie und Kardiologie in der Herzchirurgie. Berlin, Springer, 1983.

4a Häggmark S, Hohner P, Östman M, Friedman A, Diamond G, Lowenstein E, Reiz S: Comparison of hemodynamic, electrocardiographic, mechanical and metabolic indicators of intraoperative myocardial ischemia in vascular surgical patients with coronary artery disease. Anesthesiology 1989;70:19-25.

5 Slogoff St, Keats AS: How best to monitor for detection myocardial ischemia? (Correspondence in reply). Anesthesiology 1991;74:117-118.

6 Reiz S: Detection of myocardial ischemia. Acta Anaesth Scand 1991;35(Suppl. 96): 124-129.

7 Cahalan MK, Litt L, Botvinik EH, Schiller NB: Advances in non-invasive cardiovascular imaging: Implications for the anaesthesiologist. Anesthesiology 1987;66: 356-372.

8 Ellis JE, Roizen ME, Aronson S, Feinstein, Briller JE: Frequency with which ST-segment-trends predict intraoperative myocardial ischemia. Anesthesiology 1987;67:A2.

9 Barash PG: Non-invasive cardiovascular monitoring. 39th Annual Refresher Course Lectures and Clinical Update Program. ASA 1988;411(1-7).

10 McIntyre RW, Hart A: Perioperative ischemia and infarction: Non-cardiac surgery. Anesthesiol Clin North Am 1988;6:527-543.

11 Meßmer K: Acute perioperative hemodilution: Physiological and clinical application, in: Tuma RF, White JV, Meßmer K (eds): The role of hemodilution in optimal patients care. München, W. Zuckschwerdt, 1989;54-73.

12 Chapler CK, Cain SM: The physiologic reserve in oxygen carrying capacity: Studies in experimental hemodilution. Canad J Physiol Pharmacol 1986;64:7-12.

13 Jan KM, Chien S: Effect of hematocrit variation on coronary hemodynamics and oxygen utilization. Am J Physiol 1977;233:H106-113.

14 Fan FC, Chen RJZ, Schnessler GB, Chien S: Effects of hematocrit variations on regional hemodynamics and oxygentransport in the dog. Am J Physiol 1980;238: H545-552.

15 Kettler D, Hellberg H, Klaess D, Kontokollias JS, Loos W, de Vivie R: Hämodynamik, Sauerstoffbedarf und Sauerstoffversorgung des Herzens unter isovolämischer Hämodilution. Anästhesist 1976;25:131-136.

16 Kaltenbach M: Die Belastungsuntersuchung von Herzkranken. Mannheim, Boehringer, 1984.

17 Caplan RA: Intraoperative myocardial ischemia: Diagnosis and treatment. 39th Annual Refresher Course Lectures and Clinical Update Program. ASA 1988;134 (1-7).

18 Robertie PG, Gravlee GP: Safe limits of isovolemic hemodilution and recommendation for erythrocyte transfusions. Int Anaesthesiol Clin 1990;28:197-204.

19 Buckberg G, Brazier J: Coronary blood flow and cardiac function during hemodilution, in: Meßmer K, Schmid-Schönbein H (eds): Intentional Hemodilution. Basel, Karger, Biblthca Haemat 1975;41:173-189.

20 Brazier J, Cooper N, Maloney JV, Buckberg G: The adequacy of myocardial oxygen delivery in acute normovolemic anemia. Surgery 1974;75:508-516.

21 von Restorff WB, Hofling B, Holtz J, Bassenge E: Effect of increased blood fluidity through hemodilution on coronary circulation at rest and during exercise in dogs. Pflügers Arch 1975;357:15-24.

22 Gruber UF: Blutersatz. Berlin, Springer, 1968.

23 Hagl S, Barnikoel K, Mayr N, Meßmer K, Sebening F: Cardiac performance during limited hemodilution, in: Meßmer K, Schmid-Schönbein H (eds): Intentional hemodilution. Basel, Karger, 1975; pp 152-157.

24 Crystal GJ, Salen MR: Myocardial oxygen consumption and segmental shortening during selective coronary hemodilution in dogs. Anaesth Analg 1988;67:500-508.

25 Zander R: Sauerstoff-Konzentration und Säure-Basen-Status des arteriellen Blutes als limitierende Faktoren einer Hämodilution. Klin Wochenschr 1988;66(Suppl 15): 3-7.

26 Yoshikawa H, Powell WJ, Bland JHL, Lowenstein E: Effect of acute anaemia on experimental myocardial ischemia. Am J Cardiol 1977;32:670-678.

27 Martin E, Ott E: Extreme hemodilution in the Harrington-Procedure. Biblthca haemat 1981;47:322-337.

Priv.-Doz. Dr. Günter Singbartl
Abteilung AIT-Anästhesiologie,
Intensiv- und Transfusionsmedizin
ENDO-Klinik
Holstenstr. 2
W-2000 Hamburg 50 (BRD)

Schleinzer W, Singbartl G (eds): Fremdblutsparende Maßnahmen in der operativen Medizin. Beitr Infusionsther. Basel, Karger, 1993, vol 29, pp 97–117

Indikationen und Kontraindikationen der Hämodilution

B. von Bormann, M. Friedrich

Abteilung Anästhesiologie und Operative Intensivmedizin, St. Johannes-Hospital, Duisburg-Hamborn

Einleitung

Die akute normovolämische Hämodilution (ANH) hat seit Mitte der siebziger Jahre Eingang in die klinische Praxis mancher anästhesiologischer und operativer Abteilungen gefunden. Voraussetzung waren vor allem die experimentellen und klinischen Untersuchungen von K. Messmer [36, 37]. Der Nachweis, daß nicht nur gesunden Probanden, sondern auch kranken Menschen unter Berücksichtigung einiger weniger Vorsichtsmaßnahmen eine moderate Menge von Blut entzogen werden kann, um es dann wenige Stunden später bei Bedarf zurückzugeben, hat zu großen Hoffnungen geführt. Diese Hoffnungen betrafen vor allem die Möglichkeit, Fremdblut während und nach großen Operationen einzusparen oder gänzlich zu vermeiden.

In der klinischen Praxis bedeutet die Anwendung der ANH als blutsparendes Verfahren zwei Phasen der Verdünnung:

1. Dem Patienten wird Blut in einer Menge von 10 bis 20 ml / kgKG entnommen und simultan durch ein isoonkotisches kolloidales Volumenersatzmittel ersetzt. Dabei wird der Hämoglobinspiegel in der Regel zwischen 2,5 bis 4 g/dl gesenkt. Dieses Blut, welches nicht speziell gelagert werden muß, sondern bei Raumtemperatur in Nähe des Patienten verbleibt, kann bei Bedarf retransfundiert werden.

2. Mit Einsetzen der intraoperativen Blutung wird mit kolloidalen Volumenersatzmitteln ein konstantes intravasales Blutvolumen aufrechterhalten. Nur in dieser Phase, während der hämatokritschwaches Blut verloren wird, entsteht eine tatsächliche Einsparung von Fremdblut [8].

Die Effektivität der ANH ist über eine Reihe von Jahren unterschiedlich beurteilt worden. Noch bevor Messmer die ANH als Verfahren zur

Bluteinsparung proklamierte, wurde eine Hämodilution bereits im Bereich der Chirurgie am offenen Herzen durchgeführt. Das Füllen der Herz-Lungen-Maschine mit einem Gemisch aus kolloidaler und kristalloider Lösung, meist auch ohne den Zusatz von Plasmapräparaten, führt während der extrakorporalen Zirkulation eine zum Teil extreme Hämodilution herbei. Auf diese Weise konnte bereits in den Anfangszeiten der Herzchirurgie der Verbrauch an Fremdblutkonserven erheblich gesenkt werden, wie Berichte von Cooley et al. [14], Lilleasen und Stokke [32] und Neptune et al. [39] eindrucksvoll gezeigt haben. Bereits 1966 wurden einzelne Herzoperationen ohne jeden Fremdblutbedarf durchgeführt [14].

Bei der sogenannten ANH (Entnahme und Retransfusion von Vollblut während der unmittelbar perioperativen Phase) können insgesamt kaum mehr als zwei Fremdblutkonserven eingespart werden [5, 7, 9, 37, 48].

Ihren besonderen Stellenwert erhält die ANH zum einen wegen der konsekutiven rheologischen und mikrozirkulatorischen Effekte, und andererseits wegen der mit ihr verbundenen Philosophie, die bisher gebräuchlichen Grenzbereiche für Hämoglobin und Hämatokrit neu zu definieren.

So stellt die ANH zum einen einen wichtigen Baustein in dem Gesamtkonzept der kombinierten Autotransfusionstherapie dar und führt darüberhinaus auf den Weg zu einer kritischen Indikation zur Fremdbluttransfusion. Ein Effekt, der noch weit über das unmittelbare operative Ereignis hinauswirkt.

Aus der kritischen Indikation zur Fremdbluttransfusion ergeben sich auch die mit der ANH verbundenen Kontroversen. Diese betreffen in erster Linie

1. die Eignung der Patienten
2. den kritischen Hämatokrit
3. den Volumenersatz.

Patienten

Da bei der Hämodilution Sauerstoffträger entzogen werden, gab es immer wieder Befürchtungen, daß eine Reihe von Patienten aus Gründen des Alters oder wegen Ihrer Vorerkrankungen von der Methode ausgeschlossen werden müßten.

Inzwischen hat sich die Erkenntnis durchgesetzt, daß Patienten, welche einem ausgedehnten Eingriff zugeführt werden können, auch eine normovolämische Hämodilution vertragen. Neben der Beachtung einiger weniger

Kontraindikationen (s. d.), ist vor allem die Aufrechterhaltung eines weitgehend normalen zirkulierenden Blutvolumens eine unabdingbare Voraussetzung zur gefahrlosen Anwendung der ANH. Wir verwenden dabei bewußt den Begriff Normovolämie. Normovolämie beschreibt einen idealen Zustand, da wir nicht in der Lage sind, das Blutvolumen routinemäßig zu überwachen. Wir verstehen daher unter einer Normovolämie das errechnete normale Blutvolumen in Relation zu den Kreislaufgrößen. Soll beispielsweise ein seit zehn Stunden nüchterner, normalgewichtiger Patient unmittelbar präoperativ hämodiluiert werden, so muß sein Flüssigkeitsdefizit aus der Nüchternperiode mit etwa 10 bis 15 ml / kg KG ausgeglichen werden, bevor mit der eigentlichen isovolämischen Hämodilution begonnen wird. Isovolämisch beschreibt als Adjektiv den gleichvolumigen Austausch von Flüssigkeiten mit gleichem Volumeneffekt, also Blut gegen eine kolloidale (nicht kristalloide!) isoonkotische Substitutionslösung. Hält man diese wesentliche Regel ein, so gibt es nur noch wenige wirkliche Kontraindikationen gegen die ANH, die sich eigentlich von selbst verstehen: Anämie, relevante Gerinnungsstörungen, Herzinsuffizienz und instabile Angina pectoris. Lungenfunktionsstörungen sind nach unserer Meinung keine Kontraindikation; eine solche Beweisführung ist bis zum heutigen Tage weder experimentell noch klinisch erbracht. Im Gegenteil: Theoretisch ist es durchaus vorstellbar, daß auch Patienten mit eingeschränkter respiratorischer Funktion von einem erhöhten Fluß niedrig viskosen Blutes, welches nach seiner Entsättigung häufiger zur Lunge zurückkehrt, profitieren können.

Das Alter stellt keine Kontraindikation dar. Vara-Thorbeck et al. [48] haben die Unbedenklichkeit einer moderaten Hämodilution an alten und ältesten Patienten gezeigt. Auch im eigenen Patientengut sind etliche Patienten im Alter von über achtzig Jahren, welche die ANH problemlos toleriert haben.

Die Diskussion um die Eignung der Patienten zur ANH fokussiert nach wie vor auf dem Problem der koronaren Herzkrankheit. Dabei halten manche Autoren das Absenken des Hämoglobinwertes unter 12 g/dl für Patienten mit nachgewiesener koronarer Herzkrankheit für bedenklich [29, 34, 35], andererseits zeigen klinische Studien, wie die von Laxenaire et al. [31], die Verträglichkeit einer moderaten ANH (Hämoglobinabsenkung bis 10 g/dl) bei Patienten mit vorliegendem Katheterbefund und koronarer Herzkrankheit.

Der teilweise heftigen Diskussion um die ANH bei Patienten mit koronarer Herzkrankheit liegt u. E. auch eine falsche Vorstellung über die physiologischen Abläufe während einer Hämodilution zugrunde.

Physiologie der akuten normovolämischen Hämodilution

Unter normovolämischer Hämodilution kommt es zu einem Abfall der Viskosität des strömenden Blutes (Abb. 1). Je nach Ausmaß der durchgeführten Blutverdünnung steigt das Herzzeitvolumen als Folge einer verbesserten Fließfähigkeit des Blutes auf das 1,2 bis 1,8fache an. Die Folge davon ist, daß das durch den Entzug von roten Blutkörperchen hervorgerufene Sauerstoffdefizit adäquat bis überschießend kompensiert wird. Das Sauerstoffangebot (Sauerstofftransportkapazität) steigt dabei selbst unterhalb eines Hämoglobinwerts von 10 g/dl durch den hohen Blutfluß an. Interessant ist in diesem Zusammenhang die unterschiedliche Verteilung der roten Blutkörperchen in den verschiedenen Gefäßabschnitten. Wie Lindblom et al. [33] festgestellt haben, sind die Hämatokritveränderungen während einer Hämodilution nicht einheitlich. Während der systemische Hämatokrit beispielsweise um 10 Vol% abfällt, ist dieser Effekt im Kapillar-

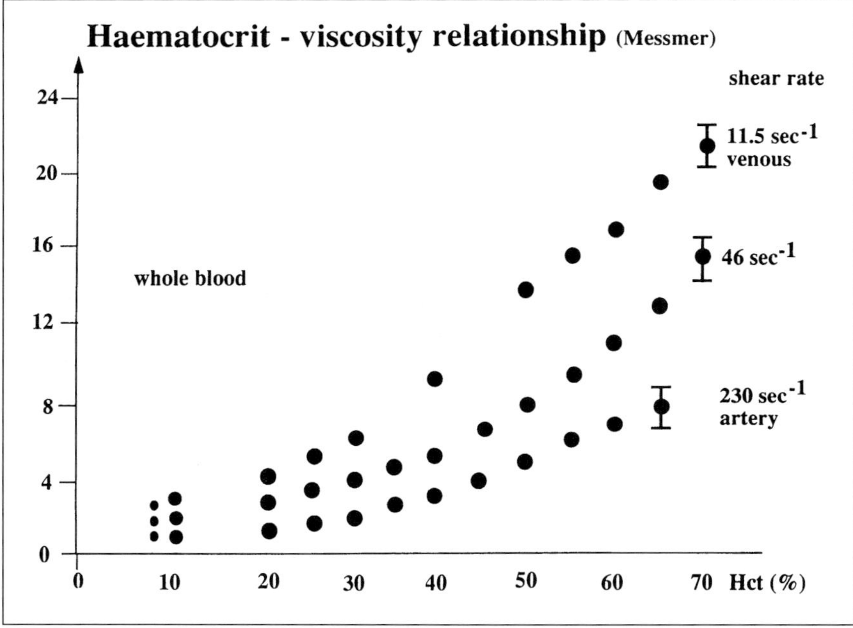

Abb. 1. Veränderungen der Vollblutviskosität in Abhängigkeit vom Hämatokrit (Hct). Die drei Kurven repräsentieren unterschiedliche Fließgeschwindigkeiten (shear rate): Unter hohem Fluß (arteriell) ist die Viskosität per se niedrig, weshalb der Verdünnungseffekt gering ist (nach [36]).

bereich (Mikrozirkulation) mit etwa 1 bis 1,5 % nur sehr gering ausgeprägt. Es scheint sich hierbei um einen zusätzlichen Kompensationsmechanismus zu handeln, welcher aus theoretischen Überlegungen heraus bei intaktem Gefäßsystem jedoch unnötig wäre.

Das Herz, so wurde bisher stets angenommen, hat während einer Hämodilution durch die erhöhte Pumpleistung eine erhebliche Mehrarbeit zu leisten [20, 24, 52]. Dabei wird von der irrigen Vorstellung ausgegangen, daß es sich bei den hämodynamischen Effekten einer Hämodilution um ein Vorlast-Phänomen handelt. Die Hämodilution wurde stets gleichgesetzt mit einem erhöhten venösen Rückfluß, einer erhöhten kardialen Vorlast, einer Verschiebung der Herzarbeit auf der Frank-Starling-Kurve nach rechts mit konsekutivem Anstieg der Auswurfleistung. Übersehen wurde u. a., daß in keiner experimentellen oder klinischen Studie die Hämodilution und die damit verbundenen hämodynamischen Veränderungen (HZV-Anstieg) mit einem Anstieg des linksventrikulären enddiastolischen Druckes (synonym: pulmonalkapillärer Verschlußdruck, PCWP) verbunden waren. Die kardiale Vorlast bleibt unter Hämodilution also unverändert.

Wie muß man sich den kardiozirkulatorischen Effekt einer Hämodilution vorstellen? In einer frühen experimentellen Arbeit hatten Richardson und Guyton [41] beschrieben, daß eine Anämie mit einem Anstieg, eine Polyzytämie hingegen mit einem Abfall des Blutflusses verbunden ist. Ihre Konklusionen, daß Blutviskosität und Sauerstoffgehalt für die Strömungsphänomene verantwortlich sein müßten, sind teilweise richtig. Die kardiozirkulatorischen Veränderungen unter einer Blutverdünnung sind physikalischer Natur und beginnen zweifelsfrei auf der arteriellen Seite. Die Viskositätsverminderung des strömenden Blutes hat den Abfall des peripheren Gefäßwiderstandes und damit der kardialen Nachlast (Afterload) zur Folge. Durch die Verringerung der Nachlast pumpt das Herz gegen einen geringeren Widerstand und kann pro Pumpvorgang mehr Volumen auswerfen. Es kommt zu einem Anstieg der sogenannten Ejektionsfraktion (EF) und damit zu einem erhöhten Schlag-/Herzzeitvolumen. Der Sauerstoffverbrauch des Herzens, der als kritische Größe bei eingeschränkter Koronarreserve anzusehen ist, hängt in erster Linie von der Wandspannung ab, die wiederum erheblich durch die Vordehnung beeinflußt wird. Eine Kompromittierung der myokardialen Sauerstoffversorgung ist demnach unwahrscheinlich.

Eben dies wird durch eine Reihe von Untersuchungen bestätigt. Kiesewetter et al. [29] hatten bei Patienten mit ausgeprägtem koronarem Risikoprofil normovolämische Hämodilutionen durchgeführt. Bei einem Austauschvolumen von allerdings nur 500 ml konnten bei diesen zum Teil sehr kranken Patienten keine negativen Auswirkungen beobachtet werden. Allerdings war der Hämatokrit nie unter 30 Vol% gesenkt worden.

Lilleasen und Stokke [32] hatten Patienten mit koronaren Bypassoperationen unmittelbar präoperativ mit durchschnittlich 850 ml hämodiluiert. Darüberhinaus wurde die Herz-Lungen-Maschine ausschließlich mit Kristalloiden und Kolloiden vorgefüllt. Während normothermischer extrakorporaler Zirkulation lagen die Hämatokritwerte zwischen 13 und 22 Vol% (Mittelwert: 18 Vol%). Das Diskonnektieren der Herz-Lungen-Maschine geschah teilweise bei Hämatokritwerten von 20 Vol%, erst danach wurde das vorher gewonnene Eigenblut zurückgegeben. Die Autoren konnten neben einem günstigen Effekt auf die Diurese und den Fremdblutverbrauch keinerlei Unterschiede im Vergleich zu einem Patientenkollektiv, welches im Mittel nicht unter einem Hämatokritwert von 30 Vol% gesenkt worden war, beobachten. In ähnlicher Weise waren wir in verschiedenen Untersuchungen vorgegangen. Es wurde gezeigt, daß Patienten mit nachgewiesener koronarer Herzkrankheit eine moderate normovolämische Hämodilution gut tolerieren [4, 5, 7, 9].

Auch experimentell ist nachgewiesen, daß eine normovolämische Hämodilution trotz erheblicher Zunahme des Herzzeitvolumens keine relevante Mehrbelastung für das Myokard darstellt. Kettler et al. [28] hatten 1976 Hunde bis zu einer Gesamtmenge von 35 ml / kgKG hämodiluiert und mit einer vorzüglichen Methodik die myokardiale Hämodynamik und den myokardialen Substratbedarf dargestellt. Selbst unter extremer Hämodilution kam es zu keinem Anstieg der $AVDO_2$; auch stieg der Sauerstoffbedarf (Verbrauch) des Myokards nur geringgradig an.

Zusammenfassend bleibt festzustellen, daß Patienten auch mit koronarer Herzkrankheit, sofern sie eine stabile Anamnese aufweisen, nicht von einer Hämodilution zur Vermeidung von Fremdbluttransfusionen ausgeschlossen werden dürfen. Darüberhinaus ist es wichtig, die wesentlichen Kompensationsmechanismen einer Hypoxämie zu kennen (Abb. 2): Eine Anämie wird bei Normovolämie mit einem Anstieg des Herzzeitvolumens beantwortet. Dies ist bei Myokardinsuffizienz nicht möglich, so daß unter low output-Bedingungen eine stärkere Entsättigung des Blutes (Anstieg der $AVDO_2$) erfolgt. Unter Schock und Azidose verschiebt sich die O_2-Bindungskurve nach rechts, die O_2-Affinität des Hämoglobins sinkt ab, der P_{50} steigt an. Die Folge ist eine verbesserte O_2-Abgabe an das Gewebe.

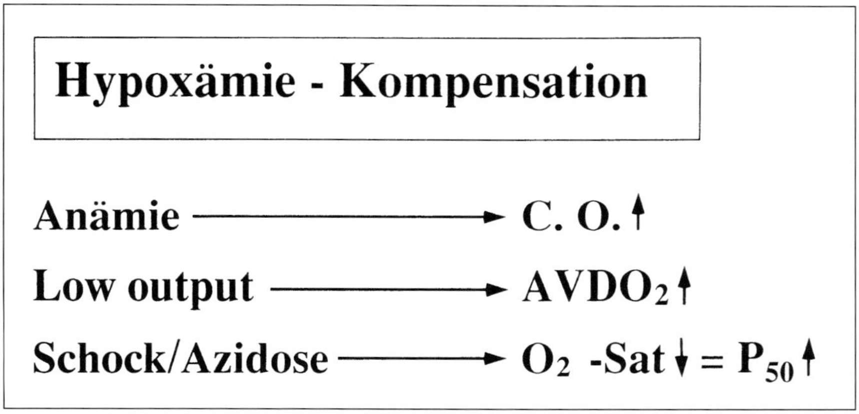

Hypoxämie - Kompensation

Anämie ⟶ C. O. ↑

Low output ⟶ $AVDO_2$ ↑

Schock/Azidose ⟶ O_2 -Sat ↓ = P_{50} ↑

Abb. 2. Kompensationsmechanismen einer Hypoxämie in Abhängigkeit von der Ursache (C. O. = Cardiac output (Herzzeitvolumen), $AVDO_2$ = arteriovenöse Sauerstoffgehaltsdifferenz; P50: Sauerstoffpartialdruck des arteriellen Blutes nach 50 %iger Entsättigung).

Der kritische Hämatokrit

Die Physiologie der Sauerstoffversorgung ist an anderer Stelle innerhalb dieses Buches kompetent abgehandelt (Zander). Aus diesem Grund kann dieses Kapitel hier verkürzt werden, mit Schwerpunkt auf die klinische Handhabung.

Grundsätzlich sollte in der Terminologie besser vom kritischen Hämoglobinwert gesprochen werden, da die damit zusammenhängende Diskussion in erster Linie auf Probleme des Sauerstofftransportes und der Sauerstoffversorgung der Gewebe basiert. Spricht man von einem kritischen Wert, so ist damit per definitionem eine Hämoglobinkonzentration gemeint, welche die Sauerstoffversorgung der Gewebe gerade noch sicherstellt. Ein solcher Wert muß aber primär Gegenstand einer theoretischen Diskussion und nicht des klinischen Alltags sein [15, 16]. Es gilt einen Kompromiß zwischen dem, was einem Patienten an Verlust an Sauerstoffträgern zuzumuten ist, und dem, was als Sicherheitsreserve gefordert werden muß, zu finden.

Vor allem Lundsgaard-Hansen hat stets vehement einen Sicherheitswert für das Hämoglobin gefordert, der seiner Meinung nach oberhalb der 10 g/dl-Marke liegt. In seiner akademischen Kontroverse vor allem mit Messmer [36, 37] hat er von der Hämodilution sogar als einem «Anaemic emperor» [34] gesprochen. In jedem Fall, so die Ansicht von Lundsgaard-Hansen, sei eine Hämodilution nur hypervolämisch tolerabel, da der kompensatorische Anstieg von Herzzeitvolumen und Sauerstoffangebot nur so gewährleistet wären. Eine hypervolämische Hämodilution indes führt neben der beschriebenen Nachlastsenkung zu einem Anstieg der kardialen Vorlast (preload), und damit innerhalb des Frank-Starling-Diagrammes zu einem Herzzeitvolumen-Anstieg als Folge einer erhöhten linksventrikulären enddiastolischen Füllung. Wie im vorherigen Kapitel ausgeführt, ist eine solche zusätzliche Augmentierung des Herzzeitvolumens unnötig, da durch die viskositätsbedingte Nachlastsenkung eine ausreichende bis überschießende Kompensierung der Sauerstoffkonzentrationsverminderung stattfindet [20, 24, 37, 49, 51, 52]. Eine Vermehrung des Blutvolumens würde dann in der Tat zu einer unerwünschten inadäquaten Mehrbelastung des Herzens, wegen der damit verbundenen erhöhten Wandspannung, führen. Gleichermaßen fehl gehen Lundsgaard-Hansen und Mitarbeiter [35] in ihrer Interpretation der «akzeptalen Hämoglobinkonzentration» auf der Basis des gemischt-venösen Sauerstoffpartialdruckes. Der Irrtum des von den Autoren vorgestellten PC-gestützten Rechenmodells liegt in der Vorgabe einer minimalen gemischt-venösen Sauerstoffspannung von 35 mmHg. Würde tatsächlich unterhalb eines solchen Wertes keine Sauerstoffdiffusion auf dem Boden eines Gasdruckgefälles mehr stattfinden können, so müßten rein rechnerisch Organe im Sauerstoffdefizit zugrunde gehen, obwohl noch zwei Drittel des in der Lunge aufgenommenen Sauerstoffs im zirkulierenden Blut vorhanden sind. Tatsächlich ist bewiesen, daß bis zu einem Wert von 10 mmHg Sauerstoff aus dem Kapillarbett in das Gewebe transportiert wird; im Bereich der koronaren Sauerstoffversorgung gilt sogar ein Mindestwert von 7 mmHg [15, 16, 20, 24, 51, 52].

Im klinischen Sprachgebrauch gilt es, zwischen «kritischem» und «optimalem» Hämoglobinwert zu unterscheiden. Der optimale Hämoglobinwert ist Gegenstand der Betrachtung bei kritisch kranken Patienten. Vor allem Shoemaker hat in diesem Zusammenhang auf die Bedeutung von Sauerstoffangebot einerseits und Sauerstoffverbrauch andererseits hingewiesen. Wichtig ist die Feststellung, daß das Sauerstoffangebot überwiegend durch den Blutfluß und erst dann durch die Sauerstoffkonzentration im Blut determiniert ist. Um einen optimalen Sauerstoffverbrauch (Utilisation!) zu bewerkstelligen, fordert Shoemaker [44] vor allem ein überproportional augmentiertes Herzzeitvolumen (Cardiac-Index > 4,5 l / min x m^2) bei einem Hämoglobinwert zwischen 8,5 und 10,5 g / dl. In Abbildung 3 ist

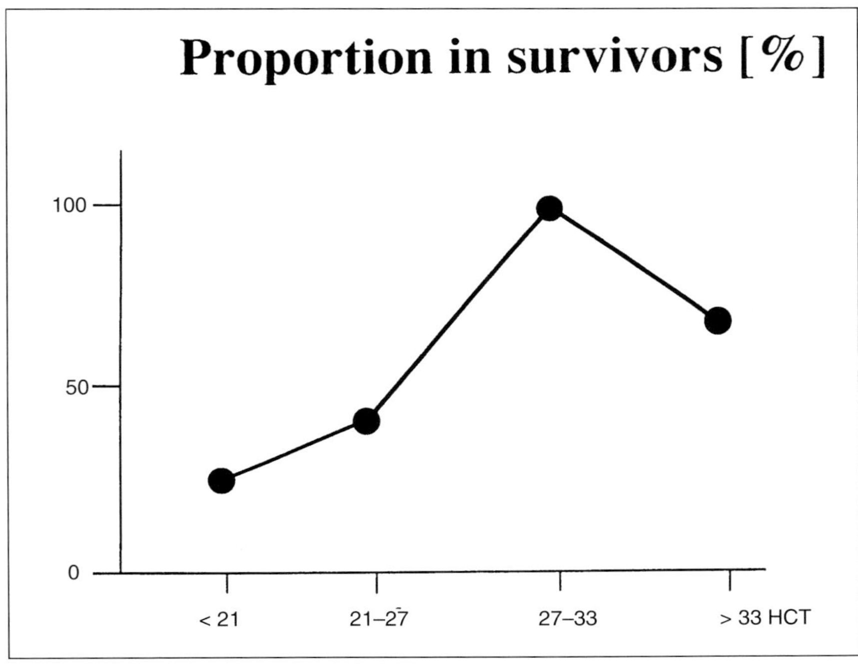

Abb. 3. Überlebensrate schwerstkranker Patienten in Abhängigkeit vom Hämatokrit. Die Gruppe mit der höchsten Überlebensrate wurde mit 100 % gleichgesetzt (nach [18]).

dies anhand von retrospektiv ausgewerteten Daten derselben Arbeitsgruppe (Czer et al. [18]) dargestellt: Es zeigt sich, daß die höchste Überlebensrate bei solchen Patienten resultierte, welche während der kritischen Phase ihrer Krankheit mit dem Hämatokrit zwischen 27 und 33 Vol% gelegen hatten. Zu beinahe identischen Resultaten kommen Carson et al. zehn Jahre später [13].

Die Erkenntnisse zum optimalen Hämoglobinwert tragen durchaus zur Diskussion um den kritischen Wert bei. Weisel et al. [49] konnten zeigen, daß Patienten nach elektiver oder notfallmäßiger Aortenchirurgie häufig übertransfundiert sind, da Blut in der Hektik des Geschehens wie ein Volumenersatz gehandhabt wird. Oberhalb eines Hämoglobinwertes von 10 g / dl aber kann dies von Nachteil sein, da durch Schock und Trauma erhebliche Mikrozirkulationsstörungen bestehen, und Herzzeitvolumen und Blutfluß wegen fehlender Beeinflussung der Blutviskosität nach Bluttransfusionen nicht ansteigen. Darüber hinaus kommt es durch die Verabreichung hoher Mengen von gelagertem Blut zu einer Linksverschiebung der Sauerstoffdissoziationskurve mit konsekutivem Anstieg der Sauerstoffaffinität des Hämoglobins, was zur Kompromittierung der Sauerstoffversorgung im Gewebe führt, ein Effekt, den Bohr, Hasselbalch und Krogh bereits um die Jahrhundertwende beschrieben hatten [3]. Ohne Frage ist vor allem unter dem Zustand einer gestörten Mikrozirkulation ein hoher Flow günstiger als ein hoher Hämatokrit. Dies geht auch aus der Mitteilung von Bailey et al. [2] hervor, die zeigen konnten, daß die erfolgreiche Behandlung einer diabetischen Gangrän durch distale Amputation der unteren Extremität eine deutliche Korrelation zum Hämoglobinwert hatte: Patienten mit ungestörter Wundheilung wiesen insgesamt niedrigere Hämoglobinwerte auf als solche Patienten mit chirurgischem Mißerfolg (Abb. 4). Allan [1] ebenso wie Gillies [22] halten einen Hämoglobinwert

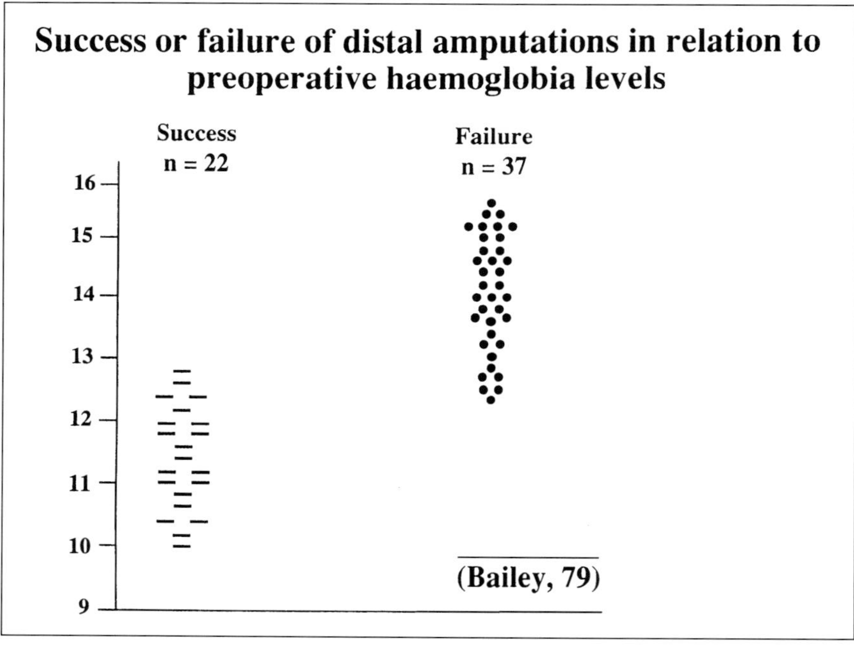

Abb. 4. Ergebnisse nach distaler Amputation der unteren Extremität bei Patienten mit diabetischer Gangrän in Abhängigkeit vom präoperativen Hämoglobinwert. Erfolgreich (Success) wurden solche Eingriffe bewertet, die eine ungestörte Wundheilung und Mobilisation hatten. Kam es zu Wundheilungsstörungen und Nach-Amputation, erfolgte die Einstufung als Misserfolg (Failure) (nach [1]).

zwischen 7 und 8 g/dl bei einem Großteil der zu operierenden Patienten für keine Kontraindikation gegen Anästhesie und Chirurgie. Graves et al. [25] haben notfallmäßig Narkosen bei Patienten eingeleitet, deren Hämoglobinwert unter 2,5 g/dl war, ohne daß bei adäquater Versorgung ein Einfluß dieses extremen präoperativen Zustandes auf den klinischen Verlauf festzustellen gewesen wäre.

Die von Shoemaker erhobene Forderung, nicht nur das Sauerstoffangebot, sondern vor allem die Utilisation zum Ziel einer adäquaten Flüssigkeits- und Bluttherapie zu machen, ist in einer Reihe von Untersuchungen überprüft worden. Dabei haben übereinstimmend Dietrich et al. [19], Mink et al. [38] und Yano et al. [50] in klinischen und experimentellen Untersuchungen dargestellt, daß oberhalb eines Hämoglobinwertes von 8 bis 10 g/dl die Sauerstoffutilisation durch die zusätzliche Gabe von Erythrozyten nicht verbessert werden kann.

Es existiert keinerlei Kontroverse darüber, daß eine stabile Hämodynamik essentielle Voraussetzung zur Tolerierung einer normovolämischen Anämie ist [26]. Aus diesem Grund sehen wir die kombinierte Anwendung von Hämodilution und medikamentös induzierter Hypotension äußerst kritisch. Stellvertretend für andere Untersuchungen haben Crystal et al. [17] auf die erhebliche Gefährdung vor allem der koronaren Sauerstoffversorgung bei kombinierter Anwendung von Blutverdünnung und artifizieller Hypotension hingewiesen. Zur gleichen Schlußfolgerung kommen auch Scherer et al. [42], die in einer experimentellen Untersuchung an Hunden den Sauerstofftransport unter Hämodilution in Normoxie und Hypoxie bei Verapamil-induzierter Hypotension untersucht hatten. Dabei waren erhebliche Myokardischämien aufgetreten.

Inwieweit künstliche sauerstofftransportierende Lösungen einen Ausweg aus dem Dilemma darstellen, ist zum heutigen Zeitpunkt nicht abzuschätzen. Eine kürzlich vorgelegte Untersuchung von Spence et al. [47] hat die Anwendung von Fluosol DA20 bei Patienten mit schwerer Anämie, die eine Bluttransfusion aus religiösen Gründen ablehnen (Zeugen Jehovas), demonstriert. Dabei gelang es, das Sauerstoffangebot anzuheben. Wegen der raschen Elimination von Fluosol war dieser Effekt jedoch nur passager und die Letalität bei den Patienten als Folgen der Anämie hoch. Während bei Fluosol die geringe zu lösende Sauerstoffmenge, die Flüchtigkeit und die Toxizität der Lösung als Hauptprobleme anzusehen sind, haben künstliche Hämoglobinlösungen den Nachteil der außerordentlich hohen Sauerstoffaffinität des Hämoglobinmoleküls, wodurch eine Sauerstoffabgabe ins Gewebe stark erschwert ist. Eine weitere Möglichkeit besteht in der

Anwendung des derzeit noch sehr teuren, rekombinierten Erythropoetins, wodurch die postoperative Depression des erythropoetischen Systems [10] günstig beeinflußt werden könnte.

Volumenersatz

Will man Fremdbluttransfusionen innerhalb der vorstehend aufgezeigten Grenzen vermeiden, so bleibt die Notwendigkeit einer adäquaten Volumentherapie. Das Ziel dieser Therapie muß es sein, der idealen Vorstellung einer Normovolämie (siehe Einleitung) möglichst nahe zu kommen, d. h. ein normales zirkulierendes Blutvolumen aufrechtzuerhalten. Weder Hyper- noch Hypovolämie sind erforderlich oder vorteilhaft.

Der Forderung nach einer konstanten Normovolämie ist nur durch die Gabe kolloidaler Volumenersatzmittel zu genügen. Vor allem während des Vietnam-Krieges war über die erfolgreiche Anwendung kristalloider Lösungen in der Behandlung von schweren Volumenmangelzuständen berichtet worden. Allerdings waren zum Teil exzessive Infusionsmengen nötig, um einfache Kreislaufgrößen konstant zu halten. Die Untersuchungen von Brinkmeyer et al. [12] an Hunden haben den Einfluß einer alternativen Volumensubstitution bei extremer Hämodilution auf kritische klinische Parameter überprüft. Durchgeführt wurde eine Hämodilution bis zu einem Hämatokrit von 10 Vol% (entspricht etwa 3,5 g / dl Hämoglobin). Um die einfachen Kreislaufgrößen (Pulsfrequenz, mittlerer arterieller Blutdruck) in einem zwischen den Gruppen vergleichbaren Bereich zu halten, wurde in der kristalloiden Gruppe das bis zu siebenfache Volumen in Form von Ringerlaktat verabreicht. Die Ergebnisse sind in Abbildung 5 dargestellt: Trotz exzessiver Flüssigkeitszufuhr fiel der Herzindex unter Kristalloidgabe im Gegensatz zur Kolloidgabe ab; entsprechend stärker verminderte sich die Sauerstofftransportkapazität; die pulmonale Compliance (Dehnbarkeit der Lunge) verminderte sich nach Kristalloiden. Besonders auffällig war der extreme Anstieg des intrakraniellen Drucks, ein Parameter, der nur bei neurochirurgischer Indikation routinemäßig gemessen wird; die Laktatproduktion als Ausdruck einer Gewebeminderdurchblutung stieg nach Kristalloidzufuhr exzessiv an. Diese Ergebnisse werden u. a. durch die klinischen Untersuchungen von Rackow et al. [40] bestätigt, die die alternative Anwendung von Albumin, Hydroxyäthylstärke und physiologischer Kochsalzlösung bei Patienten mit hypovolämischem Schock und Sepsis untersucht hatten.

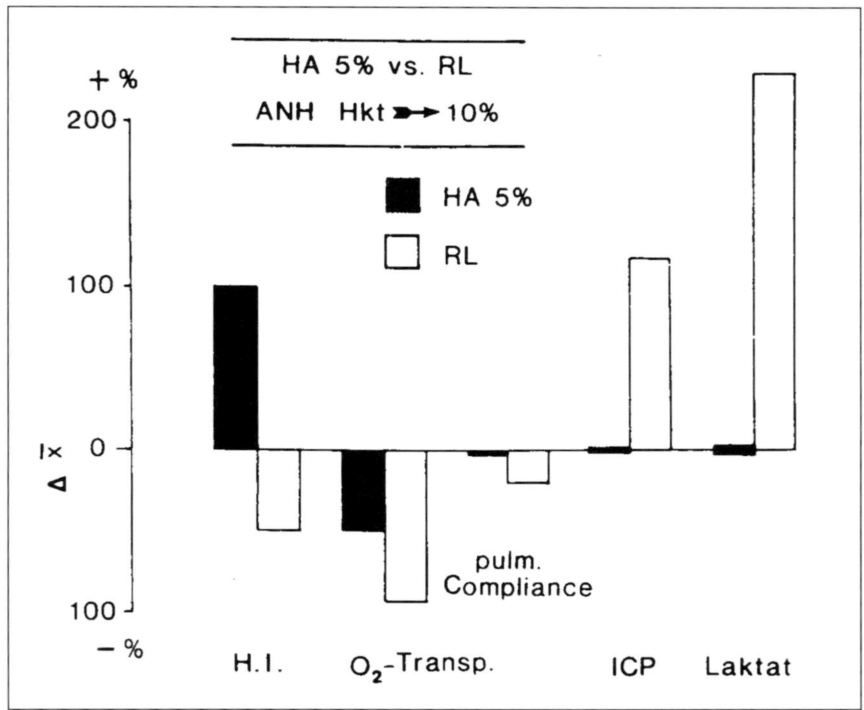

Abb. 5. Einfluß einer normovolämischen Hämodilution am Hund nach Anwendung unterschiedlicher Substitutionslösungen auf folgende Parameter: Herzzeitvolumen (H. I.), Sauerstoffangebot (CO_2-Transp.), Dehnbarkeit der Lunge (pulm. Compliance), intrakraniellen Druck (ICP), Exzeßlaktat (nach [12]).

Plasmaprotein- und Albuminlösungen scheiden u. E. als Volumentherapeutika aus, da bei einer begrenzten Verfügbarkeit und einem hohen Preis keinerlei spezifische Vorteile im Vergleich zu künstlichen kolloidalen Volumenersatzmitteln nachzuweisen sind. Wie wir in eigenen Untersuchungen feststellen konnten [11], ergeben sich für Humanalbumin 5 % im Vergleich zu Hydroxyäthylstärke 200, 6 % keinerlei klinisch relevante Vorteile. Darüber hinaus führt die Gabe von Albumin nach extrakorporaler Zirkulation zu einem gegenüber Hydroxyäthylstärke deutlich ausgeprägten Anstieg des extravaskulären Lungenwassers (EVLW) mit konsekutivem Abfall der arteriellen Sauerstoffspannung, ein Effekt der auch fünf Stunden nach der Operation noch signifikant nachweisbar ist [4]. Nach unserer Ansicht haben Humanalbumin ebenso wie Plasmaprotein in keinem anästhesiologischen oder intensivmedizinischen Konzept irgendeinen Platz als Volumentherapeutikum. Schwere und schwerste Hypoproteinämien betreffen überwiegend das komplette Proteinmuster und sind unterhalb einer Minimalgrenze (Gesamteiweiß<3 g / dl; kolloidosmotischer Druck<15 mm Hg) trotz der damit verbundenen Nebenwirkungen nur mit Fresh-Frozen-Plasma adäquat zu therapieren.

An künstlichen Kolloiden stehen Gelatine (als Polygeline), Dextrane und Hydroxyäthylstärke zur Verfügung.

Während Dextrane einer pharmakologisch klar begründeten Dosislimitierung unterliegen (pharmakospezifischer Einfluß auf die plasmatische Gerinnung), ist ein solches Limit für Hydroxyäthylstärke zwar empfohlen, aber u. E. fragwürdig (s. u.). Gelatine unterliegt keiner Dosisbeschränkung.

Gelatinelösungen sind in den letzten Jahren qualitativ verbessert worden, woraus eine deutlich geringere Inzidenz an anaphylaktoiden Nebenwirkungen resultierte. Darüberhinaus ist Gelatine auf den ersten Blick preiswert. Die Vorteile relativieren sich jedoch bei genauerer Betrachtung der pharmakologischen und klinischen Merkmale. So kann der Volumeneffekt von Gelatine nur mit 0,6 bis 0,8 angenommen werden, d. h. bei einem Blutersatz von 1 : 1 würde ein kumulierendes Defizit mit dem Faktor 0,2 bis 0,4 entstehen [4, 23]. Die Folge ist, daß bei isovolämischem Volumenaustausch (ANH) ebenso wie bei der Kompensation von Blutverlusten immer eine größere Menge Gelatinelösung gegeben werden muß, als dies beim Einsatz von isoonkotischen Volumenersatzmitteln der Fall wäre. Darüberhinaus verfügt Gelatine nur über eine kurze Verweildauer (Halbwertzeit) mit einem Volumeneffekt von maximal zwei Stunden, weshalb nicht nur initial, sondern auch bei fortlaufender, oft über Tage währender Volumentherapie, zunehmend größere Mengen von Gelatine im Vergleich zu isoonkotischen Kolloiden angewendet werden müssen.

Dextrane haben historisch gesehen einen «Zeitvorsprung» vor den alternativen künstlichen Kolloiden, da sie lange vor der Anwendung von Gelatine oder Hydroxyäthylstärke Eingang in die klinische Routine gefunden hatten. Inzwischen müssen sie aufgrund einer Reihe von negativen Befunden dann als überholt angesehen werden, wenn Alternativen zur Verfügung stehen.

Singh et al. [45] hatten an narkotisierten Hunden durch die rasche Zufuhr (30 Minuten) von 75 ml / kg KG alternativer Kolloide eine Volumenüberladung herbeigeführt. 6 %iges Dextran 70, 5 %ige Albuminlösung und 6 %ige Hydroxyäthylstärke (450; 0,75) führten zu vergleichbaren hämodynamischen Effekten, allerdings war der Anstieg der kardialen Vorlast (PCWP) nach Dextraninfusion deutlich ausgeprägter. Gravierende Unterschiede ergaben sich im Bereich der pulmonalen Funktion: Nach Dextraninfusion kam es zu einer extremen Hypoxie, bedingt durch einen exzessiven Anstieg des Lungenfeuchtgewichtes. Dieser Befund konnte nach Albumin oder Hydroxyäthylstärke nicht erhoben werden. Die Autoren schlußfolgerten, daß Dextran, über einen noch nicht erkannten pharmakologischen Effekt über die rein mechanische Belastung hinaus, zu einer Änderung der Permeabilität der Lungenkapillaren führt. Zu ähnlichen Ergebnissen kamen Finch et al. [21], die bei Hunden durch intratracheale Ölsäureapplikation ein Lungenversagen herbeiführten und anschließend alternative Lösungen infundierten. Das konsekutive Lungenödem (EVLW-Anstieg) war bei solchen Tieren besonders ausgeprägt, die entweder Ringerlaktat oder Dextran 75 (6 %) bekommen hatten. Wesentlich weniger pathologisch waren die Veränderungen nach 6 %iger Hydroxyäthylstärke (450; 0,75) oder 5 %igem Albumin.

Bei der Auswahl eines künstlichen Volumenersatzmittels muß neben den hämodynamischen Effekten der Einfluß auf rheologische Komponenten die Indikation bestimmen. Goto et al. haben in einer aufwendigen in vitro Studie den Einfluß alternativer Volumenersatzmittel unter low flow Bedingungen (entsprechend venösen Kapillaren) untersucht [23]. Es zeigte sich während der ANH mit Hydroxyäthylstärke 6 % (Molekulargewicht 450 Dalton, Substitutionsgrad 0,75) der stärkste Abfall der Vollblutviskosität. Wir halten diesen Befund für außerordentlich wichtig, da die essentiellen kardiozirkulatorischen Phänomene unter einer Hämodilution entscheidend von den Viskositätsveränderungen des strömenden Blutes abhängen (s. o.). Interessant an den Untersuchungen der Arbeitsgruppe von Goto ist auch, daß Dextrane im Vergleich zu kristalloiden Lösungen, Gelatine und Hydroxyäthylstärke am schlechtesten abschnitten.

Die Viskositätsverminderung resultiert zum einen aus der Verdünnung, zum anderen aus der Eigenviskosität des Plasmaersatzmittels und darüber hinaus aus der Beeinflussung der Erythrozytenaggregation und des Thrombozytencoating. Haaß et al. [27] haben den Effekt von Hydroxyäthylstärke 200 (6 %; 0,5; Fa. Fresenius, Oberursel) auf die Erythrozytenaggregation bei Patienten mit konservativer Hämodilutionstherapie demonstriert. Dabei zeigte sich (s. Abb. 6), daß die Aggregationsneigung der Erythrozyten unter Dextrantherapie im Verlauf von etwa zwölf Tagen ansteigt, während unter der Therapie mit Hydroxyäthylstärke ein Abfall resultiert.

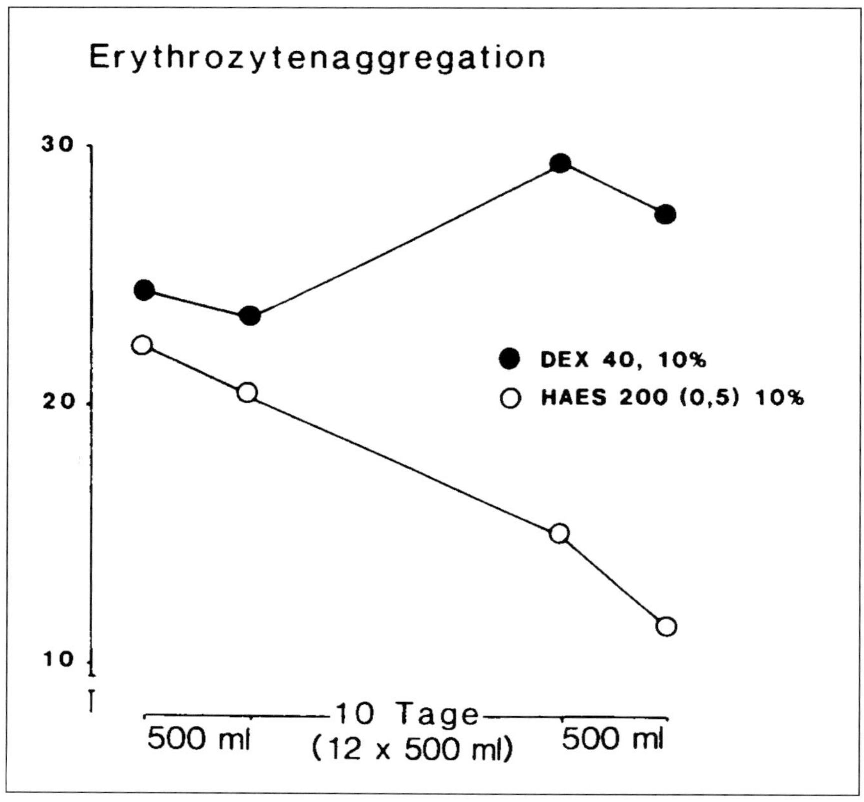

Abb. 6. Veränderungen der Erythrozytenaggregation unter langwährender alternativer Dilutionstherapie (nach [27]).

Im Vergleich mit anderen künstlichen Kolloiden stellt Hydroxyäthylstärke derzeit die einzige «Software» dar. Die HES-Lösung weist vier entscheidende Variablen auf [46]:

1. Konzentration – primär verantwortlich für den Volumeneffekt (Hypo-, Iso-, Hyperonkotisch)

2. Mittleres Molekulargewicht – entscheidend für die Permeabilität; oberhalb der sogenannten Nierenschwelle wahrscheinlich ohne besondere Bedeutung

3. Molare Substitution – Anzahl von hydroxyäthylierten Gruppen am Molekül in Prozent (1 = 100 %); wesentliche Komponente für Elimination und Verweildauer

4. Substitutionsort - das C-Atom innerhalb der zyklischen Kohlenwasserstoffverbindung, an welchem die Hydroxyäthylstärke sitzt, hat offensichtlich einen erheblichen Einfluß auf die Pharmakokinetik, da die Amylase in Abhängigkeit vom jeweiligen Substitutionsort besser oder schlechter in der Lage ist, das Stärkemolekül aufzuspalten.

So weisen pharmakologische [46] ebenso wie klinische [6] Untersuchungen darauf hin, daß lediglich Hydroxyäthylstärke durch die oben aufgeführten Variablen in einer den partikulären klinischen Notwendigkeiten angepaßten Infusionslösung bereitgestellt werden kann.

Die empfohlene Tageshöchstmenge für Hydroxyäthylstärke wird unabhängig von Konzentrationen und molarer Substitution mit 20 ml / kgKG empfohlen. Dies würde beim Normalgewichtigen eine maximale Menge von 1500 ml / Tag bedeuten. Führt man jedoch bereits unmittelbar präoperativ eine ANH mit 15 ml / kgKG durch, ersetzt dann während der intraoperativen Blutung noch einen Großteil des Blutverlustes wiederum mit Hydroxyäthylstärke und therapiert auch postoperativ einen auftretenden Volumendefekt auf diese Weise, so ist die empfohlene Höchstdosis schnell überschritten. Auf dem Boden klinischer Erfahrungen sowie der vorliegenden experimentellen Ergebnisse sehen wir derzeit keinerlei stichhaltigen Grund, bei einer adäquaten Indikation (Vermeidung von Fremdblut) ein Dosislimit einzuhalten. Es gibt keine Untersuchung, die einen pharmakospezifischen Einfluß der Hydroxyäthylstärke auf die plasmatische Gerinnung beweist. Auch die Speicherung im retikuloendothelialen System (RES) ist nach wie vor ein mehr akademisches Thema, da alle Makromoleküle im RES vorübergehend gespeichert werden. Lackner et al. haben zeigen können, daß die lienale Funktion durch Hydroxyäthylstärke in keiner Weise kompromittiert wird [30].

In Abbildung 7 sind die Ergebnisse einer Studie von Shatney et al. [43] dargestellt. Die Autoren hatten prospektiv und randomisiert Patienten mit schwerstem hämorrhagischem Schock, neben der notwendigen Komponententherapie, zur Ergänzung des Volumendefizits alternativ mit 6 %iger Hydroxyäthylstärke (450; 0,75) oder 5 %iger Plasmaproteinlösung behandelt. Wie aus der Darstellung ersichtlich wird, benötigten die Patienten am ersten Behandlungstag im Mittel 16 l (!) Flüssigkeitszufuhr, die sich aus den dargestellten Komponenten zusammensetzte. Die Verabreichung von HES, respektive PPL lag im Mittel bei knapp 4 l während des ersten Tages. Drei Patienten der HES-Gruppe und zwei Patienten der PPL-Gruppe erhielten während der ersten drei Tage über 15 l des alternativen Kolloids. Die Autoren konnten weder anhand der Gerinnungsparameter noch im kli-

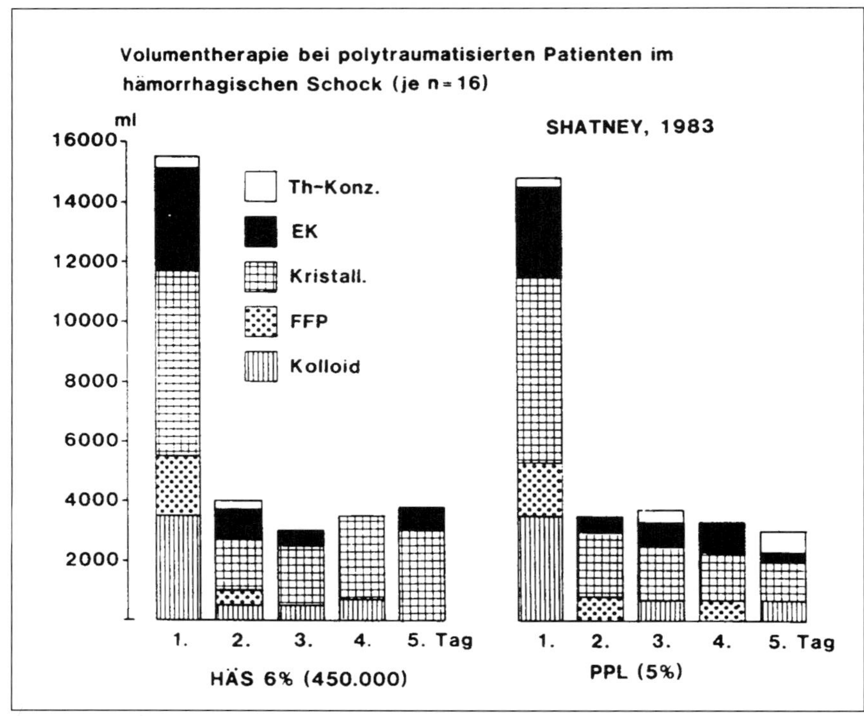

Abb. 7. Volumensubstitution von Patienten mit Polytrauma und Volumenmangelschock. Alternative Kolloidsubstitution nach Randomisierung: HAES 6 % (MMW 450 000 Dalton, molare Substitution 0,75) oder 5 %ige Plasmaproteinlösung (nach [43]).

nischen Verlauf (Outcome) irgendeinen Unterschied zwischen den Gruppen feststellen und haben daher die Dosisbegrenzung für HES in Frage gestellt.

Zusammenfassend kann die Hämodilution sowohl als akute normovolämische Hämodilution (unmittelbar präoperativer Blutaustausch) als auch als akute normovolämische Anämie (kritische Indikation zur Fremdbluttransfusion) als wichtiger Baustein im Rahmen blutsparender Verfahren angesehen werden. Die Therapeuten haben durch die Anwendung der ANH zunehmend gelernt, mit einer Anämie umzugehen und wesentliche physiologische Mechanismen der Sauerstoffversorgung zu begreifen. Daraus ist ein kritisches Bewußtsein gegenüber Fremdbluttransfusionen hervorgegangen. Die lange Jahre üblichen Transfusionskriterien sind nach derzeitigem Stand der Kenntnisse nicht mehr haltbar. Patienten, die bei einem Abfall des Hämoglobinwertes auf unter 10 g/dl Blut erhalten müssen, stellen u. E. die Ausnahme dar.

Literatur

1 Allen JP, Allen FB: The minimum acceptable level of haemoglobin. Anaesthesiol Clin 1982;20:1-22.

2 Bailey MS, Johnston CLW, Yates CJP, Somerville PG, Dormandy JA: Preoperative haemoglobin as predictor of diabetic amputations. Lancet 1979;I:168-70.

3 Bohr C, Hasselbalch K, Krogh A: Über einen in biologischer Beziehung wichtigen Einfluß, den die Kohlensäurespannung des Blutes auf dessen Sauerstoffbindung übt. Scand Arch Physiol 1904;16:402-12.

4 Boldt J, v. Bormann B, Kling D, Börner U, Mulch J, Hempelmann G: Volumenersatz mit einem neuen Hydroxyäthylstärkepräparat in der Herzchirurgie. Infusionsther 1986;13:145-151.

5 Boldt J, Kling D, v. Bormann B, Hempelmann G: Präoperative normovolämische Hämodilution in der Herzchirurgie. Anaesthesist 1989;38:294-301.

6 Boldt J, Kling D, Zickmann B, Mühlhausen M, Dapper F, Hempelmann G: Hämodynamische Effekte verschiedener Hydroxyäthylstärkelösungen bei kardiochirurgischen Patienten. Anaesthesist 1990;39:6-12.

7 v. Bormann B, Zenke M, Müller-Wiefel H: Kombinierte Autotransfusion in der Gefäßchirurgie. Angio 1990;12:109-16.

8 v. Bormann B: Akzeptanz einer normovolämischen Anämie zur Einsparung von Fremdbluttransfusionen. Perfusion 1988;3:109-16.

9 v. Bormann B, Boldt J, Kling D, Weidler B, Scheld HH, Hempelmann G: Kombinierte Autotransfusion in der Herzchirurgie. Anwendung der akuten normovolämischen Hämodilution bei koronarer Herzkrankheit. DMW 1987;112:1887-92.

10 v. Bormann B, Weidler B, Schwanen N, Ratthey K, Hempelmann G: Perioperative Anämie und Erythropoese. Chirurg 1990;61:124-28.

11 v. Bormann B, Sticher J, Ratthey K, Idelberger R, Hempelmann G: Volumensubstitution während akuter normovolämischer Hämodilution (ANH). Humanalbumin 5 % vs. Hydroxyäthylstärke 6 % (200). Infusionstherapie 1990;17:142-46.

12 Brinkmeyer S, Safar P, Motojayma E, Stezuski W: Superiority of colloid over cristalloid solution for fluid resuscitation. Crit Care Med 1981;9:369-74.

13 Carson JL, Spence RK, Poses RM, Bonavita G: Severity of anaemia and operative mortality and morbidity. Lancet 1988;II:727-29.

14 Cooley DA, Bloodwell RD, Beall AC, Hallman GL: Cardiac valve replavement without blood transfusion. Am J Surg 1966;122:743-51.

15 Crowell JW, Bounds SH, Johnson WW: Effect of varying the hematocrit ratio on the susceptibility to hemorrhagic shock. Am J Physiol 1958;192:171-74.

16 Crowell JW, Ford RG, Lewis VW: Oxygen transport in hemorrhagic shock as a function of the hematocrit ratio. Am J Physiol 1959;196:1033-38.

17 Crystal GJ, Rooney MW, Salem MR: Regional hemodynamics and oxygen supply during isovolemic hemodilution alone and in combination with adenosine-induced controlled hypotension. Anaesth Analg 1988;67:211-18.

18 Czer LSC, Shoemaker WC: Optimal hematocrit value in critically ill patients. Surg Gynec Obstet 1978;147:363-68.

19 Dietrich KA, Conrad SA, Herbert CA, Levy GL, Romero MD: Cardiovascular and metabolic response to red blood cell transfusion in critically ill volume-resuscitated nonsurgical patients. Crit Care Med 1990;18:940-44.

20 Edwards JD: Practical application of oxygen transport principles. Crit Care Med 1990;18:S45-48.

21 Finch JS, Reid C, Bandy K, Fickle D: Compared effects of selected colloids on extravascular lung water in dogs after oleic acid-induced lung injury and severe hemorrhage. Crit Care Med 1983;11:267-70.

22 Gillies IDS: Anaemia and Anaesthesia. Brit J Anaesth 1974;46:589-602.

23 Goto Y, Sakakura S, Hatta M, Sukiura Y, Kato T: Hemorheological effects of colloidal plasma substitutes infusion. A comparative study. Acta Anaesth Scand 1985;29:217-25.

24 Gould SA, Rice CL, Moss GS: The physiologic basis of the use of blood and blood products. Surg Ann 1984;16:13-38.

25 Graves CL, Allen RM: Anesthesia in the presence of severe Anemia. Rocky Mt Med J 1970;64:35-40.

26 Greenburg AG: To transfuse or not to transfuse – that is the question! Crit Care Med 1990;18:1045.

27 Haaß A, Kroemer H, Jäger H, Müller K, Decker I, Wagner EM, Schimrigk K: Dextran 40 oder Haes 200 / 0,5? DMW 1986;111:1681-86.

28 Kettler D, Hellberg H, Klaess D, Kontokollias JS, Loos W, de Vivie R: Hämodynamik, Sauerstoffbedarf und Sauerstoffversorgung des Herzens unter isovolämischer Hämodilution. Anaesthesist 1976;25:131-36.

29 Kiesewetter H, Erlewein S, Jung F, Wenzel E, Vogel W, Dyckmans J, Bach R, Hahnemann H, Schieffer H, Bette L: Isovolämische Hämodilution bei Patienten mit koronarer Herzkrankheit. Klin Wochenschr (suppl 15) 1988;66:8-14.

30 Lackner FX, Graninger W, Ilias W, Panzer S, Schulz E: Präoperative Eigenblutspende, der Einfluß von Hydoxyäthylstärke auf Retikuloendothelialsystem und Opsonine. Infusionsther 1990;17:276-79.

31 Laxenaire MC, Aug F, Voisin C, Chevraud C, Bauer C, Bertrand A: Retentissement de l'hémodilution sur la fonction ventriculaire du coronarien. Ann Fr Anaesth Réanim 1986;5:218-222.

32 Lilleasen P, Stokke O: Moderate and extreme hemodilution in open-heart surgery: Fluid balance and acid-base studies. Ann Thorac Surg 1978;25:127-33.

33 Lindblom L, Mirhashemi S, Arfors KE, Intaglietta M: Blood flow and hematocrit distribution in response to acute normovolemic hemodilution. Int J Microcirc Clin Exp 1986;5:278-85.

34 Lundsgaard-Hansen: Hemodilution – new clothes for an anemic emperor. Vox Sang 1978;36:321-36.

35 Lundsgaard-Hansen P, Blauhut B, Doran JE: PC-gestützte Ermittlung der «akzeptablen Hämoglobinkonzentration». Beitr Infusionsther 1990;26:220-25.

36 Messmer K: Hemodilution. Surg Clin North Am 1975;55:659-78.

37 Messmer K, Kreimeier U: Present state of intentional hemodilution. Eur Surg Res 1986;18:254-63.

38 Mink RB, Pollack MM: Effect of blood transfusion on oxygen consumption in pediatric septic shock. Crit Care Med 1990;18:1087-91.

39 Neptune WB, Bougas JA, Panico FG: Open-heart surgery without the need for donor-blood priming in the pump oxygenator. N Engl J Med 1960;263:111-15.

40 Rackow EC, Falk JL, Fein IA, Siegel JS, Packman MI, Haupt MT, Kaufman BS, Putman D: Fluid resuscitation in circulatory shock: a comparison of the cardiorespiratory effects of albumin, hetastarch, and saline solutions in patients with hypovolemic and septic shock. Crit Care Med 1983;11:839-50.

41 Richardson TQ, Guyton AC: Effects of polycythemia and anemia on cardiac output and other circulatory factors. Am J Physiol 1959;197:1167-70.

42 Scherer R, Wendt M, Schneider U, Kober S, Lawin P: Oxygen transport during hemodilution in normoxic and hypoxic dogs treated with verapamil. Acta Anaesthesiol Scand 1983;27:495-500.

43 Shatney CH, Krishnapradad D, Militello PR: Efficacy of hetastarch in the resuscitation of patients with multisystem trauma and shock. Arch Surg 1983;18:804-11.

44 Shoemaker WC, Kram HB, Appel PL: Therapy of shock based on pathophysiology, monitoring, and outcome prediction. Crit Care Med 1990;18:S19-25.

45 Singh S, Schaeffer R, Valdes S, Puri VK, Carlson RW: Cardiorespiratory effects of volume overload with colloidal fluids in dogs. Crit Care Med 1983;11:585-90.

46 Sommermeyer K, Cech F, Schmidt M, Weidler B: Klinisch verwendete Hydroxyäthylstärke: Physikalisch-chemische Charakterisierung. Krankenhauspharm 1987;8:271-78.

47 Spence RK, McCoy S, Costabile J: Fluosol-DA-20 in the treatment of severe anemia: randomized controlled study of 46 patients. Crit Care Med 1990;18:1227-30.

48 Vara-Thorbeck R, Guerrero-Fernandez Marcote JA: Hemodynamic response of elderly patients undergoing major surgery under moderate normovolemic hemodilution. Eur Surg Res 1985;17:372-76.

49 Weisel RD, Dennis RC, Manny J, Mannick JA, Valeri CR, Hechtman HB: Adverse effects of transfusion therapy during abdominal aortic aneurysmectomy. Surgery 1973;83:682-90.

50 Yano H, Masuhiko T: Effect of hemodilution on capillary and arteriolovenous shunt flow in organs after cardiac arrest in dogs. Crit Care Med 1990;18:1146-51.

51 Yoshikawa H, Powel WJ, Bland JHL, Lowenstein E: Effect of acute anemia on experimental myocardial ischemia. Am J Cardiol 1973;32:670-78.

52 Zander R: Sauerstoff-Konzentration und Säure-Basen-Status des arteriellen Blutes als limitierende Faktoren einer Hämodilution. Klin Wochenschr 1988;66:2-7.

B. von Bormann
Abteilung Anästhesiologie und Operative Intensivmedizin
St. Johannes-Hospital
An der Abtei 7–11
W-4300 Duisburg 1 (BRD)

Schleinzer W, Singbartl G (eds): Fremdblutsparende Maßnahmen in der operativen Medizin. Beitr Infusionsther. Basel, Karger, 1993, vol 29, pp 118–125

Gerinnungsphysiologische Veränderungen des Wundblutes

H. Trobisch

Institut für Laboratoriumsmedizin, Duisburg

Einleitung

Im Zuge eines operativen Eingriffs werden unvermeidlich Gefäße verletzt, aus denen Blut austritt. Dieses Wundblut vermischt sich mit Zelldebris, Zellinhaltsstoffen und wird darüberhinaus dem Kontakt mit aktivierenden Oberflächen (z.B. Kollagen) ausgesetzt. Hierdurch werden eine Reihe enzymatischer Kaskadensysteme aktiviert. Es handelt sich dabei um

- die Hämostase
- die Fibrinolyse
- das Kininogen-Bradykininsystem
- und das Komplementsystem.

Als Folge der Aktivierungsprozesse lassen sich im Wundblut Zustände erwarten, wie sie für eine intravasale Aktivierung der Hämostase typisch sind: nach Aggregation der Thrombozyten ist eine Aktivierung von endogenem und exogenem Gerinnungssystem zu erwarten, als dessen Folge neben Thrombozyten- und Fibrinaggregate auch aktivierte Gerinnungsfaktoren (Thrombin und Faktor Xa) im Wundblut zu erwarten sind. Durch die Aktivierung der Thrombozyten ist ferner mit der Freisetzung von Plättcheninhaltsstoffen wie z.B. Plättchenfaktor 4 (Antiheparin) oder dem «Platelet-derived-Growth-Factor», einem potenten Mitogen, zu rechnen.

Via Faktor XIIa (aktivierter Hageman-Faktor) erfolgt die Aktivierung der Fibrinolyse, als deren Folge mit dem Auftreten hochmolekularer Fibrinogen-Spaltprodukte zu rechnen ist. Diese Abbauprodukte interferieren bei einer physiologischen Fibrinbildung und induzieren das sogenannte Fibrinkettenabbruchphänomen. Hierdurch kommt es zu hyperfibrinolytischen Blutungen.

Die Aktivierungsprodukte des Bradykinin-Kininogensystems, die Kinine, können bei intravenöser Infusion Blutdrucksenkungen induzieren.

Die Aktivierung des Komplementsystems schließlich kann in einer Hämolyse enden und ebenfalls Mißverteilungen des zirkulierenden Blutvolumens, infolge der Freisetzung der Anaphylatoxine C3a und C5a induzieren.

Schlußendlich können Inhaltsstoffe zerfallender Granulozyten wie z.B. der PMN-Elastase und dem Histamin bei einer Reinfusion des Blutes zu Komplikationen führen.

Neben diesen Aktivierungsprozessen ist jedoch zu berücksichtigen, daß alle genannten Enzymsysteme über einen potenten Inhibitorenapparat verfügen, der gegebenenfalls imstande ist, die Ergebnisse der Aktivierungsprozesse wieder abzuschalten.

Ziel der vorliegenden Arbeit war es, zu ermitteln, in welchem Umfang insbesondere die Blutgerinnung und Fibrinolyse während der Gewinnung des Wundblutes aktiviert wurden.

Material und Methoden

Es wurde das bei zehn gefäßchirurgischen Eingriffen gesammelte Wundblut untersucht. Das Blut wurde während des Aufsaugens mit heparinhaltiger isotoner Kochsalzlösung verdünnt und, bevor es in das Sammelreservoir gelangte, über ein weitmaschiges Filter von groben Gerinnseln befreit. Die zu untersuchenden Spezimen wurden vor weiterer Aufarbeitung des Blutes in sterile Kunststoffröhrchen aus dem Reservoir entnommen und in gekühltem Zustand in unser Labor gebracht. Hier erfolgte die sofortige Aufbereitung der Proben für die hämatologischen und hämostaseologischen Untersuchungen.

Die hämatologischen Basisparameter: Erythrozytenzahl, Hämoglobinkonzentration, Hämatokrit, MCV, MCH, MCHC, Thrombozyten- und Leukozytenzahl wurde am Coulter (Modell STKR) aus EDTA-Reservoirblut) bestimmt. Aus diesen Proben wurden ferner Blutausstriche für die Differentialblutbilder hergestellt.

Die Konzentration des freien Hämoglobins wurde aus EDTA-Plasma unter Verwendung eines Bicarbonat-Puffers spektralphotometrisch bestimmt.

Die Konzentration der PMN-Elastase wurde aus EDTA-Plasma mit Hilfe der Reagenzien der Firma Merck, Darmstadt, bestimmt. (ELISA, der den Komplex aus PMN-Elastase und dem Alpha-2-Antitrypsin nachweist.)

Die Konzentration des Gesamteiweißes wurde aus heparinisiertem Plasma mit Biusetreagens am Eppendorf-Analyzer (ERIS) bestimmt.

Die Konzentrationen der Elektrolyte Kalium, Natrium und Kalzium wurden mittels Atomemissionsspektroskopie gemessen.

Die Fibrinogenkonzentration wurde mit einer turbidimetrischen Methode, modifiziert nach Ellis und Stransky, am ACL 300 bestimmt.

Die Aktivitäten des AT III, des aktivierten Faktor XII und die Heparinkonzentration wurden am ACL 300 gemessen. Für die Bestimmung der AT III-Aktivität und der Heparinkonzentration benutzten wir Reagenzien der Firma IL, die Faktor XIIa-Aktivität wurde mit Reagenzien der Behringwerke A.G. bestimmt.

Die Konzentration der Fibrinmonomere ermittelten wir mit einem Hämagglutinationstest, die Konzentration der hochmolekularen Fibrinogenspaltprodukte mit einem Latextest der Firma Boehringer Mannheim.

Die Konzentration des Thrombin-Antithrombin-III-Komplexes bestimmten wir mit einem ELISA der Behringwerke AG.

Ergebnisse

Tabelle 1 stellt die Ergebnisse der hämatologischen Untersuchungen dar. Es zeigt sich, daß alle zehn Wundblutproben ein erhebliches Maß an Ver-

Tab. 1. Ergebnisse der hämatologischen Basisparameter von 10 Wundblutproben

	Hämatologie (RBB)						
Analyt	Hb	Ery	HK	MCV	MCH	freies Hb	PMN-Elastase
Dimension	(g/dl)	(n/pl)	(%)	(fl)	(pg)	(mg/dl)	(μ g/l)
Referenzbereich	13-18	4,4-5,9	40-52	80,5-100	26,4-34	< 30	12-32
1)	5,2	1,60	13,1	91,9	32,8	391	256
2)	7,3	2,19	18,8	85,9	33,5	141	280
3)	4,7	1,33	12,0	90,4	34,9	–	912
4)	8,0	2,47	21,2	86,1	32,5	–	1120
5)	5,4	1,62	13,3	82,1	33,0	499	1060
6)	6,6	1,89	17,8	94,3	34,9	425	310
7)	6,1	1,86	15,4	82,8	32,8	602	660
8)	5,6	1,76	15,6	88,4	31,9	136	730
9)	6,0	1,61	15,6	97,2	37,3	580	1070
10)	4,9	1,37	12,5	91,0	36,1	–	–

dünnung aufweisen (korrespondierendes Verhalten von Hb, Erythrozyten-Zahl und Hk). Osmotische Schäden ließen sich an den Erythrozyten nicht nachweisen, da die gemessenen MCV-Werte im Referenzbereich lagen.

Die Konzentration an freiem Hämoglobin war erhöht, was für eine mechanische oder enzymatische Zerstörung von Erythrozyten spricht. Die gemessenen Werte von freiem Hb/dl entsprechen etwa einer Erythrozytenmenge, die in 1 bis 5 ml Blut enthalten ist.

Die Konzentration der PMN-Elastase war in allen gemessenen Proben deutlich gegenüber dem Referenzbereich erhöht.

Dieser Befund steht im Einklang mit der Tatsache, daß die Leukozytenzahlen (Tab. 2) in den meisten Proben innerhalb des Referenzbereiches lagen, was für eine Leukozytenanreicherung im Wundblut spricht.

Die erniedrigte Zahl der Thrombozyten entsprach der Verdünnung des Blutes. Hinweise für eine vermehrte Aggregation oder Thrombozytenaggregate fanden sich nicht (Tab. 3).

Die gerinnungsphysiologischen Untersuchungen (Tab. 4) zeigen eindeutig, daß es während der Gewinnung des Wundblutes zu heftigen Aktivierungsprozessen gekommen war: so lagen die gemessenen Fibrinogenkonzentrationen weit unterhalb des durch Verdünnung zu erwartenden Wertes.

In sämtlichen Proben konnten Fibrinmonomere, Fibrinogenspaltprodukte und erhöhte Konzentrationen für den TAT-Komplex nachgewiesen werden.

Tab. 2. Ergebnisse der hämatologischen Basisparameter aus 10 Wundblutproben

	Hämatologie (WBB)					
Analyt	Leuko.	Neutro.	Lympho.	Eosino.	Monoz.	Basoph.
Dimension	(n/nl)	(n/nl)	(n/nl)	(n/nl)	(n/nl)	(n/nl)
Referenzbereich	4,0 - 10,0	2,8 - 5,0	1,5 - 3,0	< 0,3	0,3 - 0,5	< 0,3
1)	4,0	2,42	1,25	0,06	0,19	0,08
2)	–	–	–	–	–	–
3)	3,77	1,89	1,6	0,11	0,07	0,03
4)	3,65	2,51	0,82	0,06	0,16	0,04
5)	5,05	2,36	2,59	0,05	0,06	0,02
6)	2,46	1,08	0,96	0,01	0,36	0,02
7)	3,11	–	–	–	–	–
8)	5,04	3,66	1,00	0,09	0,27	0,06
9)	6,18	3,92	1,89	0,08	0,25	0,09
10)	4,13	2,38	1,61	0,03	0,07	0,02

Tab. 3. Ergebnisse der hämatologischen Untersuchungen aus 10 Wundblutproben

Analyt Dimension Referenzbereich	Thromboz. Aggregate nicht nachweisbar (n. n.)	Thrombozytenzahl (n/nl) 140 - 440
1)	n.n.	75
2)	n.n.	55
3)	n.n.	58
4)	n.n.	47
5)	n.n.	49
6)	n.n.	46
7)	n.n.	65
8)	n.n.	80
9)	n.n.	68
10)	n.n.	40

Tab. 4. Ergebnisse der gerinnungsphysiologischen Untersuchungen aus 10 Wundblutproben

Analyt	Fibr.	ATIII	Fibrin-monomere	HMW-FSP	F.XIIa	TAT	Heparin
Dimension	(g/l)	(%)	negativ	(ng/ml)	(%)	(μg/l)	(IE/ml)
Referenzbereich	2,0 - 4,5	70 - 100		< 5,0	negativ	1,0 - 4,1	negativ
1)	< 0,35	27	+	120	0	72	0,84
2)	1,4	41	+	> 150	0	120	0,78
3)	0,6	25	+	115	0	71	0,84
4)	1,5	38	+	110	1	79	0,83
5)	0,5	21	+	> 150	0	79	0,8
6)	0,7	16	+	> 150	0	81	0,85
7)	1,1	30	+	> 150	0	93	0,84
8)	0,85	26	+	135	0	76	0,85
9)	< 0,35	20	+	> 150	0	83	0,92
10)	< 0,35	17	+	140	0	n.d.	n.d.

Die gemessenen Werte für AT III dagegen entsprachen wieder recht genau den Verdünnungen der Wundblutproben. Aktivierte Gerinnungsfaktoren wie F XIIa konnten nicht gefunden werden.

Die Konzentration des Heparins lag im oberen therapeutischen Bereich. Die klinisch-chemischen Basisbefunde (Tab. 5) zeigten erniedrigte Eiweißwerte, den Verdünnungen entsprechend. Die Konzentration

Tab. 5. Ergebnisse der klinisch-chemischen Untersuchungen aus 10 Wundblutproben

Analyt Dimension Referenzbereich	Ges.-Eiweiß (g/l) 60-80	Na (mmol/l) 135-150	K (mmol/l) 3,6-5,2	Ca (mmol/l) 2,2-2,6
1)	32	152	4,0	1,0
2)	44	139	4,5	1,3
3)	29	148	4,2	1,1
4)	43	148	5,9	1,05
5)	34	147	4,8	1,1
6)	40	152	4,6	1,2
7)	47	142	5,5	1,5
8)	37	151	4,6	1,2
9)	35	154	5,0	1,2
10)	n.n.	159	5,0	1,0

der Elektrolyte spiegelte die Gabe von kristalloiden Lösungen wider, wenn auch in einigen Proben erhöhte Kalium-Konzentrationen gefunden wurden, die offenbar mit einer Erhöhung des freien Hämoglobins einhergehen.

Diskussion

Unsere Untersuchungen an zehn Wundblutproben, die während gefäßchirurgischer Eingriffe gewonnen wurden, zeigen, daß das Blut etwa 1:3 bis 1:5 mit heparinhaltiger kristalloider Volumenersatzlösung verdünnt wurde. Die gemessenen Parameter des roten Blutbildes spiegeln diese Tatsache am besten wider.

Ein überproportionaler Verlust an Thrombozyten scheint nicht aufgetreten zu sein. Auch konnten wir in den vorfiltrierten Proben keine größeren Thrombozytenaggregate nachweisen. Diese Tatsache spricht gegen eine vermehrte Aggregation der Thrombozyten während der Gewinnung des Wundblutes.

Andererseits scheint es zu einer Anreicherung von Leukozyten zu kommen.

Während der Wundblutgewinnung kommt es jedoch offenbar zu Aktivierungen der Blutgerinnung und Fibrinolyse. Dies zeigen die erniedrigten Fibrinogenspiegel, die erhöhten Konzentrationen an Fibrinmonomeren,

TAT-Komplexen und Fibrinspaltprodukten an. Das Ausmaß der Gerinnungsaktivierung wird jedoch offenbar durch die physiologischen Inhibitoren, insbesondere das AT III im Komplex mit Heparin, begrenzt, so daß sich im Wundblut keine aktivierten Gerinnungsfaktoren nachweisen lassen. Es ist jedoch nicht auszuschließen, wenn auch sehr unwahrscheinlich, daß gerinnungsaktivierende Substanzen wie Erythrozytenstromata und der Gewebefaktor (Thromboplastin) mit dem Wundblut bei einer Rücktransfusion des unaufbereiteten Blutes in den Kreislauf gelangen und hier erneut die Gerinnung aktivieren. Des weiteren ist zu berücksichtigen, daß alle Wundblutproben hohe Konzentrationen an HMW-FSP enthielten, die mit großer Wahrscheinlichkeit bei einer Retransfusion des unaufbereiteten Wundblutes blutungsprovozierend sein können.

Deswegen halten wir zur Zeit die Waschung und Filtration des Wundblutes zum Zwecke der Gewinnung eines nachgereinigten (leukozyten-, FSP- und thrombozytenarmen) Erythrozytenkonzentrates als die Methode der Wahl. Durch diesen Waschvorgang werden m.E. auch unerwünschte Zytokine und Leukozyteninhaltsstoffe, durch eine gezielte Filtration dagegen Zelldebris abgeschieden.

Die so gewonnenen Erythrozytenkonzentrate müssen baldmöglichst im Verbund mit autologem Plasma retransfundiert werden, da sonst die Erythrozyten - gelagert in reiner Kochsalzlösung - hämolysieren.

Alternativ wäre eine Resuspension der Erythrozyten in additiver Nährlösung wie z.B. SAG-Mannit oder PAGGS-Mannit dann wünschenswert, wenn die Erythrozytenkonzentrate über einen Zeitraum von mehr als zwölf Stunden gelagert werden sollen. Derartige Versuche setzen jedoch voraus, daß das gewonnene autologe Blut nicht mit Bakterien verunreinigt wurde.

Zusammenfassung

Durch den Einsatz einer heparinisierten Kochsalzlösung läßt sich Wundblut so gewinnen und aufbereiten, daß für den Patienten bedrohliche Entgleisungen im Gerinnungssystem und in der Fibrinolyse nicht zu erwarten sind. Die Aufbereitung sollte neben einer Waschung der Erythrozyten auch eine Filtration enthalten, um Zelldebris, aggregierte Thrombozyten und Leukozyten zurückzuhalten. Eine möglichst baldige Rücktransfusion der aufbereiteten Erythrozytenkonzentrate empfiehlt sich aus Gründen der Funktionalität und der Sterilität. Die Rücktransfusion sollte in Kombination mit autologem Frischplasma, das präoperativ durch Plasmapherese gewonnen wurde, erfolgen.

Prof. Dr. med. H. Trobisch
Ltd. Arzt des Instituts für Laboratoriumsmedizin
Zu den Rewiese 9
W-4100 Duisburg (BRD)

Schleinzer W, Singbartl G (eds): Fremdblutsparende Maßnahmen in der operativen Medizin. Beitr Infusionsther. Basel, Karger, 1993, vol 29, pp 126–141

Autotransfusionssystem II: Sammlung, Filtration und Retransfusion von Blut

B. Blauhut

Abteilung für Anaesthesiologie und operative Intensivmedizin des Allgemeinen öffentlichen Krankenhauses, Linz

Die Probleme der homologen Transfusion, d.h. der steigende Blutbedarf, die sinkende Blutspendebereitschaft, die Alloimmunisierung, die nicht geklärte immundepressive Wirkung von Blut und das «seronegative Fenster» für bekannte und unbekannte Infektionen haben die autologe Transfusion zu einem notwendigen Bestandteil der Transfusionstherapie gemacht.

Autotransfusion: Allgemein

Die *autologe Transfusion* [26] beinhaltet die präoperative Eigenblutspende mit Flüssiglagerung, die Tiefgefrierung und Plasmapherese, die präoperative Hämodilution und die intra- und postoperative Autotransfusion. Die Verfahren können einzeln oder kombiniert angewendet werden. Bei der *präoperativen Eigenblutspende* in Form der Flüssiglagerung werden heute buffycoatarme Erythrozytenkonzentrate in additiver Lösung und Fresh Frozen Plasma als recovered Plasma (FFP) hergestellt, in die mühelos die Bocksprung- bzw. die Rejuvinierungstechnik aufgenommen werden kann, wenn Operationszeitpunktverschiebungen die mögliche Lagerungsdauer von 35 bis 42 Tagen überschreiten. Tiefgefrorenes Blut bei gleichzeitiger Abtrennung des Plasmas ist als ein frisches Erythrozytenkonzentrat ohne Thrombozyten und FFP zu definieren. Diese Form der präoperativen Eigenblutspende wird bei großen Operationen, langer Vorplanungsmöglichkeit (Jahre) und entsprechender technischer Ausrüstung durchführbar sein, in der Regel jedoch wegen der hohen Kosten eher bei Zusammentreffen von seltenen Blutfaktorensystemen und Vorhandensein von erythrozytären Antikörpern angewendet. Die Gewinnung autologen gefrorenen

Plasmas in ausreichender Menge ist gerade bei der zumeist gleichzeitigen Anwendung des Zellsavers wegen des Fehlens des Plasmaanteils zwecks Ersatz der plasmatischen Gerinnung erforderlich.

Aus medizinischen und rechtlichen Gründen wird im Falle der Lagerung von autologen Blutprodukten von der FDA seit dem 15. März 1989 [2, 6] die Testung dieses Blutes auf HBsAg, anti-HIV 1 / 2, Syphilis und neuerdings auch von HCV gefordert. Bei Positivität eines Markers [21] soll die Spende beendet und das Produkt verworfen werden.

Die *präoperative Hämodilution* [7] liefert als Akutmaßnahme der autologen Blutspende echtes Frischblut. Ihr Einsatz wird jedoch von der vorhandenen Sauerstofftransportkapazität, der Blutvolumengröße, dem Sauerstoffverbrauch bzw. dem Sauerstoffbedarf des Patienten begrenzt.

Bei der *intra- und postoperativen Autotransfusion* kennt man generell zwei Verfahren. Bei dem einen wird Blut aus dem Wundgebiet gesammelt, dann filtriert und retransfundiert. Bei dem anderen Verfahren, heute mehr unter dem Begriff intra- und postoperative maschinelle Autotransfusion bekannt, wird das Blut des Patienten nach dem Sammeln maschinell gewaschen, gefiltert und dann retransfundiert.

Aufgabe der folgenden Ausführungen wird es sein, die Vor- und Nachteile der Geräte des erstgenannten Verfahrens zu diskutieren, wobei heute meistens die Solcotrans-Einheit Anwendung findet.

Autotransfusion: Sammlung – Filtration – Retransfusion

1. Geräte

Die Autotransfusion wurde 1818 von Blundell [4], 1864 von Highmore [16] und 1914 von Thies [27] bei dramatischen Blutungen vor allem in der Geburtshilfe, aber auch bei großen abdominellen Eingriffen mit hohen Blutverlusten angewendet. Abgesehen von der Herz-Lungen-Maschine wurde 1968 [20] das erste maschinelle Autotransfusionsgerät vorgestellt, das später als *Bentley-ATS-200* (Abb. 1) auf den Markt kam. Dabei wurde Blut aus dem Operationsgebiet über eine Rollerpumpe in ein Cardiotomiereservoir nach allgemeiner Antikoagulation des Patienten mittels Heparin oder 30 ml ACD-Stabilisator-Zusatz zum Reservoir gesaugt. Im weiteren Verlauf müssen dann etwa 50 ml ACD-Stabilitsator auf 500 ml Blut aspiriert werden. Nach Vorfilterung im Reservoir konnte das Blut über zwei Schlauchsysteme mit 150-μ-Filter dem Patienten zurückgegeben werden.

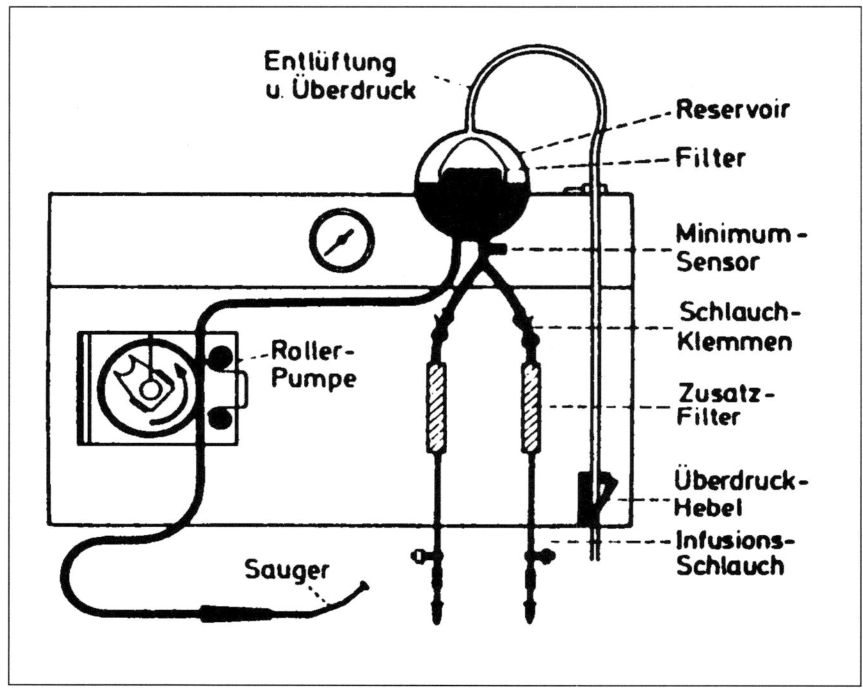

Abb. 1. Das erste maschinelle Autotransfusionsgerät.

Von Vorteil waren: die Rückgewinnung von Patientenblut überhaupt, die Möglichkeit der Steigerung der Durchflußgeschwindigkeit bis zu 600 ml pro Minute, die Drucktransfusion sowie die Durchmischung des Blutes mit einem Stabilisator im Sammelgefäß. Als nachteilig erwies sich die Aktivierung der Gerinnung des aspirierten Blutes bei Anwendung dieser Methode. Die Untersuchungen von Vinazzer [32] konnten zeigen, daß 11 g/dl freies Hämoglobin, die Aktivation der Faktoren XII, XI und X sowie des Kallikreins und ein Abfall des Fibrinogens bis auf 20 mg%, sowie der Thrombozyten auf unter 15.000/mm^3, im Patientenplasma nachzuweisen waren. Trotz der Zeichen der Verbrauchskoagulopathie wurde das Gerät in zunehmendem Maße mit Erfolg angewendet, mußte aber wegen einer tödlichen Luftembolie vom Markt genommen werden.

Als einfaches System für die intraoperative Autotransfusion wurde 1976 von Noon [25] das *Sorenson-System* (Abb. 2) vorgestellt. Das System besteht aus einem unsterilen wiederverwertbaren Plexiglaszylinder, in dem ein steriler Doppelbehälter mit einem Fassungsvermögen von 400 - 1200 ml

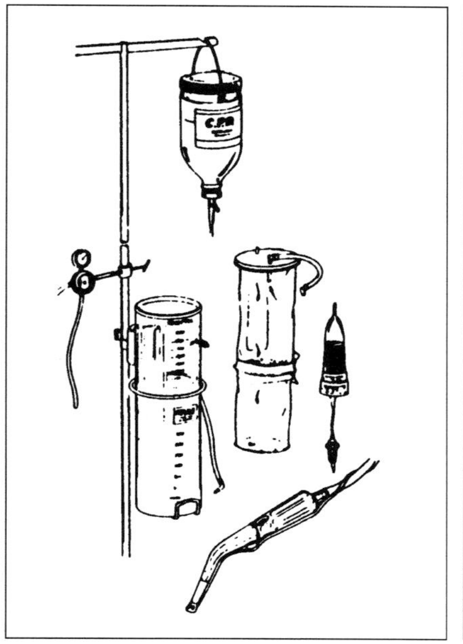

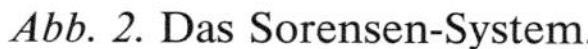

Abb. 2. Das Sorensen-System.

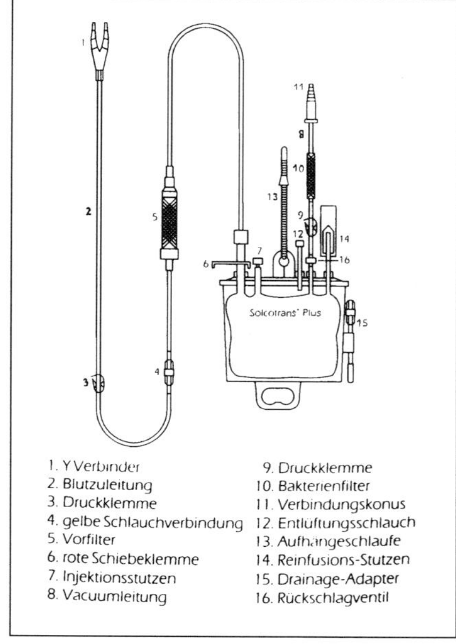

Abb. 3. Die Autotransfusionseinheit Solcotrans.

eingelegt wird. Mittels eines Sogs von 30-60 mmHg gelangt das an der Saugspitze mit ACD antikoagulierte Blut in den oberen sterilen Behälter, von dort über einen 170-μ-Filter in den unteren. Ist der untere Behälter gefüllt, wird er vom oberen Gerät abgetrennt und an ein Mikrotransfusionsgerät angeschlossen. Diese Einheit hat sich für den intra- und postoperativen Einsatz bewährt und steht auch heute noch in der dargestellten Form zur Verfügung.

Die erst 1987 von Davies [8] durchgeführte Studie über den Einsatz dieses Gerätes bei Patienten mit Aortenrekonstruktion konnte zeigen, daß mittels des Sorenson-Gerätes homologes Blut gespart wurde, jedoch freies Hämoglobin und Keimnachweise im Produkt nicht selten waren, Nierenfunktions- bzw. Gerinnungsstörungen beim Patienten nicht nachgewiesen werden konnten.

1982 [30] wurde erstmals die Autotransfusionseinheit *Solcotrans* (Abb. 3) vorgestellt. Die Geräte zeigen ein Fassungsvermögen von 500-600 ml und stehen zum intra- und postoperativen Einsatz zur Verfügung. Ein 260-μ-Filter fängt Gewebereste im Einlaufschlauch auf. Im Bereich des Auslaufschlauches werden Partikel über 40 μ, wobei Howes [17] 1988 nur solche von 10 μ nachweisen konnte, entfernt. Die Saugleistung muß zwecks Vermeidung einer möglichen Gerinnungsaktivierung nur bei 80 - 100 mmHg gehalten werden. Sie reicht demzufolge bei großen intraoperativen Blutungen nicht aus und stellt die Anwendung des Systems in diesen Situationen in Frage. Das gewonnene Blut wird wegen der frischen Erythrozyten als autologes Frischblut bezeichnet. Bei Anwendung des Gerätes ist entweder eine generelle Heparinisierung des Patienten oder die Zugabe des Antikoagulans in das Gerät bzw. zum zulaufenden Blut erforderlich.

Wie bei allen Geräten wird ein steriles Einmalset verwendet. Das so gewonnene Blut kann ohne Kreuzprobe sofort retransfundiert werden.

2. Verfahrens-Probleme

Neben vielen Eigenkonstruktionen werden heutzutage das Sorenson-Gerät, vor allem aber das Solcotrans-Gerät angewendet. Dabei stehen folgende Probleme zur Diskussion: Sollen diese Geräte in der jetzt bestehenden Form intra- und/oder postoperativ zum Einsatz kommen, wird der Patient generell heparinisiert oder reicht ein Stabilisatorzusatz zum Gerät bei Agitation desselben aus. Weiterhin sind die Rückgabezeiten wegen der Verkeimungsgefahr des Produktes zu diskutieren. Schließlich ist die Qualität hinsichtlich Hämatologie, der plasmatischen Gerinnung, der Thrombozytenzahl und -funktion sowie die Komplementsystem-Aktivation und der Nachweis metabolischer Produkte in diesem Blut von Bedeutung.

a) Intra- und/oder postoperative Blutsammlung

Eine Reihe von Autoren [3, 9, 10, 11, 19, 23, 29] haben sich mit der *intraoperativen* Anwendung (Tab. 1) des Solcotransgerätes bei der operativen Aortenrekonstruktion befaßt. Die Angabe des Gesamtblutverlustes fehlt. Durchschnittlich wurde eine Rückgabemenge von 2 $^1/_2$ Einheiten autologen Blutes von den Autoren angegeben. Bei großen Blutungen ist die Saugleistung mit dem Sog von 80 - 100 mmHg wegen der Gerinnungsaktivierung begrenzt. Daher erscheint hier die maschinelle Autotransfusion die überlegenere Methode zu sein. *Postoperativ* [1, 12, 14, 18, 22, 31, 33] (Tab. 2) konnten durchschnittlich 1 1/2 Einheiten gewonnen und refundiert werden. Die Hauptanwendung des Gerätes liegt demnach aufgrund der gewonnenen Menge und der Nachblutungszeit im postoperativen Intervall, vor allem in der Orthopädie [13], aber auch in der Gefäßchirurgie, grundsätzlich bei einer zu erwartenden Drainageblutmenge von mindestens 500 ml.

Tab. 1. Postoperative Blutsammlung: Solcotrans

Autoren	OP-Art	Retransf.-Menge ml/Patient	Transf.-Einh. /Patient	Antikoagulans ml ACD-A/Gerät E	Antikoagulans Heparin/Patient
Laschuk, B. (1988)	A	500	1,00	40	5000
Wilson, A.J. (1988)	A	1150	2,30	60	10000
Faris, P.M. (1989)	B	650	1,30	40	–
Husfeld, K.J. (1989)	C	992	1,98	–	20000
Janvier, G. (1989)	A	942	1,88	40	?
Archibald, D.A. (1990)	B	470	0,94	40	–
Groh, G.J. (1988)	B	608	1,22	40	–
		$\bar{x}$: 730,88 SD: 259,06	$\bar{x}$: 1,46 SD: 0,52	$\bar{x}$: 42,86 SD: 7,56	

(A: Gefäßchirurgie, B: Orthopädie, C: Venenchirurgie)

Tab. 2. Intraoperative Blutsammlung: Solcotrans

Autoren	OP-Art	Retransf.-Menge ml/Patient	Transf.-Einh. /Patient	Antikoagulans ml ACD-A/Gerät E	Antikoagulans Heparin/Patient
Imhoff, M. (1986)	A	1600	3,20	70	1000 (Solco)
Thompson, J.E. (1987)	A	845	1,69	40	2 mg/kg
Donaldson, L.A. (1987)	A	1400	2,80	40	?
Bengtson, J.-P. (1988)	C	390	0,78	40	–
Demeyere, R. (1988)	A	999	1,99	40	100-120/kg
Maloney, R.D. (1988)	A	1400	2,80	35	?
Duchateau, J. (1988)	A	999	1,99	40	100-120/kg
		$\bar{x}$: 1090,43 SD: 412,09	$\bar{x}$: 2,80 SD: 0,82	$\bar{x}$: 43,77 SD: 11,80	

(A: Gefäßchirurgie, B: Orthopädie, C: Venenchirurgie)

b) Antikoagulation

Sowohl beim intra- als auch beim postoperativen Einsatz dieses Gerätes verwendeten 50 % der genannten Autoren (Tab. 1 u. 2) 7000–10000 E Heparin/Patient intravenös. Die refundierten Blutmengen unterschieden sich nicht von den nichtheparinisierten Patienten. Nach Umlas et al [31] sollte der Heparingehalt im menschlichen Blut bei Beendigung des operativen Eingriffes nicht höher als bei 0,2 E/ml liegen; nach McShane et al [24] ist eine Neutralisierung bei Erreichen von 0,6 E/ml Heparin wegen Nachblutungsgefahr notwendig. Die ACD-Menge im Gerät wird in fast einheitlicher Dosierung von durchschnittlich 43 und 42 ml intra- und postoperativ verabreicht. Ein ungeklärtes Problem ist die Agitation des Auffanggerätes zwecks gleichmäßiger Durchmischung von Blut und Stabilisator.

c) Rückgabezeiten

Die Rückgabezeiten des gesammelten Blutes schwanken zwischen sechs und zwölf Stunden. Boudreaux et al [5] konnten in in-vitro-Studien nachweisen, daß kontaminierte Bluteinheiten unterschiedlichen Schweregrades (E. coli/Einheit: $6{,}3 \times 10^5$, $4{,}8 \times 10^7$, $3{,}2 \times 10^{10}$) nach Waschen mit 500 ml NaCl 0,9 % noch 23 %, 13 % bzw. 5 % Keime vom Ausgangswert aufwiesen. Keimfreiheit konnte auch nach Waschen mittels einem, fünf oder zehn Litern nicht erreicht werden. Die Kontamination kommt nach Ansicht des Autors klinisch nicht zum Tragen, da die meisten Patienten perioperativ Antibiotika erhalten.

Neben der Keimkontamination sind auch andere Beimengungen von Bedeutung. Kürzlich haben Henn-Beilharz et al [15] Öl (2 ml) im Rückgabeblut bei 50 Patienten, die sich einer Hüftoperation unterzogen hatten, nachweisen können, das sich durch Waschen und Erwärmen nicht beseitigen ließ, jedoch 20-μ-Filter nicht passierte.

d) Produktqualität

Ausführliche Untersuchungen über die Qualität der autologen Bluteinheiten und des Patientenblutes wurden an Patienten bei rekonstruktiven Operationen an der abdominellen Aorta und bei Verwendung des Solcotrans-Systems von Duchateau et al [11] im Jahre 1990 vorgenommen.

Die Meßzeitpunkte aller Parameter werden mit A=präoperativ, C_1-C_3=nach Transfusion jeder autologen Einheit, D=eine Stunde postoperativ, E=24 Stunden postoperativ und B_1-B_3=drei autologe Bluteinheiten festgelegt.

Die *Hämoglobinwerte* (Abb. 4) fielen prä-, intra- und postoperativ von 12, 5 auf 10 g / dl pro Tag ab, die *Hämatokritwerte* ließen den gleichen Trend erkennen.

Die mechanischen und funktionellen Werte, d. h. die Deformierbarkeit und die osmotische Resistenz [28] der *Erythrozyten* (Abb. 5) lagen innerhalb der normalen Grenzen. Wie erwartet fand sich ein normaler 2,3 DPG-Spiegel, das energiereiche Phosphat lag präoperativ im unteren Normalbereich und fiel intraoperativ bei den Patienten weiter ab, während 50 % der gesammelten Einheiten normale Werte aufwiesen. Ein ebenfalls unauffälliges Verhalten zeigte der Radikalfänger Glutathion.

Bei den *Thrombozyten* war der typische intraoperative Abfall deutlich zu bemerken. Die durchschnittliche Zahl der retransfundierten Thrombozyten pro Einheit lag bei etwa 100.000 / mm^3. Nach Wilson et al [33] findet sich bei solchen Thrombozyten lichtmikroskopisch eine α-Degranulation. Die nach der Wu- und Hoak-Technik [17] gemessenen *Thrombozytenaggregate* (Abb. 6) waren in den gesammelten Einheiten nachweisbar.

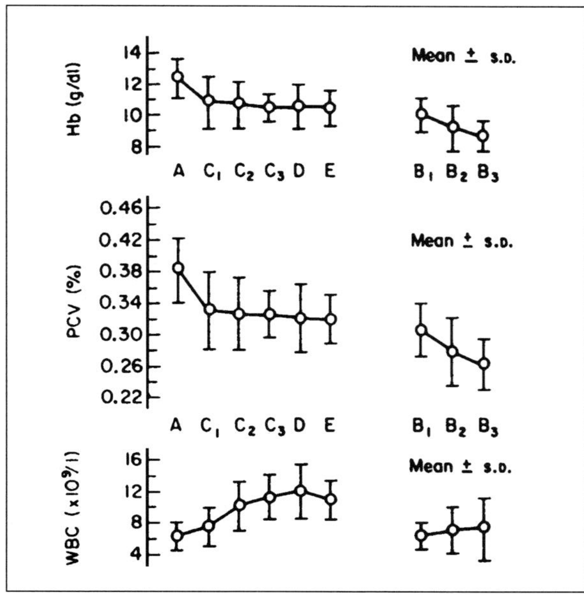

Abb. 4. Hämoglobin (Hb g / dl), Hämatokrit (PCV %), Leukozyten (WBC x 10^9 / l). Zeiten: A=Präoperativ, C_1 - C_3=Nach Transfusion jeder autologen Einheit, D=Eine Stunde postoperativ, E=24 Stunden postoperativ, B_1 - B_3=Drei autologe Bluteinheiten (nach Duchateau, 1989).

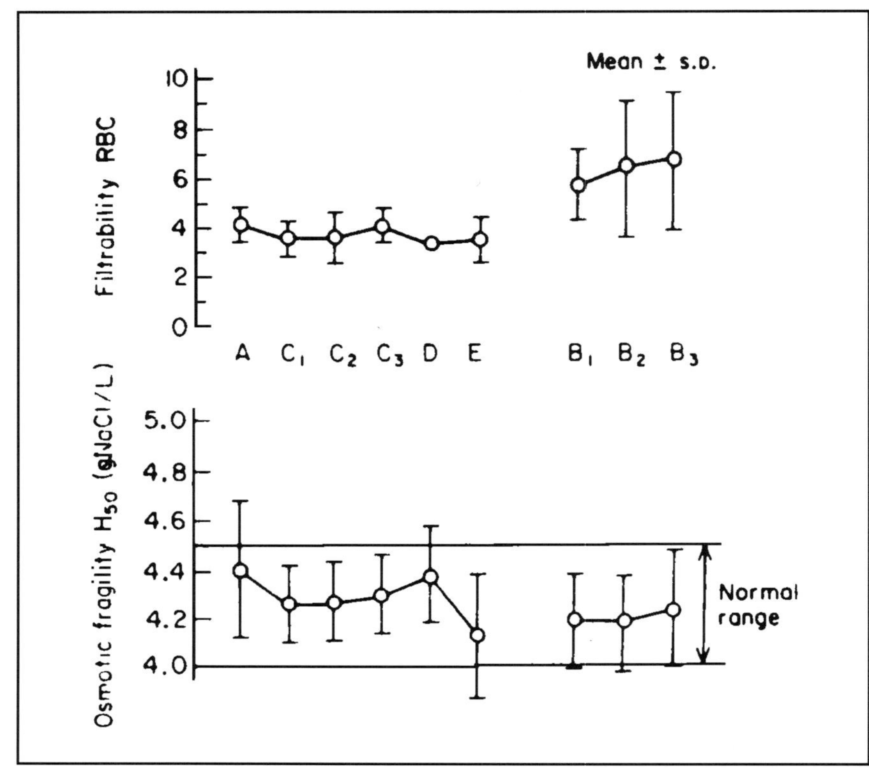
Mean ± s.D.
Filtrability RBC
10
8
6
4
2
0
A C1 C2 C3 D E B1 B2 B3
Osmotic fragility H50 (g NaCl/L)
5.0
4.8
4.6
4.4
4.2
4.0
Normal range

Abb.5

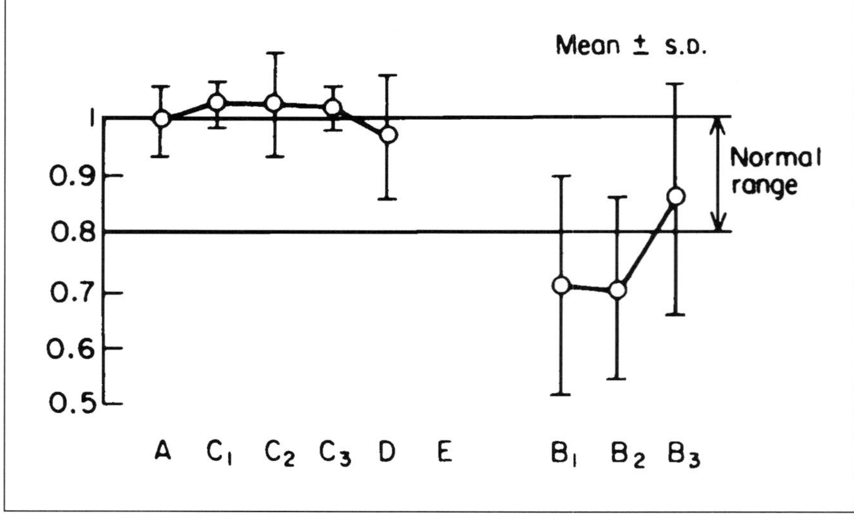
Mean ± s.D.
1
0.9
0.8
0.7
0.6
0.5
Normal range
A C1 C2 C3 D E B1 B2 B3

Abb. 6

Abb. 5 (S. 134 oben). Filtrabilität und osmotische Resistenz (g NaCl / l) der Erythrozyten im Patientenblut (Zeiten A bis E) und in den autologen Bluteinheiten (B 1 bis B 3) (nach Duchateau, 1989).

Abb. 6 (S. 134 unten). Zirkulierende Thrombozytenaggregate im Patientenblut (Zeiten A bis E) und in den autologen Bluteinheiten (B 1 bis B 3) (nach Duchateau, 1989).

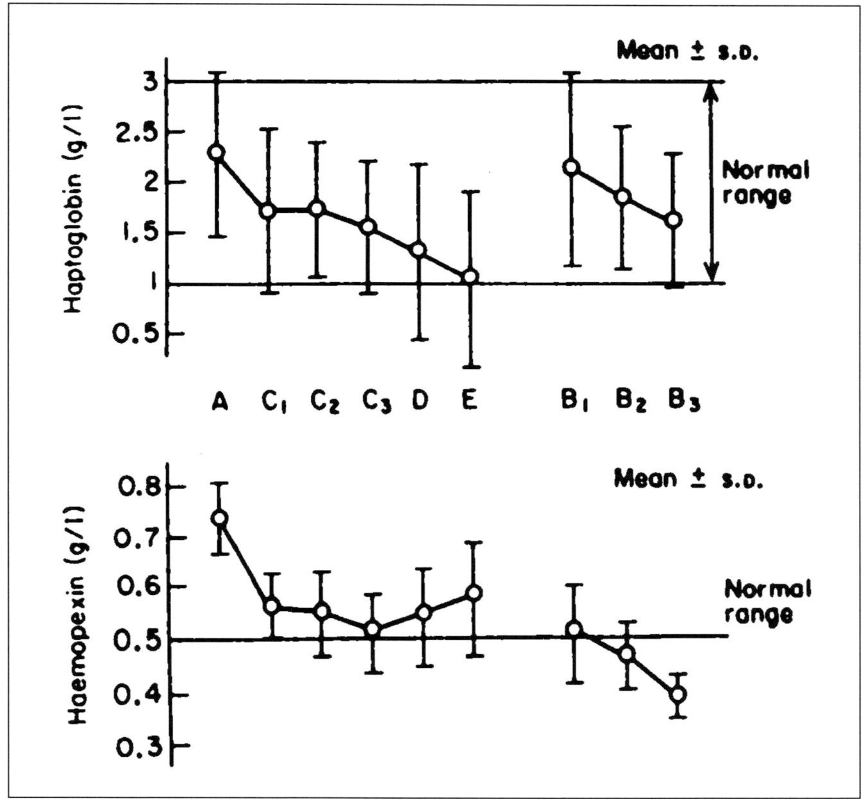

Abb. 7. Haptoglobulin (g / l) und Hämopexin (g / l) im Patientenblut zu den Zeiten A bis E und in den autologen Bluteinheiten B 1 bis B 3 (nach Duchateau, 1989).

Die Haptoglobin- und *Hämopexinwerte* (Abb. 7) als Hämolyseparameter blieben während der Operation und in der postoperativen Phase im Normbereich. Innerhalb der Bluteinheiten zeigte das Hämopexin einen Abfall unter den Normalbereich.

Das *plasmatische Gerinnungssystem* (Abb. 8), d.h. der Faktor I und der Quickwert, war wenig beeinflußt, Faktor II und Faktor V lagen bei 50 bis 60 %. In den gesammelten Einheiten waren der Faktor V und I stark reduziert, der Faktor II betrug nur noch 40 %. Die *Fibrinspaltprodukte* (Abb. 9) stiegen im Patientenplasma während der Operation an, besonders jedoch im gesammelten Blut.

Das freie *Plasmaphämoglobin* (Abb. 10) stieg intraoperativ deutlich an, die gesammelten Einheiten zeigten Werte über 400 mg/dl. 24 Stunden postoperativ fand sich jedoch im Patientenblut ein Wert unter 10 mg/dl.

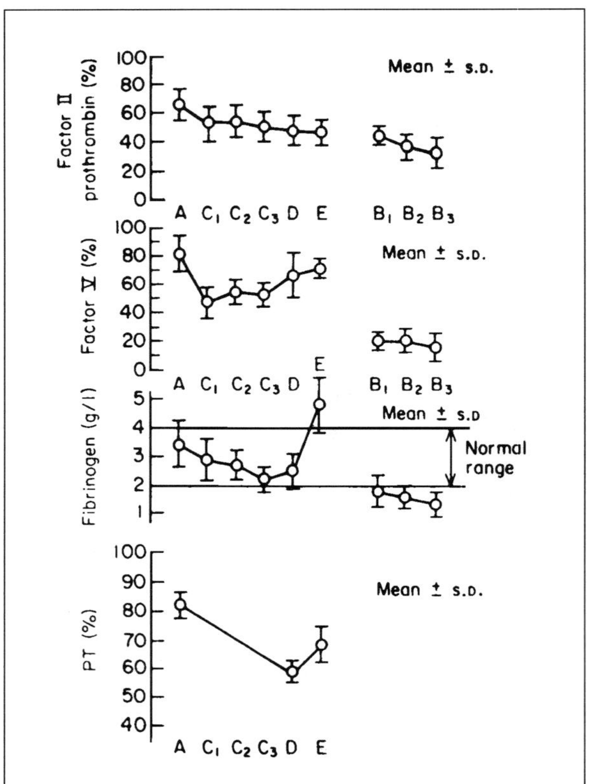

Abb. 8. Faktor II (%), Faktor V (%), Fibrinogen (g/l) und Quickwert (%) im Patientenblut zu den Zeiten A bis E und in den autologen Bluteinheiten B 1 bis B 3 (nach Duchateau, 1989).

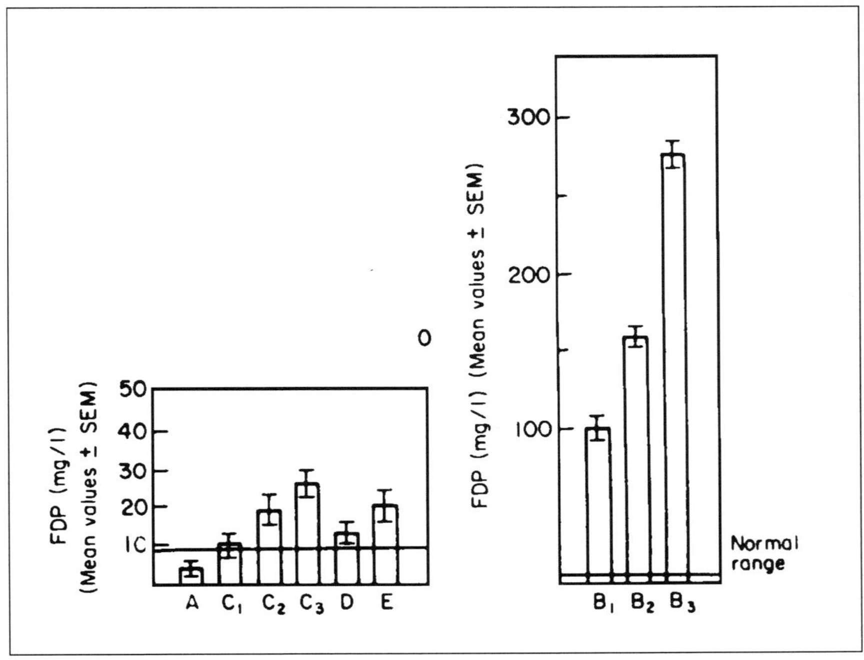

Abb. 9. Fibrinspaltprodukte (mg/l) im Patientenblut (Zeiten A bis E) und in den autologen Bluteinheiten (B_1 bis B_3) (nach Duchateau, 1989).

Imhoff [19] konnte bei der gleichen Operationsart nach Verabreichung von drei autologen Bluteinheiten ein erhöhtes Serumbilirubin bis zum dritten postoperativen Tag beobachten.

Faris [12] verabreichte Patienten nach orthopädischen Operationen bis zu zwei autologe Bluteinheiten mit und ohne ACD innerhalb von vier Stunden. Nach 24 Stunden zeigten die großen *Inhibitoren* (Antithrombin III, Protein C und Plasminogen) im Patientenplasma noch Werte im unteren Schwellenbereich.

Weiterhin fanden sich Fieberreaktionen bei fehlendem Nachweis von bakteriellen Kontaminationen in 2 % der Fälle bei Verabreichung des gesammelten Blutes nach vier Stunden und in 20 % bei Verabreichung nach zwölf Stunden. Bengtson et al [3] konnten eine erhebliche Aktivierung der Anaphylatoxine und der terminalen *Komplementkomponenten* beobachten. C3a war auch 15 Minuten nach Retransfusion im Patientenblut erhöht.

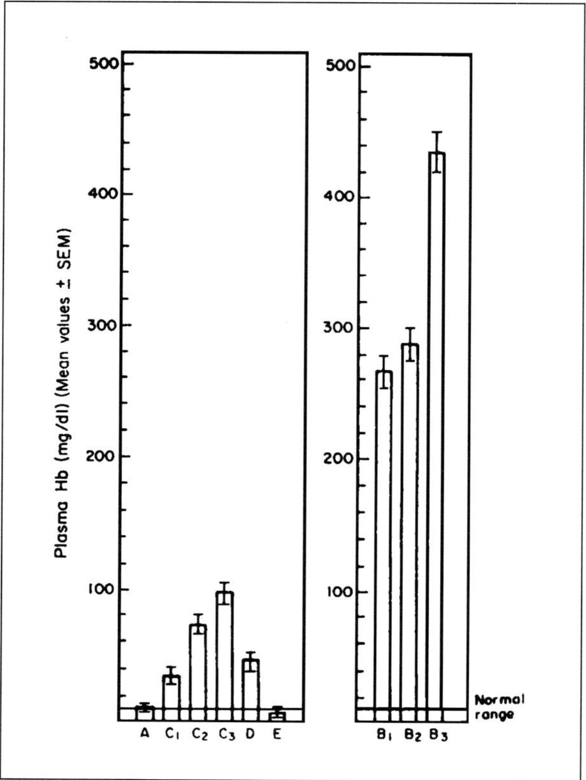

Abb. 10. Freies Plasmahämoglobin (mg / dl) im Patientenblut (Zeiten A bis E) und in den autologen Bluteinheiten (B_1 bis B_3) (nach Duchateau, 1989).

Zusammenfassend läßt sich sagen, daß

1. Geräte, die mittels Sammlung, Filtration und Retransfusion arbeiten, grundsätzlich imstande sind, autologe Bluteinheiten herzustellen und wegen der begrenzten Saugleistung im Hinblick auf eine Vermeidung der Gerinnungsaktivierung vor allem postoperativ ihren Stellenwert haben;

2. diese Bluteinheiten bei guter Sauerstofftransportfunktion in der Regel ein erniedrigtes Fibrinogen, vermehrt Fibrinogenspaltprodukte, eine verminderte Thrombozytenzahl, Thrombozytenaggregate, ein erhöhtes Plasmabilirubin, eine Aktivation des Komplementsystems und eine Verminderung der Inhibitoren aufweisen;

3. die autologen Bluteinheiten im Patienten zu einer geringen Bilirubinerhöhung jedoch keiner Nierenfunktionsstörung führen und

4. die labormäßig erfaßbare Verbrauchsreaktion des Produktes im Patienten in Abhängigkeit von der Menge des retransfundierten Blutes, der Kreislauffunktion und des hämostaseologischen Zustandes des Patienten nach Literaturangaben zu keiner Verschlechterung der Hämostaseologie führen, d. h. ein bis zwei autologe Einheiten vom Patienten gut vertragen werden.

Literatur

1 Archibald DAA, Loudon JR: The use of Solcotrans auto-transfusion in knee replacement surgery. Klinische Daten gemäß der Herstellerfirma. Solcotrans, Dr. Dainow UK.

2 Berkman EM: Editorial: The Tower of Babel. Transfusion 1989;29/8:661-662.

3 Bengtson JP, Backman L, Stenqvist O, Heideman M, Bengtson A: Complement activation and reinfusion of wound drainage blood. Anesthesiology 1990;73:376-380.

4 Blundell J: Experiments on the transfusion of blood by the syringe, in: Paravicini D, Lawin P (eds): Intraoperative Autotransfusion - gestern, heute, morgen. Anaesthesiol Intensivmed 1983;24:137-144.

5 Boudreaux JP, Bornside GH, Cohn I Jr: Emergency autotransfusion: Partial cleansing of bacteria-laden blood by cell washing. J Trauma 1983;23:31-35.

6 Chernoff AI, Klein HG, Sherman LA: Research opportunities in transfusion medicine. Report from an American Association of Blood Banks Think Tank. Transfusion 1989;29/8:711-742.

7 Czyrny S, Kacprzak H, Bergier L, Kozlowska D, Kwasik M: Moderate hemodilution and autotransfusion in surgical interventions within the motor system. Klinische Daten gemäß der Herstellerfirma. Solcotrans, Dr. Dainow, UK.

8 Davies MJ, Cronin KC, Moran P, Mears L, Booth RJ: Autologous blood transfusion for major vascular surgery using the Sorenson receptal device. Anaesth Intens Care 1987;15:282-288.

9 Demeyere R, Van de Craen J, Duchateau J, Nevelsteen A, Suy R: Evaluation of a new blood autotransfusion device during abdominal aortic reconstructive surgery. Abstracts of the XXVI. World Congress of the International College of Surgeons, Milan, July 3-9, 1988.

10 Donaldson LA: Retransfusion of blood during aortic surgery. A prospective study with the Solcotrans. Abstracts of the 5th European Conference on Clinical Haemorheology, Bordeaux, June 29-30 and July 1, 1987.

11 Duchateau J, Nevelsteen A, Suy R, Demeyere R, Vandecraen J, Goossens M, Bogaerts M, Arnout J, Vermylen J: Autotransfusion during aortic-iliac surgery. Eur J Vasc Surg 1990;4:349-354.

12 Faris PM, Ritter MA, Keating EM, Valeri CR: Unwashed filtered shed blood collected after knee and hip arthroplasties. J of bone and Joint Surgery 1991;73-A/8: 1169-1178.

13 Gannon DM, Lombardi AV, Mallory TH, Vaughn BK, Finney L, Niemcryk SJ: Postoperative blood salvage in total joint arthroplasty: Preliminary results of a prospective randomized trial. Abstracts of Congress, Joint Implant Surgeons, Columbus, Ohio, March 31, 1989.

14 Groh GI, Buchert PK, Allen WC: A comparison of transfusion requirements after total knee replacement using the Solcotrans autotransfusion system. Klinische Daten gemäß der Herstellerfirma. Solcotrans, Dr. Dainow, UK.

15 Henn-Beilharz A, Hoffman R, Hempel V, Bräutigam KH: Untersuchung zur Herkunft von entemulgiertem Fett bei Autotransfusionen in der elektiven Hüftchirurgie. Anaesthesist 1990;39:88-95.

16 Highmore W: Practical remarks on an overlooked source of blood-supply for transfusion in postpartum hemorrhage, in: Paravicini D, Lawin P (eds): Intraoperative Autotransfusion - gestern, heute, morgen. Anaesthesiol Intensivmed 1983;24: 137-144.

17 Howes K, Robbins G, Grech H: A study of autologous blood collected after joint replacement surgery. Klinische Daten gemäß der Herstellerfirma. Solcotrans, Dr. Dainow, UK.

18 Husfeldt KJ, Raschke R, Betzer F, Doldt H: Whole blood intra-operative salvage and reinfusion in patients undergoing venous thrombectomy. Abstracts of World Congress of Phlebology, Strassburg, Septembre 26, 1989.

19 Imhoff M, Schmidt R, Horsch S: Intraoperative autotransfusion with a new disposable system. Ann Vasc Surg 1986;1:131-133.

20 Klebanoff G: Early clinical experience with a disposable unit for the intraoperative salvage and reinfusion of blood loss (intraoperative autotransfusion), in: Paravicini D, Lawin P (eds): Intraoperative Autotransfusion - gestern, heute, morgen. Anaesthesiol Intensivmed 1983;24:137-144.

21 Kruskall MS, Glazer EE, Leonard SS, Willson SC, Pacini DG, Donovan LM, Ransil BJ: Utilization and effectiveness of a hospital autologous preoperative blood donor program. Transfusion 1986;26:335-340.

22 Laschuk B, Harris KA, Carroll SE, Meads GE, Sweeney JP: Simple method of intraoperative blood collection and reinfusion during aortic surgery. Canad J Surg 1988;31:337-340.

23 Maloney RD, Valeri CR: Autotransfusion of unwashed shed blood. Book of abstracts. XX. International Congress ISBT-BBTS, London, July 10-15, 1988;OM2/ 3:51.

24 McShane AJ, Power C, Jackson JF, Murphy DF, MacDonald Moriarty DC, Ortridge BW: Autotransfusion: Quality of blood prepared with a red cell processing device. Brit J Anaesth 1987;59:1035-1039.

25 Noon GP, Solis RT, Natelson EA: A simple method of intraoperative autotransfusion, in: Paravicini D, Lawin P (eds): Intraoperative Autotransfusion - gestern, heute, morgen. Anaesthesiol Intensivmed 1983;24:137-144.

26 Paravicini D, Lawin P: Intraoperative Autotransfusion - gestern, heute, morgen. Anaesthesiol Intensivmed 1983;24:137-144.

27 Thies J: Zur Behandlung der extrauterinen Gravidität, in: Paravicini D, Lawin P (eds): Intraoperative Autotransfusion - gestern, heute, morgen. Anaesthesiol Intensivmed 1983;24:137-144.

28 Thornley PG, Shaw A, Kent P, Ashley S, Parkin A, Kester RC: Dual tracer technique to measure salvaged red cell survival following autotransfusion in in aortic surgery. Nucl medicine communications 1990;11:369-377.
29 Thompson JF: Intraoperative salvage of blood and autotransfusion. Recent advances in Anesthesia, pain, intensive care and emergency 1989;4:239-247.
30 Turina M, Lasczower M: A new, simple method for intraoperative reinfusion, in: Paravicini D, Lawin P (eds): Intraoperative Autotransfusion - gestern, heute, morgen. Anaesthesiol Intensivmed 1983;24:137-144.
31 Umlas J, O'Neill TP: Heparin removal in an autotransfusor device. Transfusion 1981;21:70-73.
32 Vinazzer H: Autotransfusion. Anaesthesist 1977;26:591,592.
33 Wilson AJ, Cuddigan BJ, Wyatt AP: Early experience of intraoperative autotransfusion. J of the Royal Society of Medicine 1988;81:389-391.

Univ.-Doz. Dr. Barbara Blauhut
Abteilung für Anaesthesiologie und operative Intensivmedizin
Allgemeines öffentliches Krankenhaus der Stadt Linz
Krankenhausstraße 9
A-4020 Linz (Österreich)

Schleinzer W, Singbartl G (eds): Fremdblutsparende Maßnahmen in der operativen Medizin. Beitr Infusionsther. Basel, Karger, 1993, vol 29, pp 142–145

Autotransfusionssystem III: Antikoagulation, Zellzentrifugation, Filtration, Retransfusion

D. Paravicini

Anaesthesiologische Klinik, Städtisches Krankenhaus Gütersloh

Bereits 1968, als Klebanoff [1] das erste maschinelle Autotransfusionsgerät vorstellte, das später als Bentley-ATS vertrieben wurde, setzten Wilson und Taswell [5] bei transurethralen Prostataresektionen ein neuartiges System zur Autotransfusion ein, bei dem die großen Volumina anfallender Irrigatorflüssigkeit durch Zellseparation und Waschen der autologen Erythrozyten eliminiert werden konnten. Mitte der siebziger Jahre arbeitete der amerikanische Anästhesist Orr [2] patienteneigenes Blut mit dem Bentley-ATS auf und unterzog es einem anschließenden Aufarbeitungsprozeß in der Blutbank: Mit einer Haemonetics Waschzentrifuge separierte er die autologen Erythrozyten und wusch sie mit physiologischer Kochsalzlösung. Anschließend wurden die gewaschenen autologen Erythrozyten in den Operationssaal zurückgebracht und dem Patienten retransfundiert. Durch Verlagerung der Waschzentrifuge in den Operationssaal entstand 1976 das erste Gerät zur maschinellen Autotransfusion (Haemonetics Cell Saver I). Die heute verwendeten Geräte funktionieren nach genau dem gleichen Prinzip (Abb. 1), allerdings ist heute aufgrund vergrößerter Schlauchlumina die Aufarbeitungszeit verkürzt; vor allem aber hat die elektronische Steuerung der modernen Geräte (Dideco-Shiley STAT, Haemonetics Cell Saver 4 oder 3 plus) die Bedienbarkeit für das Personal und die Sicherheit für den Patienten wesentlich erhöht.

Für die *Antikoagulation* des im Operationsgebiet aufgesaugten Blutes hat sich Heparin bewährt. 15.000 IE Heparin werden in 500 ml NaCl 0.9% gegeben, die Heparin-Kochsalzlösung läuft über das zweite Schlauchlumen langsam bis zum Saugerstutzen und soll sich dort mit dem aufgesaugten Blut im Verhältnis von etwa 1 : 5 bis 1 : 10 mischen. Vorab ist ein Heparin-Priming des Schlauchsystems und des Filters im Auffangreservoir sinnvoll. Hierfür werden insgesamt 50 bis maximal 100 ml Heparin-Koch-

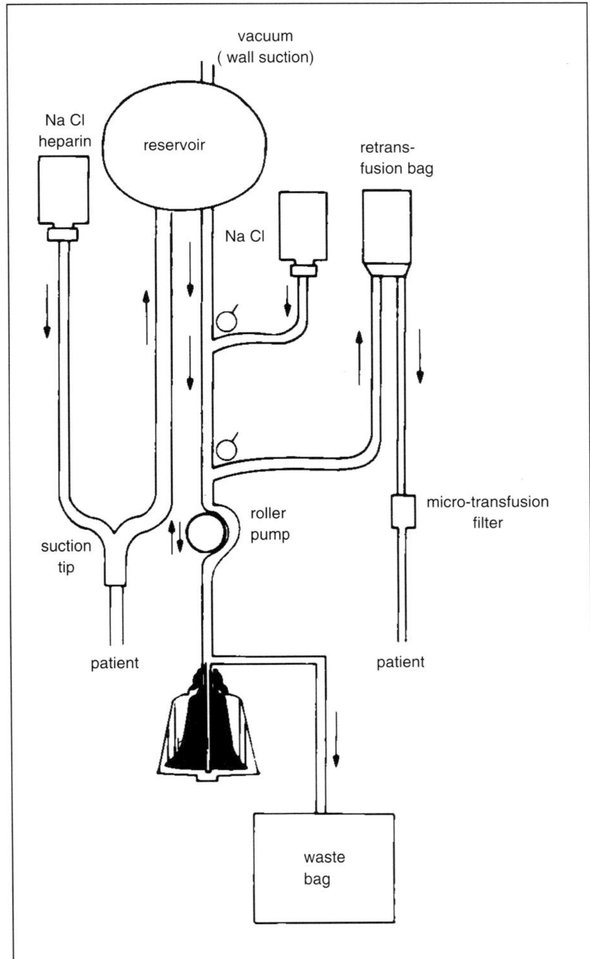

Abb. 1. Funktionsprinzip eines Autotransfusionsgerätes (Dideco Autotrans oder Haemonetics Cell Saver).

salzlösung verwendet. Der Sog muß während des Auffangvorgangs auf maximal 100 mm Hg begrenzt werden; hierfür hat sich die in den Dideco-Geräten serienmäßig eingebaute Absaugpumpe bestens bewährt. Bei den Geräten der Firma Haemonetics muß eine gut einstellbare, exakt arbeitende Absaugeinrichtung vorgeschaltet werden. Für den Operateur ist dieser geringe Sog relativ gewöhnungsbedürftig; in wenigen Ausnahmefällen muß der Sog über 100 mm Hg hinaus erhöht werden, wenn während einer starken intraoperativen Blutung eine höhere Sogleistung erforderlich wird.

Dies ist ohne größere Bedenken zu akzeptieren, weil dann auch bei einer starken Blutung ohne nennenswerte Luftaspiration gesaugt werden kann. Die Traumatisierung der Erythrozyten wird somit gering gehalten.

Durch die *Zellzentrifugation* werden während des Aufarbeitungsvorgangs die Blutzellen in der Zentrifugenglocke zurückgehalten. Gleichzeitig wird das mehr oder weniger hämolytische Plasma in den Abfallbeutel verworfen. Durch diese Zellseparation wird bereits ein großer Teil hämolytischen Materials aus dem Patientenblut eliminiert; somit reicht es während einer Massivautotransfusion aus, wenn im Interesse eines verkürzten Aufarbeitungsvorgangs die Zellen separiert, aber ungewaschen dem Patienten retransfundiert werden. In aller Regel soll aber mit 1.000 ml NaCl 0,9% gewaschen werden, um auf diese Weise zusätzliches Material (intrazelluläre Enzyme, freies Kalium, freies Hämoglobin, zugeführtes Heparin) ausreichend zu eliminieren. Ob dieser Waschvorgang durch zusätzliche Einrichtungen der Dideco-Geräte (better quality wash) noch effektiver gestaltet werden kann, bedarf weiterer Untersuchungen. Sicher steht die optimale Waschlösung derzeit nicht zur Verfügung. Über längere Zeit dürfen Erythrozyten in physiologischer Kochsalzlösung auf keinen Fall verbleiben, da diese keinerlei Nährsubstanzen für die Zellen enthält. Gefordert wird deswegen eine unmittelbare Retransfusion des autologen gewaschenen Erythrozytenkonzentrats (AGEK).

Eine *Filtration* der autologen Erythrozyten ist während der *Retransfusion* zwingend erforderlich, da offensichtlich insbesondere die älteren und somit osmotisch und mechanisch nicht mehr belastbaren Erythrozyten den Aufarbeitungsprozeß in der Zentrifugenglocke nicht überstehen. Bei Verwendung eines 10 μ-Mikrofilters konnte gezeigt werden, daß Zelltrümmer aus dem autologen Erythrozytenkonzentrat vollständig eliminiert werden können [3].

Besonders bei orthopädischen Operationen stellt sich der größte Blutverlust häufig erst in der postoperativen Phase ein. Mit geeigneten Auffangbehältnissen (z.B. speziell für diesen Zweck konstruierten Redonflaschen) kann auch in der postoperativen Phase das anfallende Blut während der ersten sechs Stunden verläßlich antikoaguliert und über das Autotransfusionsgerät aufgearbeitet werden. Über einen längeren Zeitraum sollte das Autotransfusionsgerät nicht einsatzbereit vorgehalten werden, da dann mit einer Kontamination des Materials zu rechnen ist.

Zusammenfassend kann festgestellt werden, daß mit Hilfe der maschinellen Autotransfusion autologe Erythrozyten von hoher biologischer Wertigkeit bereitgestellt werden können. Insbesondere sind die morphologischen Strukturen, die Überlebenszeit, vor allen Dingen aber auch die Sauerstofftransporteigenschaften dieser autologen Erythrozyten weitgehend ungestört [3]. Selbst bei Massivblutungen ist die maschinelle Autotransfusion das einzige Verfahren, bei dem unter optimaler Ausnutzung aller Möglichkeiten auf eine Fremdblutgabe verzichtet werden kann. Will man das Concept der autologen Transfusion (CAT) wirklich in vollem Umfang ausnutzen, so kann die maschinelle Autotransfusion nur als ein Baustein im Gesamtkonzept angesehen werden. Bereits 1987 haben Schleinzer et al. [4] darauf hingewiesen, daß während stark blutender operativer Eingriffe mit der maschinellen Autotransfusion autologe Erythrozyten von hoher biologischer Wertigkeit hergestellt werden können, daß aber andererseits die bei der maschinellen Autotransfusion entstehenden Plasmaverluste nur durch eine präoperative autologe Plasmapherese ausgeglichen werden können, die ihrerseits autologes Frischplasma, ebenfalls von höchster biologischer Wertigkeit, zur Verfügung stellt. Das Gesamtkonzept der autologen Transfusion muß aber neben maschineller Autotransfusion und gegebenenfalls autologer Plasmapherese immer auch die Möglichkeiten der präoperativen Eigenblutspende und der normovolaemischen Hämodilution, in der Regel unmittelbar nach Narkoseeinleitung, beinhalten.

Literatur

1 Klebanoff G, Watkins D: A disposable autotransfusion unit. Am J Surg 1968;116: 475-476.

2 Orr M: Autotransfusion: The use of washed red cells as an adjunct to component therapy. Surg 1978;84:728-730.

3 Paravicini D: Intraoperative Autotransfusion. Untersuchungen zur Effektivität und Qualität der Aufarbeitung gewaschener, autologer Erythrozyten, in: H. Bergmann et al (Hrsg.): Anaesthesiologie und Intensivmedizin, Berlin, Springer, 1986, Bd 183.

4 Schleinzer W, Mehrkens HH, Weindler M, Wollinsky K, Pohland H: Klinisches Konzept der autologen Transfusion: Hämodilution, maschinelle Autotransfusion, Plasmapherese, Eigenblutspende. Anaesth Intensivmed 1987;28:235-241.

5 Wilson JD, Taswell HF: Autotransfusion: Historical review and preliminary report on a new method. Mayo Clin Proc 1968;34:26-35.

Prof. Dr. Dietrich Paravicini
Abteilung Anästhesiologie
Städtisches Krankenhaus
Reckenberger Str. 19
W-4830 Gütersloh (BRD)

Schleinzer W, Singbartl G (eds): Fremdblutsparende Maßnahmen in der operativen Medizin. Beitr Infusionsther. Basel, Karger, 1993, vol 29, pp 146-157

Klinischer Einsatz und Kontraindikation der maschinellen autologen Transfusion

H.-H. Mehrkens

Abteilung Anästhesiologie/Intensivmedizin des Rehabilitationskrankenhauses Ulm, Akademisches Krankenhaus der Universität Ulm

Einleitung

Im Zeitalter von AIDS ist das Bewußtsein für die Risiken und Probleme der homologen Bluttransfusion wieder stärker geweckt worden. Der lange Zeit eher großzügige Umgang mit dem «ganz besonderen Saft» Blut (nach Goethes «Faust») hat einer sehr viel kritischeren Vorgehensweise Platz gemacht.

In diesem Zusammenhang ist der Stellenwert der autologen Transfusion (AT) ganz generell erheblich angestiegen. Das gilt in besonderem Maße auch für die Aufbereitung und Retransfusion des patienteneigenen Wundblutes. Diese Maßnahme wird bekanntlich in Form primitiver Techniken bereits seit vielen Jahrzehnten notfallmäßig angewandt. Erst in neuerer Zeit stehen uns die modernen medizin-technischen Geräte vom Typ «Cell Saver» zur Verfügung [2, 3, 10], die einen systematischen und routinemäßigen Einsatz ermöglichen (Abb. 1).

Aus der Übersicht der DGAI-Umfrage vom vergangenen Jahr wird allerdings deutlich, daß für die autologen Transfusionsverfahren bei uns ganz allgemein noch ein erheblicher «Ausweitungsspielraum» besteht. Insbesondere die Rückgewinnung und Retransfusion des Wundblutes mittels der maschinellen autologen Transfusion (MAT) wird bislang erst in ca. 20 % aller Krankenhäuser praktiziert, wobei der Anteil bei den großen kommunalen und Universitätskliniken deutlich höher liegt als bei den mittleren und kleinen Krankenhäusern [4].

Die Erfahrungen der zurückliegenden Jahre zeigen, daß die Impulse für die autologe Transfusion sehr stark aus der Öffentlichkeit, das heißt letztlich von seiten der Patienten, gekommen sind, die ohne Fremdblut

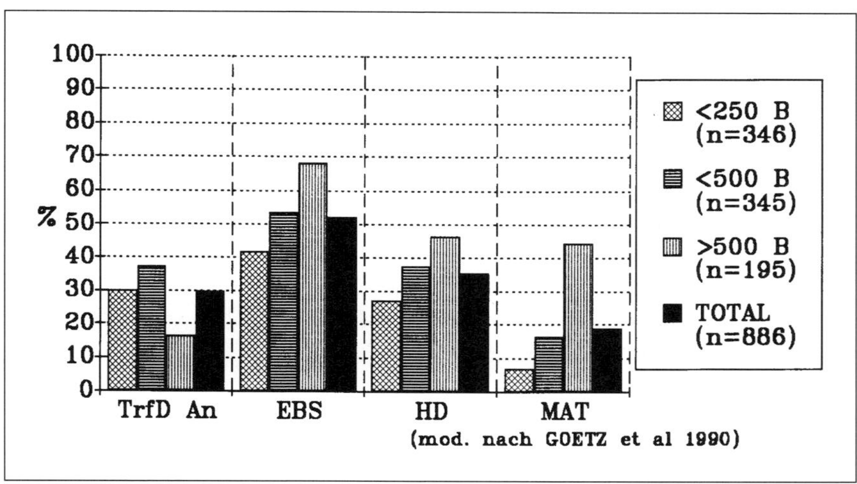

Abb. 1. Autologe Transfusionspraxis in Deutschland.

operiert werden möchten. Der Anschub auf ärztlicher Seite kommt einerseits von der operativen und andererseits von der anästhesiologischen Seite: Der Chirurg möchte möglichst ohne Fremdblut operieren, und der Anästhesist ist bemüht, die notwendige Volumen- und Blutersatztherapie möglichst ohne Fremdblut durchzuführen. Aus dieser identischen Zielrichtung ergibt sich ganz zwangsläufig, daß für die Durchführung und Effektivität der autologen Transfusion - den Willen des Patienten selbstverständlich vorausgesetzt - der absolute Konsens zwischen Operateur und Anästhesist eine unabdingbare Voraussetzung ist.

Checkliste zur maschinellen Autotransfusion

Mit den folgenden Ausführungen sollen einerseits Anhaltspunkte für Entscheidungshilfen zum Einstieg in die autologe Transfusion, und andererseits Anstöße gegeben werden, eigenes Handeln und Vorgehen bei der autologen Autotransfusion zu überprüfen und zu überdenken, das heißt gegebenenfalls auch zu korrigieren. Anhand der nachstehenden Checkliste wird eine kritische Bestandsaufnahme der maschinellen Autotransfusion vorgenommen und zugleich werden relevante Fragen und Probleme der Praxis erörtert:

1. Medizinische Vorteile
2. Anwendungsmöglichkeiten
3. Risiken und Kontraindikationen
4. Fachgebietszuordnung
5. Aufwand Personal und Sachmittel
6. Voraussetzungen
7. Perspektiven.

Zu 1. Medizinische Vorteile:

Durch die Rückgewinnung und Retransfusion des patienteneigenen Wundblutes werden die mit homologem Blut verbundenen Risiken (immunpathologischer Art, Infektionsübertragung) und Nachteile (zeitlich begrenzte Haltbarkeit, lagerungsbedingte Qualitätsminderung, mengenmäßig begrenzte Verfügbarkeit) ausgeschaltet. Das mittels «Cell Saver» aufbereitete autologe, gewaschene Erythrozytenkonzentrat (AGEK) besitzt praktisch frischblut-gleiche Eigenschaften (Abb. 2):

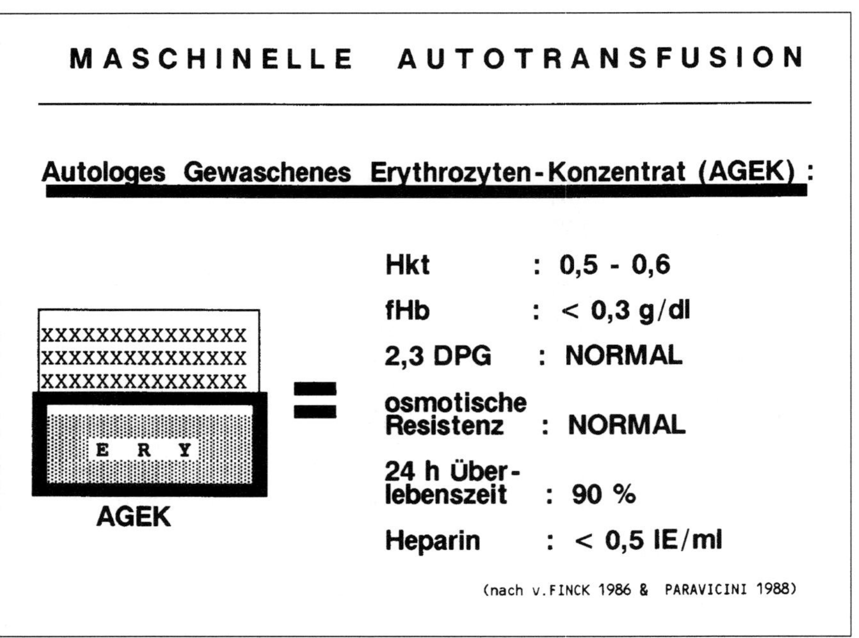

Abb. 2. Qualität AGEK.

Durch den Aufbereitungsvorgang werden nicht nur «lebensschwache» Erythrozyten [12], sondern auch eine Reihe weiterer unerwünschter Substanzen wie Gewebedetritus, Knochenzement, gerinnungsaktiviertes Plasma, Heparin eliminiert. Die Hämolyserate nach der Waschzentrifugation ist in aller Regel vernachlässigbar gering [2, 6, 11, 12]. In-vitro-Untersuchungen mit bakteriell kontaminiertem Blut haben darüber hinaus zeigen können, daß die maschinelle Aufbereitung zu einer ganz erheblichen Keimreduktion, allerdings nicht zu einer vollständigen Keimfreiheit führt [5, 12, 18]. Immerhin erscheint es aber auch angesichts dieser Befunde empfehlenswert, grundsätzlich sämtliches Wundblut vor einer Retransfusion maschinell mit einer Waschzentrifuge aufzubereiten.

In welchem Umfang die maschinelle Autotransfusion zur Fremdbluteinsparung beitragen kann, zeigt exemplarisch die folgende Untersuchung von Hansen et al. [6] (Abb. 3):

Allein durch den Einsatz der maschinelle Autotransfusion konnte bei diesen blutverlustreichen Eingriffen (durchschnittlich knapp fünf Liter) der Bedarf an homologen Blutkomponenten um mehr als 50 % eingeschränkt werden.

Generell liegt die Rückgewinnungsquote der Erythrozyten (abhängig von der Operationsart und der Sorgfalt der Wundabsaugung) bei ca. 50 bis

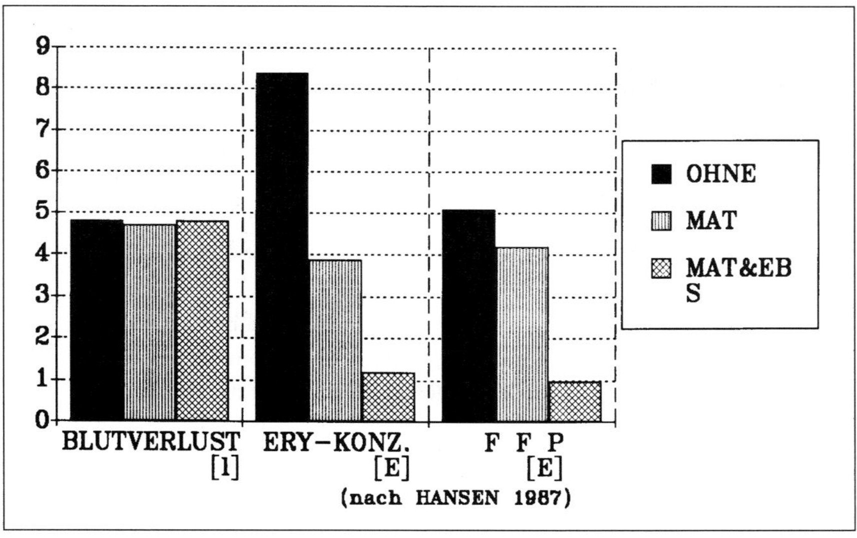

Abb. 3. Bedarf an homologen Blutkonserven bei Skolioseoperationen.

75 % [2, 6]. Zu bedenken bleibt, daß dabei verfahrenstechnisch bedingt aber das gesamte Plasma verworfen wird. Daraus resultiert bei größeren Blutverlusten (> ca. zwei Liter) ein wachsendes Plasmadefizit, das entsprechend substituiert werden muß. Die optimale Ersatzlösung für diese Situationen ist ohne Zweifel präoperativ gespendetes, autologes Gefrierfrischplasma [2, 8, 13].

Zu 2. Anwendungsmöglichkeiten

Für die maschinelle Autotransfusion gibt es ein breites Einsatzspektrum in praktisch allen operativen Disziplinen, soweit es sich um aseptische und malignomfreie Eingriffe handelt. Vorrangig geeignet sind Operationen der Herz- und Gefäßchirurgie sowie der Orthopädie. Ebenso ergeben sich aber auch Indikationen in anderen Fachgebieten, wie z. B. der Gynäkologie und Geburtshilfe, der Urologie, die Neurochirurgie, der Kiefer- und Gesichtschirurgie.

Sowohl aus Gründen der sicheren Handhabung des Gesamtsystems durch das Personal, als auch aus Gründen der Wirtschaftlichkeit sollte die Einsatzfrequenz einer Autotransfusionsmaschine bei wenigstens 100 bis 150 pro Jahr liegen. Im Einzelfall ist die Aufbereitung als «lohnend» zu betrachten, wenn sich mindestens zwei gewaschene Erythrozytenkonzentrate zur Retransfusion ergeben. Das setzt einen tatsächlich im Sammelreservoir aufgefangenen Blutverlust von wenigstens ca. 1000 ml voraus. Aus praktischen ebenso wie aus Kostenerwägungen hat es sich bewährt, in vielen Fällen primär zunächst ein relativ preisgünstiges Sammelreservoir (z. B. Vacufix ATU, Firma Braun) zu verwenden, um möglichst großzügig die Option für eine spätere Wundblutaufbereitung zu schaffen. Erst nach definitiver Entscheidung für die maschinelle Aufbereitung wird dann sekundär das (teurere) Filter-Cardiotomie-Reservoir des Maschinenherstellers eingesetzt [9].

Die Wundblutaufbereitung mittels maschineller Autotransfusion ist nicht nur bei elektiven Operationen, sondern ebenso bei Notfalloperationen, wie z. B. traumatisch bedingten Blutungen oder rupturierter Extrauteringravidität einsetzbar. Schließlich ist das System auch geeignet, bei unvorhergesehenen größeren Blutverlusten im Rahmen elektiver Operationen innerhalb von ca. zehn Minuten autologe Erythrozyten zur Retransfusion verfügbar zu haben. Voraussetzung dafür ist allerdings, daß sämtliche Anästhesiekräfte (Ärzte und Pflegepersonal) mit der Technik und den Geräten der maschinellen Autotransfusion gut vertraut sind, so daß sie jederzeit problemlos mit ihnen umgehen können [8].

Zu 3. Risiken und Kontraindikationen

Die Risiken der maschinellen Autotransfusion sind insgesamt als außerordentlich gering einzustufen. Eine potentielle Gefährdung ist in zweierlei Hinsicht denkbar:

1. Produktbezogen –, das heißt bedingt durch eine mangelnde Qualität des aufbereiteten Erythrozytenkonzentrates. Dafür kommen mehrere ursächliche Faktoren in Frage: z. B. erhöhter Gehalt an freiem Hämoglobin; relevante Restheparinkonzentration; in der Entstehung noch nicht abgeklärter relevanter Fettgehalt; vor allem aber eine nicht erkannte bakterielle Kontamination. Gezielte Studien speziell zu letzterem Problem sind in der Literatur bislang rar. Schwieger et al. konnten z. B. trotz festgestellter positiver Bakterienkultur im Cell-Saver-Material keinen Zusammenhang mit postoperativen Infektionskomplikationen nachweisen [15]. Das Problem eines auffallenden Fettgehaltes des aus der maschinellen Aufbereitung gewonnenen Erythrozytenkonzentrates ist in seinen Zusammenhängen und auch in seiner klinischen Relevanz noch nicht definitiv abgeklärt [7]. Möglicherweise spielt hier die Art der primären Filterung und des Sammelreservoirs eine gewisse Rolle.

2. Systembezogen –, das heißt mögliche Gefährdung durch die Autotransfusionsmaschine selbst bzw. das damit in Verbindung stehende System der Retransfusion. Aus den Anfängen der maschinellen Autotransfusion in den siebziger Jahren gab es hier das bekannte Problem der Luftembolie beim Bentley-System, das schließlich nach letalen Zwischenfällen wieder vom Markt genommen wurde [10]. Die heute verfügbaren Systeme vom Typ «Cell Saver» sind unter dem Gesichtspunkt einer potentiellen Patientengefährdung als absolut sicher einzustufen.

Die Kontraindikationen der maschinellen Autotransfusion sind weiterhin eindeutig definiert, das heißt bakteriell oder mit Tumorzellen kontaminiertes Wundblut ist nicht zur Aufbereitung und Retransfusion geeignet. Lediglich in lebensbedrohlichen Notfallsituationen sollte in Übereinstimmung zwischen Operateur und Anästhesist bei nicht auszuschließender oder sogar wahrscheinlicher Kontamination eine maschinelle Wundblutaufbereitung und Retransfusion in Erwägung gezogen werden [16].

Zu 4. Fachgebietszuordnung

Anders als bei den Spendemaßnahmen der autologen Transfusion (Eigenplasma- oder Eigenblutspende) ist die Zuordnung der maschinellen Autotransfusion zur Anästhesie weitgehend unumstritten. Aufgrund der geschlossenen Fachgebietsvereinbarungen ist der Anästhesist während der Operation und in der unmittelbar postoperativen Phase im Aufwachraum sowie auf der Intensivstation für die Aufrechterhaltung der vitalen Funktionen, einschließlich der Infusions- und Blutersatztherapie, verantwortlich [17]. Daraus erwächst logischerweise die Zuständigkeit auch für die maschinelle Autotransfusion. Für das ärztliche und pflegerische Anästhesiepersonal ist der Umgang mit der Autotransfusionsmaschine prinzipiell ähnlich einzustufen wie mit einem Beatmungsgerät. Die weitgehende Automatisierung des Systems macht einen eigenen Techniker zur Bedienung der Maschine nicht erforderlich. Der sachgerechte Umgang mit den Gerätschaften erfordert aber eine profunde Einweisung und letztlich auf Dauer einen guten Trainingszustand des gesamten Anästhesiepersonals (Ärzte und Pflegekräfte!).

Zu 5. Aufwand Personal und Sachmittel

Der technisch weitgehend automatisierte Vorgang der Wundblutaufbereitung mit dem Waschzentrifugensystem und die problemlos zu handhabenden Einmalsetmaterialien ermöglichen zwar eine Bedienung durch das Anästhesieteam, erfordern aber natürlich einen bestimmten Mehraufwand an Zeit und Arbeit. Bei völlig glattem Routineverlauf von Operation und Narkose kann das einsatzbereit aufgerüstete, maschinelle Autotransfusionssystem durchaus im Rahmen der allgemeinen Anästhesiemaßnahmen vom Anästhesieteam mit bedient werden. Insgesamt ist aber trotzdem aufgrund der Erfahrungswerte, die vor allem auch erschwerende Umstände mit einschließen, ein personeller Mehraufwand erforderlich. Dieser Mehraufwand ist bislang noch nicht allgemein anerkannt in den sogenannten «Anhaltszahlen» definiert, aber unlängst ist es in der ENDO-Klinik in Hamburg erstmals gelungen, bei den Pflegesatzverhandlungen den folgenden leistungsbezogenen Personalbedarf durchzusetzen [14]:

Ärzte: 3400 Leistungen MAT = 1 Kraft
Pflegedienst: 1500 Leistungen = 1 Kraft.

Kostenmäßig schlagen bei der maschinellen Autotransfusion (MAT) besonders die Einmalmaterialien zu Buche (Tab. 1).

Die genaue Kostenermittlung, vor allen Dingen eine Vergleichsrechnung zwischen autologem und homologem Erythrozytenkonzentrat, ist außerordentlich schwierig und zum Teil auch sehr fragwürdig. Wenn man die reinen Sachkosten für die maschinelle Autotransfusion aus den Einmalmaterialien, dazu die Personalkosten und schließlich die Abschreibungskosten (die investiven Kosten belasten nicht das Budget und müßten hier eigentlich ausgespart bleiben) aufsummiert, ergibt sich ein Gesamtbetrag von ca. DM 340,- für ein maschinell aufbereitetes, autologes Erythrozytenkonzentrat. Dem steht ein Kostenaufwand von ca. DM 120,- für ein homologes Erythrozytenkonzentrat gegenüber (aktueller Preis des DRK-Blutspendedienstes Baden-Württemberg). Da jedes weitere Erythrozytenkonzentrat, das beim gleichen Patienten aus der Wundblutaufbereitung gewonnen werden kann, keine zusätzlichen Kosten nach sich zieht, ergibt sich unter rein betriebswirtschaftlichen Gesichtspunkten eine Kostenneutralität mit homologen Erythrozytenkonzentraten bei einer Anzahl von drei Einheiten, jede darüber hinaus gewonnene bzw. benötigte Einheit führt zu einer Kosteneinsparung.

In eine echte Vergleichsrechnung sind aber nicht nur die betriebswirtschaftlichen Kosten, sondern auch die volkswirtschaftlichen Kosten miteinzubeziehen, das heißt mögliche Folgekosten, z. B. aufgrund transfusionsbedingter Infektionsübertragungen, sind hier zu berücksichtigen. Aus-

Tab. 1: Kosten Erythrozytenkonzentrat autolog - homolog

CAT: Maschinelle Autotransfusion			
Kosten Ery-Konzentrat (250 ml)			
Autolog		Homolog	
Einmal-Set	250,00	Blutbank	102,00
Antikoalg. & Waschlös.	8,00	Kreuzprobe	18,00
Personal	50,00		
Abschreibung (200 Eins./J)	35,00		
	343,00		120,00
Fiktive Kosten Hepatitis (1000 EL's)	0,00		210,00
	343,00		330,00

gehend von einer Posttransfusionshepatitisrate von 1 % und einer Gesamtquote an schweren chronischen Langzeitbehandlungsfällen von insgesamt 3 ‰ (mit Einzelfallkosten von DM 70000,–) ergibt sich in der obigen Aufstellung bereits eine Kostenangleichung zwischen autolog und homolog für ein Erythrozytenkonzentrat.

Letzten Endes muß eine solche Kostenrechnung aber wohl doch als überaus problematisch angesehen werden und schließlich muß auch bezweifelt werden, ob sie bei einer Entscheidung für oder gegen die maschinelle autologe Transfusion in angemessener Weise herangezogen werden kann.

Zu 6. Voraussetzungen

Die Entscheidung pro maschinelle Autotransfusion in einem Krankenhaus ist nur dann sinnvoll, wenn in bezug auf das Operationsgut nach Art und Fallzahl eine lohnende Anwendung erwartet werden kann. Die Mindestfrequenz an Maschineneinsätzen sollte wenigstens 100 bis 150 pro Jahr betragen. Für einen reibungslosen Ablauf bedarf es einer guten interdisziplinären Kooperation zwischen Operateuren und Anästhesisten. Wenn immer möglich sollte auch der Transfusionsmediziner die maschinelle autologe Transfusion beratend begleiten. Effektivität und Nutzen des Verfahrens sind ganz wesentlich vom Engagement des involvierten Personals bestimmt. In aller erster Linie muß eine sorgfältige Einweisung und Schulung des gesamten Anästhesiepersonals gewährleistet sein.

Zu 7. Perspektiven

Geräteseits ist die maschinelle Autotransfusion mittels Waschzentrifuge als praktisch ausgereift zu betrachten, so daß grundlegende Veränderungen nicht mehr zu erwarten sind. Ähnlich wie bei der Plasmapherese zeichnet sich aber für die Zentrifugationsmethode auch bei der maschinellen Wundblutaufbereitung ein alternatives Herstellungsverfahren mittels Membranfiltrationstechnik ab [1]. Eine Bewertung dieser Verfahrenstechnik wird aber erst möglich sein, wenn ein solches System allgemein verfügbar und einsetzbar ist.

Die Ausweitung der maschinellen Autotransfusion auch auf bakteriell oder tumorzellkontaminiertes Wundblut wird weiterhin Gegenstand zunächst experimenteller Untersuchungen sein, um auch in dieser Hinsicht sichere Techniken für den routinemäßigen Einsatz in der Klinik zu entwickeln.

Beim Einmalset sind von Anwenderseite noch einige Wünsche offen, die sich in erster Linie auf eine praktikable und kostengünstige Lösung für das Sammelreservoir sowie in zweiter Hinsicht auf eine effiziente, hygienisch einwandfreie und anwenderfreundliche Verfahrenstechnik der Drainageblutaufbereitung beziehen. Hier ist es an der Industrie, die bestehenden Vorschläge aus der Praxis aufzugreifen und entsprechend umzusetzen.

Schlußfolgerung

Die Aufbereitung von Wundblut mit einem Waschzentrifugensystem hat sich trotz des nicht unerheblichen Aufwandes einen festen Platz im Rahmen der autologen Transfusion gesichert (Abb. 4).

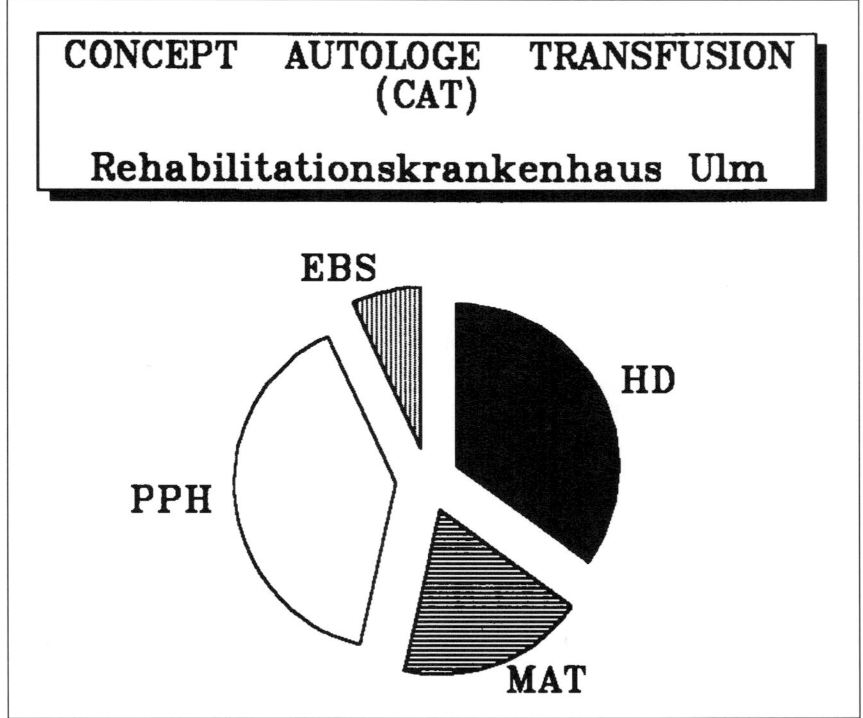

Abb. 4. Concept Autologe Transfusion (CAT).

Effektivität und Nutzen der maschinellen Autotransfusion sind erwiesen, ihr Einsatz kann wesentlich zur Einsparung von Fremdblut in der operativen Medizin beitragen. Eine optimale Effektivität läßt sich erreichen, wenn die Methode integraler Bestandteil eines systematischen Gesamtkonzeptes ist, das alle Möglichkeiten der autologen Transfusion in umfassender Weise einschließt. Die Schwerpunkte eines solchen Gesamtkonzeptes der autologen Transfusion sind dabei individuell nach den jeweiligen Umständen in den einzelnen Krankenhäusern auszurichten.

Literatur

1 Boldt J, Kling D, von Bormann B, Züge M, Scheld H, Hempelmann G: Blood conservation in cardiac operations. J. Thorac Cardiovasc Surg 1989;97:832-840.

2 von Finck M, Schmidt R, Schneider W, Feine U: Die Qualität gewaschener autotransfundierter Erythrozyten. Anaesthesist 1986;35:686-692.

3 Gilcher RO, Orr MD: Autotransfusion Perioperative: blood salvage in nonheparinized patients. Crit Care Med 1976;4:103.

4 Goetz E, Hertel U, Kretz FJ, von Eimeren W: Umfrage zum Nachwuchsbedarf in der Anästhesiologie. Anästh Intensivmed 1990;31:314-318.

5 Hansen E, Martin E, Heim MU: Aktuelle Aspekte der autologen Transfusion. Anaesthesist 1986;35:577-580.

6 Hansen E, Pollwein B, Martin E, Heim MU, Horst S, Matzen KA, Peter K: Autologe Transfusion bei Skolioseoperationen: Präoperative Eigenblutspende und intraoperative maschinelle Autotransfusion. Z Orthop 1987;125:262-267.

7 Henn-Beilharz A, Hoffmann R, Hempel V, Bräutigam KH: Untersuchung zur Herkunft von entemulgiertem Fett bei Autotransfusion in der elektiven Hüftchirurgie. Anaesthesist 1990;39:88-95.

8 Mehrkens HH, Geiger P, Schleinzer W, Weindler M, Wollinsky KH, Pohland H: Vier Jahre Erfahrung mit dem autologen Transfusionskonzept Ulm (ATU). Infusionstherapie 1990;17(suppl 2):28-33.

9 Mehrkens HH, Geiger P, Weindler M, Wollinsky KH, Pohland H: Verfahren zur apparativen autologen Spende und Transfusion. Beitr Infusionsther. Basel, Karger, 1991, vol 28, pp 274-282.

10 Paravicini D, Lawin P: Intraoperative Autotransfusion - gestern, heute, morgen. Anästh Intensivmed 1983;24:137-144.

11 Paravicini D: Bemerkungen zur Arbeit von Turner et al: Die intraoperative maschinelle Autotransfusion: Untersuchung des abgesaugten Blutes vor Retransfusion. Anaesthesist 1985;34:255-260.

12 Paravicini D: Intra- und postoperative Autotransfusion - Eine Qualitätsanalyse. Klin Wochenschr 1988;66(suppl 15):29-32.

13 Schleinzer W, Mehrkens HH, Weindler M, Wollinsky KH, Pohland H: Klinisches Konzept der autologen Transfusion: Hämodilution, maschinelle Autotransfusion, Plasmapherese, Eigenblutspende. Anästh Intensivmed 1987;28:235-241.

14 Schleinzer W, Singbartl G: Optimierung der Autotransfusion durch Kooperation aus anästhesiologischer Sicht. Anaesthesist 1990;39(suppl 1):55.
15 Schwieger JM, Gallagher CJ, Finlayson DC, Daly WL, Maher KL: Incidence of Cell-Saver Contamination During Cardiopulmonary Bypass. Ann Thorac Surg 1989; 48:51-53.
16 Transfusion-Council on Scientific Affairs: Autologous Blood Transfusions. JAMA 1986;256:2378-2380.
17 Weissauer W: Anmerkungen zur Vereinbarung über die Bluttransfusion. Anästh Intensivmed 1989;30:376-378.
18 Wollinsky KH, Mehrkens HH, Geiger P, Weindler M, Waltera S, Grimm H: Kinetik der Bakterienauswaschung im Cell Saver III - Haemonetics. Beitr Infusionsther. Basel, Karger, 1991, vol 28, pp 337-340.

Prof. Dr. med. H.-H. Mehrkens
Chefarzt der Abteilung Anästhesiologie / Intensivmedizin
Rehabilitationskrankenhaus Ulm
Oberer Eselsberg 45
W-7900 Ulm/Donau (BRD)

Plasmapherese (PPH) und Eigenblutspende (EBS)

Schleinzer W, Singbartl G (eds): Fremdblutsparende Maßnahmen in der operativen Medizin. Beitr Infusionsther. Basel, Karger, 1993, vol 29, pp 158-162

Indikationen und Kontraindikationen der Plasmapherese und Eigenblutspende

I. Linde

Fachkrankenhaus Annastift, Hannover

An der Zentralen Anästhesieabteilung des Orthopädischen Fachkrankenhauses «Annastift» Hannover, mit 301 zumeist operativen Betten, wurde seit 1985 schrittweise ein autologes Transfusionskonzept für Patienten mit blutverlustreichen elektiven Eingriffen aufgebaut.

Erster Baustein war die konsequente Anwendung der normovolämischen Hämodilution in der unmittelbaren präoperativen Phase, d.h. der zeitgleiche Austausch von patienteneigenem Blut gegen kolloidale Plasmaersatzstoffe (bei uns: HAES 6 %).

Die theoretischen Grundlagen hierfür sind allgemein bekannt und wurden vor über einem Jahrzehnt bereits von Messmer und Mitarbeitern [3] im deutschen Sprachraum ausführlich publiziert. Neuere umfangreiche Ergebnisse veröffentlichte die Arbeitsgruppe um von Bormann [1].

Den zweiten Baustein des autologen Transfusionskonzepts bildet bei uns die maschinelle Autotransfusion mit intraoperativer Rückgewinnung des Blutes aus der Operationswunde sowie der postoperativen Aufbereitung (Zentrifugation und Waschen) des Drainageblutes auf der Intensivstation.

Das Verdienst von Schleinzer und Mehrkens [4] ist es, frühzeitig erkannt zu haben, daß akute normovolämische Hämodilution und maschinelle Autotransfusion alleine nicht ausreichen, um nennenswerte Blutverluste im autologen Bereich vollwertig zu ersetzen.

So wird dem dritten Baustein des Konzepts, der Eigenplasmapherese bzw. der Eigenblutspende des Patienten mit deutlichem zeitlichen Abstand zu seinem Operationstermin, heute eine entscheidende Bedeutung bei der Realisierung des Behandlungszieles beigemessen: völliger Verzicht von Fremdblut bei großen orthopädischen Eingriffen.

Erst die Bereitstellung einer nennenswerten, auf die jeweilige Behandlungssituation abgestimmten Menge autologen, frischgefrorenen Plasmas deckt den Bedarf an körpereigenem Volumen, Eiweiß und plasmatischen Gerinnungsfaktoren des Patienten während und unmittelbar nach seinem orthopädischen Eingriff.

Während normovolämischer Hämodilution und maschinelle Autotransfusion mit einigem persönlichen Engagement während des klinischen Routinebetriebes durchgeführt werden können, ist die praestationäre Eigenplasmapherese bzw. Eigenblutspende an umfangreiche organisatorische, finanzielle und räumliche Voraussetzungen gebunden, wenn ihr die Rolle einer Routinemaßnahme für das Behandlungskonzept zubemessen werden soll.

In unserem Haus existiert seit Januar 1989 eine Eigenblutbank, die organisatorisch der Zentralen Anästhesieabteilung zugeordnet ist.

Hier werden jährlich 5000 Plasmaeinheiten autologen-fresh-frozen Plasmas nach dem Filtrationsverfahren sowie einige hundert Erythrozytenkonzentrate hergestellt.

Unsere hier getroffenen Aussagen zur Indikation von Eigenplasmapherese und Eigenblutspende beruhen daher auf eigenen klinischen Erfahrungen.

Die Voraussetzungen für die Durchführung der präoperativen Eigenplasmapherese sind neben dem Vorhandensein eines entsprechenden personellen, räumlichen (Aufwachraum bzw. getrennte Räume für Eigenblut- bzw. Anästhesieambulanz) und gerätetechnischen Angebots auf den Tabellen 1-5 dargestellt.

Op-Indikation und Op-Einwilligung des Patienten werden dabei vorab in der fachorthopädischen Ambulanz abgeklärt, die Einwilligung zur Eigenblutspende unterschreibt der Patient auf unserem Formular am Schluß eines ausführlichen Aufklärungsgesprächs und der klinischen Untersuchung auf Spendetauglichkeit sowie Anästhesiefähigkeit.

Tab. 1. Voraussetzungen für die präoperative Plasmapherese

- OP-Indikation
- OP-Einwilligung des Patienten
- Spendeeinwilligung des Patienten
- Zu erwartender Blutverlust > 500 ml bis 1500 ml
- Anästhesiefähigkeit
- Spendetauglichkeit

Tab. 2. Voraussetzungen für die präoperative Eigenblutspende

- OP-Indikation
- OP-Einwilligung des Patienten
- OP-Termin (max. 49 Tage nach Spende)*
- Spendeeinwilligung des Patienten
- Zu erwartender Blutverlust > 1500 ml
- Anästhesiefähigkeit
- Spendetauglichkeit

*Alternative: Kryokonservierung

Tab. 3. Gegenüberstellung der Spendetauglichkeit im homologen und autologen Spendebereich

Allgemeine Transfusionsrichtlinien	Autologer Transfusionsbereich
● Alter: 18 bis 65 Jahre	● Alter: unbegrenzt
Ausschluß bei:	Ausschluß bei:
● Malignom	● akuter intercurrenter Erkrankung
● Suchtverhalten des Spenders	
● chronischen Erkrankungen	
● Schwangerschaft	
● Dauermedikation (z. B. mit Antihypertonika)	

Tab. 4. Kontraindikationen für die Durchführung der Eigenblutspende (EBS) bzw. Eigenplasmapherese (PPH)

Kontraindikationen	
EBS	PPH
● Fehlen einer hinreichenden Indikation	
● Akute intercurrente Erkrankung	
● Hb < 11 g/dl	● Ges.-Ew < 5 g/dl
● kardiale Dekompensation	● Paraproteinämie
● Aortenstenose III. + IV. Gr.	
● schwere pulmonale Funktionsstörung	
● instabile Angina pectoris	

Tab. 5. Überwachungsparameter des Patienten während der Spende und Dokumentation auf einem Spendeprotokoll

Standardmonitoring:	
EKG	
NIBP	Dokumentation auf Spenderprotokoll
SA_{O2}	
O_2-Nasensonde	

Wenn bei der bevorstehenden Operation der zu erwartende Blutverlust 1500 ml wahrscheinlich übersteigen wird, vereinbaren wir mit den Operateuren einen geeigneten Aufnahme- und Operationstermin und führen dann eine entsprechende Anzahl von Eigenblutspendeterminen, selbstverständlich unter strenger klinischer Kontrolle des Patienten und adäquater Eisensubstitution, durch.

Die Feststellung der Spendetauglichkeit unserer zumeist alten und oft mehrfacherkrankten Patienten ist dabei immer noch Gegenstand der Diskussion mit den Transfusionsmedizinern, da unsere Einschlußkriterien sich doch in einigen wesentlichen Punkten von den allgemeinen Transfusionsrichtlinien der Bundesärztekammer unterscheiden.

Hieraus ergibt sich bei der Feststellung der Kontraindikationen für beide Verfahren, Eigenplasmapherese und Eigenblutspende, ein sehr viel eingeschränkterer Bereich als dies bei der homologen Spende der Fall wäre, da bei uns bekanntermaßen das Produkt Eigenblut bzw. Eigenplasma unter gar keinen Umständen an andere weitergegeben wird.

Es bleiben für uns als Kontraindikationen vor allen Dingen verbindlich: die akute cardiopulmonale Dekompensation, bei der ohnedies ein elektiver Eingriff nicht durchgeführt werden würde sowie akute intercurrente Erkrankungen, eine ausgeprägte Anämie, Eiweißmangelsyndrome bzw. das Vorhandensein einer Paraproteinämie, bei Plasmozytom.

Die Malignomerkrankung ist deshalb keine Kontraindikation, weil zu erwarten ist, daß bei entsprechender operativer Indikationsstellung und der Transfusion homologen Konservenblutes der Patient eine Immunsuppression erfährt und dadurch die Entwicklung von Tumormetastasen und -rezidiven wesentlich begünstigt wird [2].

Selbstverständlich bedingt das Einbeziehen älterer und alter (unser ältester Patient war bisher 89 Jahre) Patienten mit multifaktoriellen Organschäden in das autologe Transfusionsprogramm eine äußerst sorgfältige und lückenlose Überwachung während der Eigenblutspende bzw. Eigenplasmapherese.

Zu unserem Standardmonitoring gehören neben der ständigen klinischen Kontrolle durch einen stets präsenten Facharzt das obligat miterfaßte EKG, die automatische Kontrolle des Blutdrucks in 5-Minuten-Abständen sowie die kontinuierliche Messung der Gewebssauerstoffsättigung – eines entscheidenden Frühwarnsystems zur Erkennung von sich anbahnenden Veränderungen des kardiovaskulären Systems und seiner Auswirkungen auf die Gewebsdurchblutung.

Ein derzeit noch manuell erstelltes Plasmaphereseprotokoll ordnet alle Patientendaten der Zeitachse zu und dient der Dokumentation des Spendevorgangs.

Unsere eigenen klinischen Erfahrungen mit der Herstellung von nunmehr 10000 AFFP und AEK in den zwei Jahren des Bestehens unserer Eigenblutbank im Annastift lassen daher den vorsichtigen Schluß zu, daß bei gründlicher klinischer Untersuchung des Patienten durch einen erfahrenen Facharzt und der Durchführung und Kontrolle der Eigenplasmapherese unter den von uns geschilderten Bedingungen durchaus der Leitsatz aufgestellt werden kann:

Wenn für elektiven operativen Eingriff Anästhesiefähigkeit besteht, besteht auch Plasmapheresefähigkeit.

Literatur

1 von Bormann B, Schleinzer W: Die akute normovolämische Hämodilution als fremdblutsparendes Verfahren. Wiss Inf, Fresenius-Stift, 1987;1:186-204.

2 Martin M: Die autologe Transfusion in der Allgemeinchirurgie. 2. Symposium Medizin und Technik: Wege zur Einsparung von Fremdblut. Stuttgart, 20. Okt. 1990.

3 Messmer K: Hemodilution. Surg Clin North Am 1975;55:659.

4 Schleinzer W, Mehrkens HH: Klinisches Konzept der autologen Transfusion. Anaesth Intensivmed 1987;28:235-241.

Prof. Dr. Ingo Linde
Zentrale Anästhesieabteilung
Annastift e.V.
Heimchenstr. 1-7
W-3000 Hannover 61 (BRD)

Schleinzer W, Singbartl G (eds): Fremdblutsparende Maßnahmen in der operativen Medizin. Beitr Infusionsther. Basel, Karger, 1993, vol 29, pp 163–189

Vergleichsanalyse verschiedener Plasmapheresemethoden – Moderne Verfahren apparativer Plasmagewinnung im Vergleich untereinander und mit dem manuellen Beutel-Zentrifugationsverfahren

H. F. Neumeyer[a], *S. H. Quentin*[b], *J. U. Wieding*[a]

[a] Abteilung Transfusionsmedizin, Georg August Universität Göttingen
[b] Zentrum Anaesthesiologie, Rettungs- und Intensivmedizin, Georg August Universität Göttingen

Einleitung

Die klassische Methode zur Blutplasma-Gewinnung von gesunden Blutspendern für die Herstellung therapeutisch einsetzbarer Plasmaprodukte (z.B. gefrorenes Frischplasma GFP) oder von Patienten für die Herstellung von autologem Frischplasma (aGFP) ist das Blutbeutel-Zentrifugationsverfahren. Nach der Entnahme einer entsprechenden Menge Vollblut (z.B. 460 ml in CPDA-Stabilisator) erfolgt die Abtrennung der korpuskulären Blutbestandteile vom Plasma im Gravitationsfeld geeigneter externer Blutbeutel-Zentrifugen. Diese Methode wird in Blutspendediensten in großem Umfang eingesetzt: als Fraktionierungsschritt im Rahmen der Weiterverarbeitung der Regel-Vollblutspende zur Gewinnung jeweils einer Einheit Erythrozytenkonzentrat und GFP. Mit geeigneten Mehrfachbeutel-Systemen ist diese Methode auch als reine Plasmaspende einsetzbar, wobei dem Spender/Patienten das in der externen Zentrifuge vom Plasma abgetrennte Erythrozytenkonzentrat retransfundiert wird [1] (sogenannte «manuelle Plasmapherese», Abb. 1).

Im vergangenen Jahrzehnt sind verschiedene apparative Plasmapherese-Verfahren neu eingeführt worden [1–3]. Diese Apparate arbeiten nach zwei unterschiedlichen Grundprinzipien: entweder nach dem Prinzip der Zentrifugation (wie die manuelle Methode) oder aber nach dem Prinzip der Membranfiltration (ähnlich der Hämodialyse). Heute sind drei wichtige Gerätelinien von drei verschiedenen Firmen am Markt vertreten, nämlich

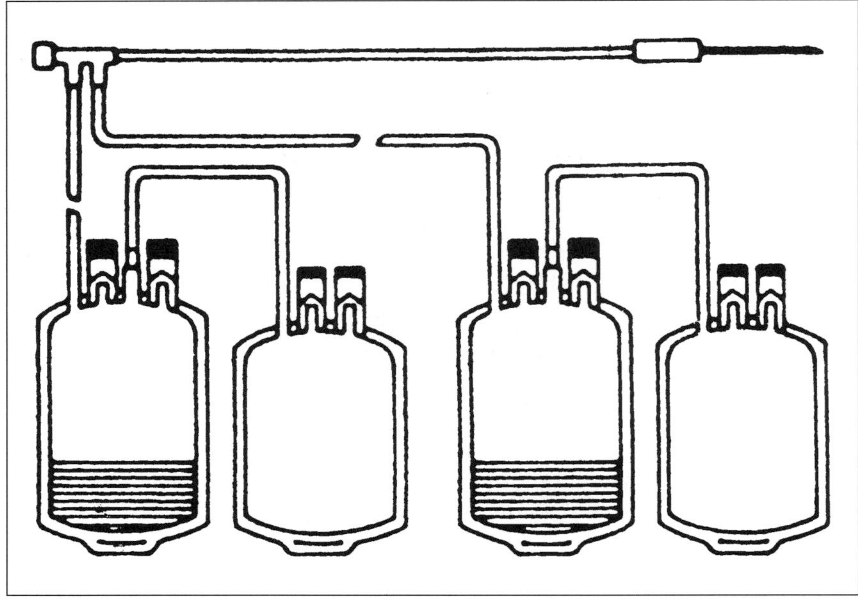

Abb. 1. System der Mehrfach-Beutel-Plasmapherese, manuelles Zentrifugationsverfahren.

«P.C.S.» (plasma collecting system) von Haemonetics (Abb. 2, aus dem V50-Zellseparator weiterentwickelt, [3 – 5]), «Autopheresis-C» von Baxter/ Travenol (Abb. 3, [6]) und «Plasmapur Monitor» von Organon Teknika (Abb. 4, [7]). Das P.C.S. stellt ein Zentrifugationsverfahren (mit interner Zentrifugen-Glocke) dar. Beim Plasmapur Monitor handelt es sich um einen Hohlfaser-Filter. Die Autopheresis-C arbeitet mit einem Flächen-Membranfilter (Nylonmembran), wobei durch hochtourige Rotation der Filterkammer der Effekt funktioneller Oberflächenvergrößerung (Plasma-Anreicherung über der Filteroberfläche) genutzt wird.

Seit April 1988 werden im Blutspendedienst der Abteilung Transfusionsmedizin der Universität Göttingen neben der alteingeführten manuellen Plasmapherese auch apparative Plasmapheresen zur Gewinnung von GFP durchgeführt. Dabei war es uns möglich, alle drei genannten Apparate im praktischen Einsatz nebeneinander zu testen. Bezeichnenderweise konnten sich die apparativen Verfahren nach anfänglicher Skepsis des Bedienungspersonals mittlerweile sehr gut durchsetzen. Inzwischen haben sie das klassische Beutel-Zentrifugationsverfahren fast vollständig verdrängt. Zu Beginn standen Probleme der Handhabung und Praktikabilität

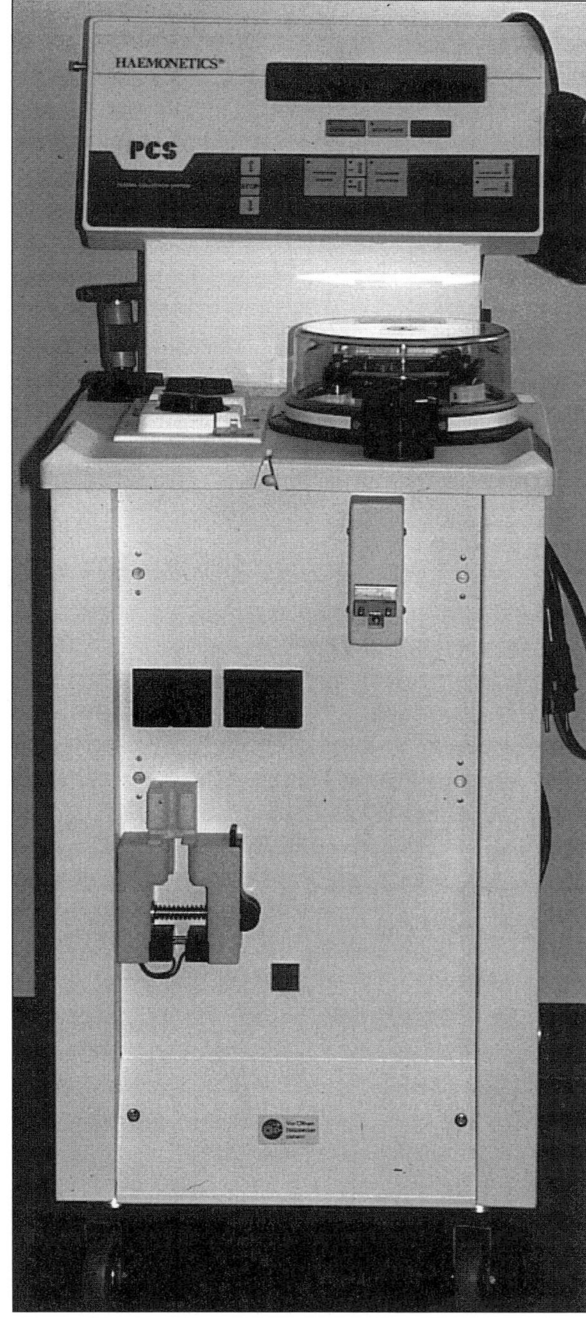

Abb. 2. Plasma collecting system P.C.S. (Haemonetics), apparatives Zentrifugationsverfahren.

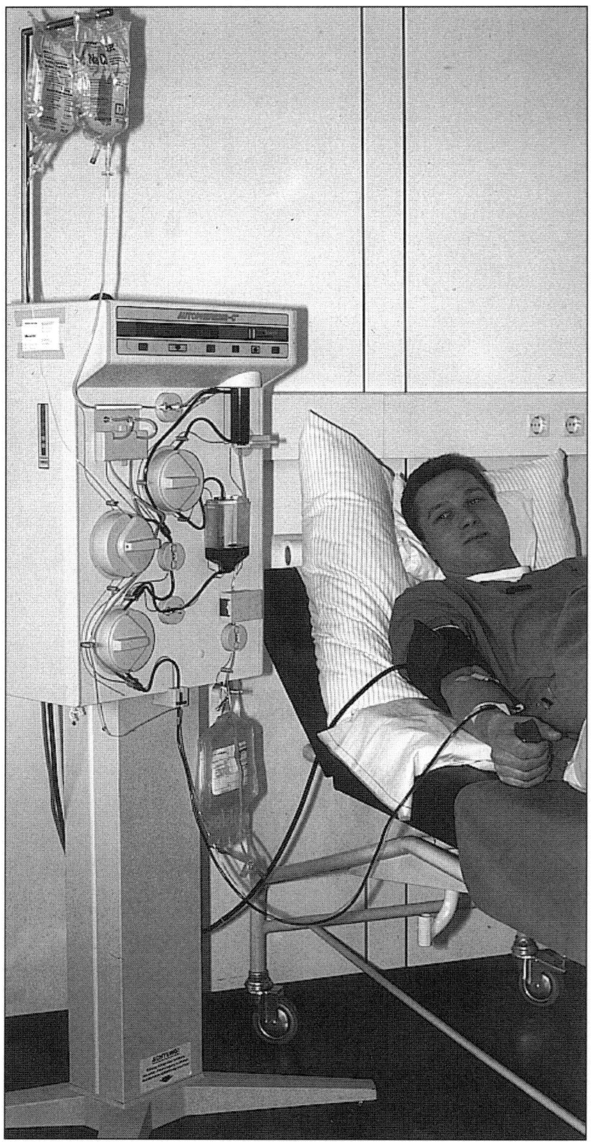

Abb. 3. Autopheresis-C (Baxter/Travenol), apparatives kombiniertes Filtrationsverfahren (Nylon Membran Filter).

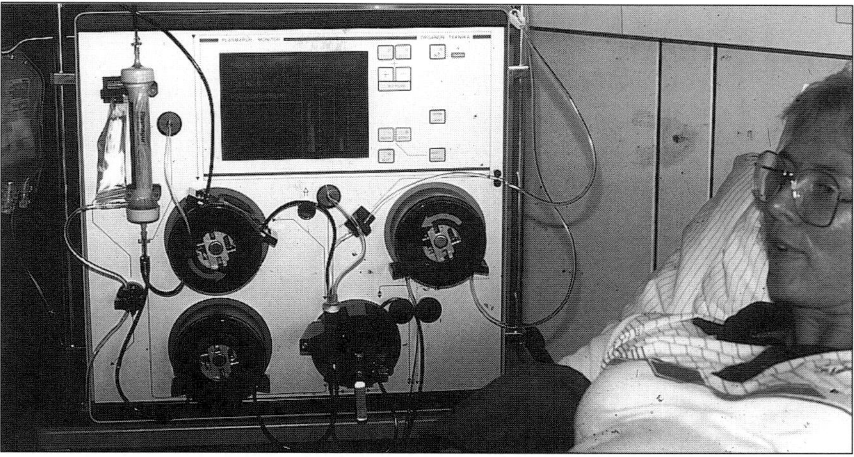

Abb. 4. Plasmapur Monitor (Organon Teknika), apparatives Filtrationsverfahren (Hohlfaser Filter).

der neuen Geräte im Vordergrund. Daher soll zunächst über Störungen und auftauchende Probleme bei Durchführung der Läufe berichtet werden. Darüberhinaus interessierte uns die Frage nach der Verträglichkeit der Plasmaspende für die Plasmaspender sowie die Qualität des hergestellten Plasmaprodukts GFP. Daher wurden einige Untersuchungen zur Biokompatibilität, zur Qualität des GFP und zum Effekt der Plasmatransfusion auf Empfänger durchgeführt, von denen im Anschluß berichtet werden soll.

Handhabung, Zeitaufwand, Spenderbelastung

Während des anderthalbjährigen Untersuchungszeitraums von April 1988 bis Oktober 1990 wurden 659 apparative Plasmapheresen durchgeführt. Dabei kam 69mal das P.C.S. zum Einsatz , 386mal arbeiteten wir mit dem der Autopheresis-C und 222mal mit dem Plasmapur Monitor. Die Maschinen wurden im praktischen, alltäglichen Gebrauch sowohl für die autologe Plasmabereitstellung (aGFP), als auch für die Gewinnung von GFP für die homologe Therapie eingesetzt. Die jeweils gewonnene Plasma-Menge betrug in der Regel 600 ml (homolog) bzw. 400 ml bis 600 ml (autolog).

Zeitbedarf und Praktikabilität

Im Vergleich zum manuellen Doppelbeutel-Zentrifugations-Verfahren ist die zeitliche Belastung für Spender und Personal bei allen drei apparativen Verfahren wesentlich geringer [8]. Der mittlere Zeitbedarf für die manuelle Plasmapherese liegt bei eineinhalb Stunden. Für die apparative Plasmapherese liegt er je nach der gewünschten Plasmamenge und je nach eingesetztem Verfahren im Bereich von einer halben bis knapp einer Stunde (Tab. 1). Als schnellste Methode stellt sich die Autopheresis-C heraus, die bei guten Venenverhältnissen beim Plasmaspender mit hoher Fließrate (bis zu 90 ml/min) sehr effektiv arbeitet. Leider ist das auch der Nachteil dieser Maschine: Bei mäßigen Venenverhältnissen, die nur eine Fließrate von deutlich unter 60 ml/min erlauben, treten systembedingt Probleme durch «Verstopfen» der Filtermembran auf. Für Patienten mit oft bescheidenen Venenverhältnissen hat sich bei uns daher der Plasmapur Monitor besser bewährt, der auch bei geringeren Fließraten noch einwandfrei arbeitet.

Belastung durch extrakorporales Volumen

Im Blutspendedienst ist die vorgeschriebene Notfallausrüstung [9, 10], jedoch keine intensivmedizinische Ausrüstung vorhanden. Unter diesen Umständen messen wir der Spender- bzw. Patientenbelastung/-belästigung durch das extrakorporale Blutvolumen einer Methode besondere Bedeutung zu. Hier schneiden die modernen apparativen Verfahren gegenüber der alteingeführten manuellen Zentrifugationsmethode etwas besser ab. Das maximal mögliche extrakorporale Blutvolumen errechnet sich aus dem Volumen des Systems (Beutel, Glocke, Filterkammer und Reservoir) und dem Volumen des Schlauchsystems. Hinzu kommt das bereits gesammelte Plasma abzüglich der darin enthaltenen Stabilisatorlösung. Die teilweise meßbaren, teilweise nur abschätzbaren Volumina sind in Tabelle 2 dargestellt. Danach ist das maximale extrakorporale Volumen bei der Autopheresis-C (665 ml) um etwa 100 ml, beim P.C.S. (750 ml) um etwa 50 ml kleiner als beim manuellen Verfahren, bei dem das maximale extrakorporale Volumen dem Inhalt eines ganzen Blutbeutels plus des ersten bereits gesammelten Plasmabeutels entspricht. Beim Plasmapur Monitor kann bei entsprechender Einstellung das gleiche extrakorporale Volumen wie bei der manuellen Methode erreicht werden, bei entsprechend geän-

Tab. 1. Prinzip, Handhabung und Zeitbedarf verschiedener Plasmapherese-Methoden

	Manuell Doppelbeutel	Haemonetics P.C.S.	Baxter Autopheresis-C	Organon Plasmapur-M.
Prinzip:	manuelle Zentrifug.	automat. Zentrifug.	automat. Z.-unterst. Filtration	automat. Filtration
Handhabung:	aufwendig	einfach	einfach	einfach
Zeitbedarf:				
für 500 ml	90 min (70 - 120) (n = 16)	43 min (28 - 56) (n = 16)	32 min (21 - 46) (n = 18)	46 min (33 - 60) (n = 14)
für 600 ml	n.t.	51 min (38 - 45) (n = 23)	40 min (30 - 69) (n = 92)	51 min (42 - 58) (n = 13)

Tab. 2. Maximal mögliches extrakorporales Volumen: Summe aus System-Volumen, Schlauchsystem und der bereits gesammelten Plasma-Portion zu Beginn des letzten vollständigen Zyklus. Vorgesehene Volumensubstitution

	Manuell Doppelbeutel	Haemonetics P.C.S.	Baxter Autopheresis-C	Organon Plasmapur-M.
System-Volumen: (gemessen)	460 ml +	285 ml +	195 ml +	bis 290 ml +
Schläuche: (geschätzt)	40 ml +	40 ml +	40 ml +	40 ml +
(Ziel: 500 ml Plasma)				
netto-Plasma: (geschätzt)	260 ml	380 ml	430 ml	bis 430 ml
max. extracorp. Volumen:	= 760 ml	= 705 ml	= 665 ml	= 760 ml (reduzierb.)
Vol.-Subst.	300 - 500 ml	nicht vorgesehen	300 - 500 ml	300 - 500 ml

derter Einstellung läßt sich das maximal erreichbare Volumen jedoch begrenzen.

Diese Volumenbelastung wird während der manuellen Plasmapherese durch Substitution mit Elektrolytlösung (NaCl 0,9 %) kompensiert. Auch bei der Autopheresis-C und dem Plasmapur Monitor ist eine Volumensubstitution vom System her vorgesehen, beim P.C.S. nicht, kann aber nachträglich ergänzt werden (Tab. 2).

Alarme, Komplikationen, Gefährdungen

Die Auswertung der 659 Plasmapherese-Protokolle auf registrierte Alarme, Komplikationen und vorzeitige Lauf-Abbrüche ergibt für die drei apparativen Verfahren das folgende Bild (Tab. 3):

Für das P.C.S. können 69 Läufe ausgewertet werden. Bei drei Läufen (3/69 = 3,1 %) wurden Alarme bzw. Komplikationen registriert, die jedoch nicht zum Abbruch des Laufes führten. Zweimal passierte es, daß in der Rückgabephase das gesammelte Plasma wieder abgesaugt und retransfundiert wurde. Dies ließ sich durch personalintensives zeitweiliges Abklemmen des Sammelschlauches beheben. Durch einen einfachen Trick (geänderte Lage des Schlauches), den wir bei einem Besuch im Duisburger Blutspendedienst kennenlernten, läßt sich diese ärgerliche Komplikation grundsätzlich vermeiden. Bei neun Läufen (9/69 = 13 %) mußte der Lauf vorzeitig abgebrochen werden. Viermal waren Venenprobleme beim Plasmaspender der Grund. Einmal war es ein Bedienungs-/Set-Fehler, eine Klemme am Schlauch zum Sammelbeutel war nicht wieder geöffnet worden, infolge der Druckerhöhung kam es zum Austritt von Blut aus der Sammelglocke. Ein Laufabbruch war auf ein fehlerhaftes Set (undichte Glocke) zurückzuführen. Die übrigen drei Abbrüche enstanden durch Maschinenfehler: Luft-Fehlalarm trotz korrekter Entlüftung des Systems, Fehlleitung des gesammelten Plasmas.

Tab. 3. Sämtliche registrierten Alarme/Komplikationen und Abbrüche bei 659 apparativen Plasmapheresen (hier sind auch die Zahlen aus der Einführungs-Phase enthalten, die zu vergleichsweise hohen Komplikationsraten führten)

Maschine	n	Alarme / Komplik. ohne Abbruch	Alarme / Komplik. mit Abbruch
PCS	69	3 = 3,1 %	9 = 13 %
Autopheresis C	368	42 = 11,4 %	28 = 7,6 %
Plasmapur Mon.	222	18 = 8, 1%	17 = 7,7 %
Summe n = 659			

Für die Autopheresis-C können 368 Läufe ausgewertet werden. Bei 42 Läufen (42/368 = 11,4 %) kam es zu insgesamt 52 registrierten Alarmen/Komplikationen, die jedoch nicht zum Abbruch des jeweiligen Laufes führten. Zwölfmal wurde «Luftalarm» registriert. Vermutlich traten weit mehr solcher Luftalarm-Meldungen des Systems auf, die jedoch problemlos zu beheben waren und daher nicht mehr als «protokollierungswürdig» erschienen. Viermal wurde «Druckalarm» registriert, auch diese Meldung war einfach korrigierbar. Fünfmal zeigten sich beim Start Leckagen im Set. Nach Austausch des gesamten Sets konnte der Lauf durchgeführt werden. Sechsmal registrierten wir Falschanzeigen der Waage, welche die gesammelte Plasmamenge bestimmt. Es handelte sich um einen Fehler der Software, der inzwischen behoben ist. Elfmal wurde Hb-Alarm ohne sichtbare Hämolyse registriert, siebenmal sahen wir Hämolysen im Plasma, ohne daß der Hämolyse-Detektor des Gerätes angezeigt hätte. Zweimal war der ACD-Schlauch aus der unteren Halterung gerutscht. - Bei 28 Läufen (28/368 = 7,6%) mußte der Lauf vorzeitig abgebrochen werden. Fünfmal waren Venenprobleme beim Plasmaspender der Grund. Dreimal war es ein Bedienungsfehler: Das Reservoir war falsch eingesetzt, der Plasmaschlauch abgedrückt. Fünf Laufabbrüche sind auf defekte Sets zurückzuführen (Filter defekt oder Leckage im System), neun Abbrüche auf Maschinenfehler (Gerät überlastet, nicht behebbarer P2-Alarm, CK-Alarm trotz optimaler Kanülenlage, brummendes Geräusch mit folgender Hämolyse, Elektronik defekt, Separation kam nicht in Gang). Sechs Abbrüche sind nicht mehr eindeutig zuzuorden (Hb-Alarm in Kombination mit Venenproblemen, behinderte Rückgabe, mangelnde Separation bei hohem Gegendruck = Venenprobleme?).

Für den Plasmapur Monitor können 222 Läufe ausgewertet werden. Bei 18 Läufen (18/222 = 8,1 %) kam es zu Alarmen/Komplikationen, die jedoch nicht zum Abbruch des Laufes führten. Fünfmal wurde Luftalarm registriert (vermutlich öfter, nicht mehr protokolliert). Dreimal führte ein nicht genügender Blutfluß zu erneuter Venenpunktion. Viermal wurde gesammeltes Plasma fälschlich zurückgesaugt. Einmal kam es am Schluß zum Systemausfall (Fehler E3), die Spülphase konnte jedoch manuell beendet werden. Einmal tauchte zu Beginn NaCl-Lösung fälschlich im Plasmabeutel auf. Ein unklarer Alarm «Schlauchklemme» wurde beobachtet, einmal drückte jemand versehentlich auf die Plasma-Waage und beendete damit den Lauf vorzeitig, und einmal behinderte uns ein kurzfristiger Stromausfall im Netz. - Bei 17 Läufen (17/222 = 7%) mußte die Apherese vorzeitig abgebrochen werden. Viermal waren Venenprobleme beim Plasmaspender der Grund. Zweimal war es ein Bedienungs-Fehler (Schläuche falsch eingelegt, durch Druckmanipulation ausgelöste Hämolyse). Ein Laufabbruch ist auf ein fehlerhaftes Set (Leck im Filter) zurückzuführen. Acht Abbrüche sind auf Maschinenfehler zurückzuführen: Plasma lief in den kleinen Beutel am Filter und NaCl in den Sammelbeutel, Systemfehler E3 mit Softwareabsturz, Luftsensor defekt, Systemfehler E0, mangelnder Druckaufbau in der Manschette. Die verbleibenden zwei Abbrüche beruhen auf nicht mehr eindeutig zuzuordnenden Fehlern (Übelkeit beim Spender, verschlossene Kanüle?).

In unsere Zählung der Alarme und Komplikationen geht die Anfangszeit mit ein, als noch wenig Erfahrung vorlag und auch die Geräte noch nicht ganz frei von «Kinderkrankheiten» waren. Daraus erklärt sich die z.T. hohe Frequenz. Insgesamt haben sich alle drei Maschinen für den homologen wie für den autologen Plasmaspendebereich als gut geeignet erwiesen. Trotz guter Praktikabilität bietet jedoch jede Maschine spezifische technische Probleme, die unter dem Stichwort «offene Wünsche an den Konstrukteur» darzustellen sind:

Systemkritik

Kritik am P.C.S. verdient der fehlende Hämolyse-Detektor. Eine Volumen-Substitution ist nicht vorgesehen. Die Halterung für den Plasmasammelbeutel erwies sich als ungeeignet für Dreifachbeutel. Bei einem Defekt an der Glocke ist ein «Entbluten» des Spenders in der Entnahmephase denkbar, bei Ausfall des Luftsensors eine Luftembolie (Pumpe).

Kritik am Autopheresis-C System verdient das aufgedruckte Einlegeschema für das Set, das bei strikter Einhaltung zu einer für Entlüftung bei Luftalarm unbrauchbaren Anordnung führt. Eine Luftfalle fehlt. Die Halterung für den Plasmasammelbeutel erwies sich als ungeeignet für Dreifachbeutel. Der Hb-Detektor ist störanfällig bei Lichteinfall. Systembedingt «verstopft» der Filter bei niedrigem Flow. Der ACD-Antikoagulanz-Schlauch ist unzureichend fixierbar. Durch mögliches Herausrutschen und gegebenenfalls Reißen des dünnen ACD-Schlauchs ist eine echte Gefährdung des Spenders denkbar, ebenso durch die mögliche Verwechslung des NaCl-Beutels und des ACD-Beutels beim Aufrüsten der Maschine. Diese Verwechslungsmöglichkeit sollte durch Konstruktion von nur an den «richtigen» Beutel passenden Verbindungsstücken oder durch Integration der von vornherein richtigen Beutel in das Set (= geschlossenes System) ausgeschlossen werden.

Kritik am Plasmapur Monitor verdient der fehlende Hämolyse-Detektor. Beim Einlegen des Sets und der Schläuche sind Fehler möglich. Bei Netzstromschwankungen beobachteten wir Software-Abstürze, die seit Einbau eines Netzfilters jedoch unterblieben. Der als Blutreservoir dienende Beutel füllt sich sehr prall; sollte er jemals platzen, dann wäre das eine Gefährdung des Spenders. Denkbar ist die Verwechslung des NaCl-Beutels und des ACD-Beutels beim Aufrüsten der Maschine, was ebenfalls sehr gefährlich für den Spender wäre. Dies sollte durch geeignete Konstruktion (s.o.) ausgeschlossen werden.

Untersuchung zur Biokompatibilität

Als Beitrag zu der Frage, was der Einsatz dieser neuen Methode für unsere Plasmaspender und auch für die Empfänger des so gewonnenen Plasmas bedeutet, verglichen wir in einer gezielten Untersuchung alle drei apparativen Verfahren mit dem klassischen manuellen Verfahren sowie untereinander. Dazu untersuchten wir eine Serie von 16 gesunden Plasmaspendern, welche nacheinander allen vier verschiedenen Plasmapherese-Verfahren unterzogen wurden [8, 11, 12, 13]. Zu folgenden Zeitpunkten wurden Proben genommen und untersucht:

1. vom Spender vor der Plasmaspende
2. vom Retransfusionsblut aus der Maschine während der Plasmaspende
3. vom Spender während der Plasmaspende (nach der ersten Retransfusion)
4. vom Spender fünf Minuten nach Beendigung der Plasmaspende
5. vom Plasma-Präparat (GFP).

Diese Reihenfolge ist auf allen folgenden Abbildungen (Abb. 4 bis Abb. 15) eingehalten, ebenso die Reihenfolge der vier Methoden:

A: manuelles Mehrfachbeutel-Zentrifugationsverfahren (Abb. 1)
B: apparatives Zentrifugationsverfahren (P.C.S., Abb.2)
C: apparatives kombiniertes Filtrationsverfahren (Autopheresis-C, Abb. 3).
D: apparatives Filtrationsverfahren (Plasmapur Monitor, Abb. 4).

Zellintegrität (Erythrozyten)

Zur Beurteilung einer möglichen Beeinträchtigung der Zellintegrität (Erythrozyten) durch mechanische Einflüsse oder Oberflächeneinflüsse (insbesondere der Filter) wurden die Parameter freies Hämoglobin (fHb, Abb. 5), Laktat-Dehydrogenase (LDH, Abb. 6) und freie Kalium-Ionen (K^+, Abb. 7) gemessen.

Das fHb (Abb. 5) fand sich für alle vier Methoden im Plasmaspender fünf Minuten nach Beendigung der Spende im Normalbereich (bis 40 mg/dl), allerdings gegenüber dem «normalen» Ausgangswert («Spender vorher») um etwa 10 % abgesenkt. Diese nur als Trend darstellbare Absenkung repräsentiert offenbar den geringen Verdünnungseffekt während (ACD-Stabilisator) bzw. am Ende (Volumensubstitution mit 0,9 %iger NaCl-Lösung) der Plasmapherese. Sehr viel deutlicher wird der Verdünnungseffekt an den im Plasmapräparat gemessen fHb-Werten, die um mehr als 20 % unter den Ausgangswerten liegen.

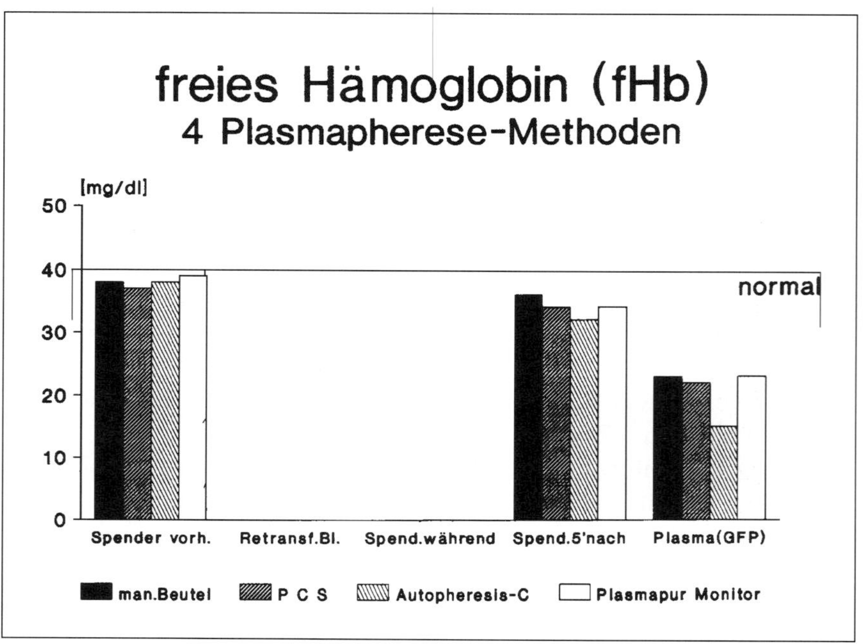

Abb. 5. Freies Hämoglobin (fHb), Marker für Zellintegrität.

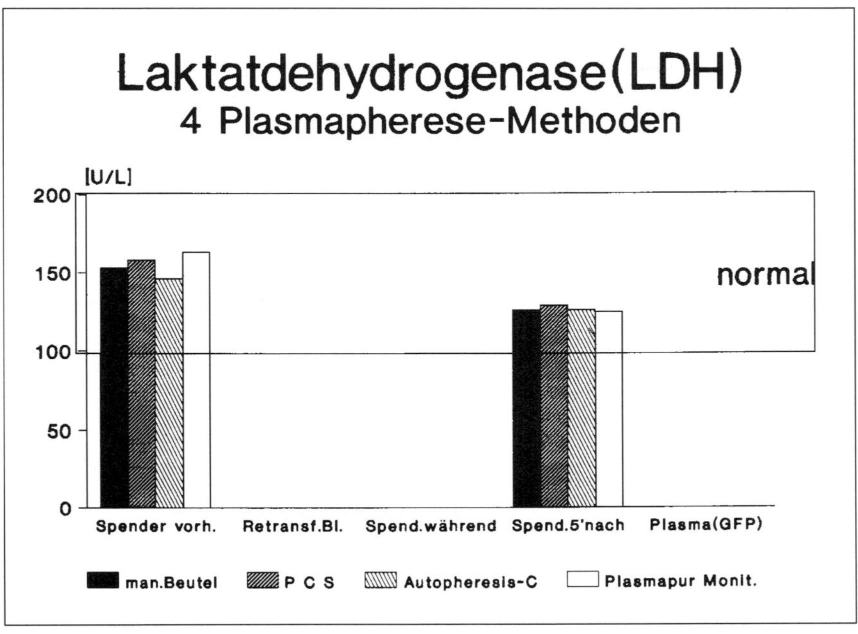

Abb. 6. Laktatdehydrogenase (LDH), Marker für Zellintegrität.

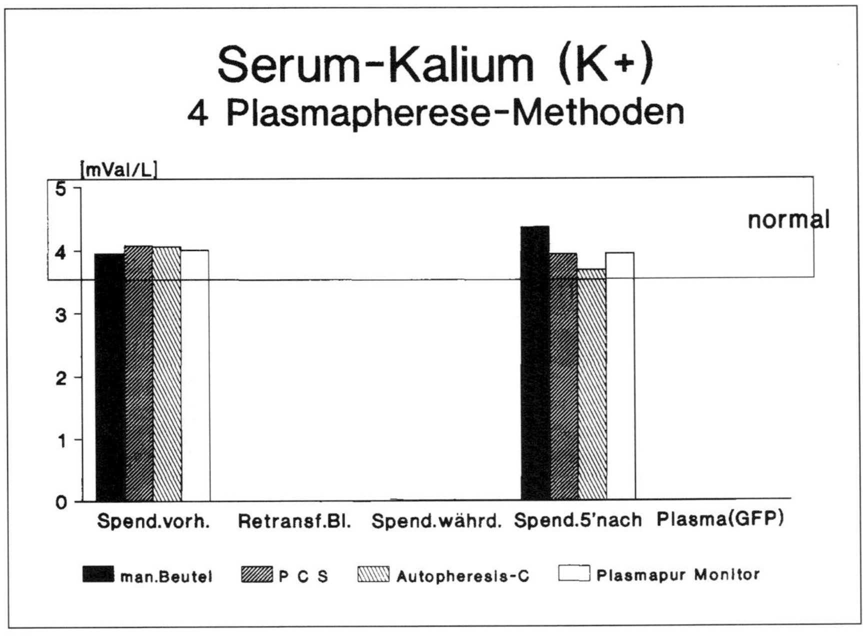

Abb. 7. Freies Kalium im Serum (K+), Marker für Zellintegrität.

Ein gleichsinniger Effekt zeigt sich anhand der Meßergebnisse für die LDH (Abb. 6) im Spender nach dem Lauf, die für alle vier Methoden gleichermaßen im Normalbereich (80 - 200 U/L), vom Trend her aber bis zu 10% unter dem Ausgangswert liegen.

Beim K^+ (Abb. 7) liegen die Werte im Spender fünf Minuten nach Laufende für alle vier Methoden gleichermaßen im Normalbereich (3,5 - 5,5 mVal/L). Im Mittel niedrigere Werte als Folge des Verdünnungseffektes sind hier aber nicht sichtbar. Bei der manuellen Methode wurden sogar gegenüber den Ausgangswerten um 10% höhere K^+-Konzentrationen gemessen.

Komplementaktivierung

Zur Beurteilung einer möglichen Aktivierung des Komplementsystems, denkbar insbesondere durch Einflüsse großer (Filter-) Oberflächen, wurde aktivierter Komplementfaktor C3 gemessen. Wenn durch die Plasmapherese eine Aktivierung des Komplementsystems erfolgt, dann sollte insbesondere im Retransfusionsblut, also in dem von der Maschine, oder bei manueller Plasmapherese aus dem zentrifugierten Beutel, beim zum Spender zurücktransfundierten Erythrozyten-Konzentrat ein Anstieg des aktivierten Komplementfaktors (C3d) zu finden sein [6]. Allerdings haben wir nicht nur die C3d-Konzentration gemessen, sondern in einem eigenen ELISA-Test [14] mittels eines monoklonalen Antikörpers gegen ein nur auf aktiviertem C3 sichtbar werdendes Neoantigen die Gesamtmenge an C3b/iC3b/C3dg/C3d (Abb. 8). Das entspricht der Gesamtmenge des aktivierten C3. Die Einzel-Meßwerte streuen innerhalb des Normalbereichs (8 - 25 mg/dl). Insbesondere im Retransfusionsblut finden sich keine erhöhtenKonzentrationen an aktiviertem Komplementfaktor C3. Damit ist die befürchtete Komplementaktivierung hier für keine der vier Plasmapheresemethoden nachzuweisen.

Gerinnungsaktivierung

Zur Beurteilung einer möglichen Aktivierung des Gerinnungssystems wurden Konzentrationen von Thrombin-AntithrombinIII-Komplex TAT (Abb. 9), Fibrinopeptid A (FPA, Abb. 10) und löslichen Fibrin(monomer) Komplexen SF (Abb. 11, [155]) sowie als Marker einer Fibrinolyse-Aktivierung Plasmin-induzierte Fibrin(ogen)-Degradationsprodukte (FtDP,

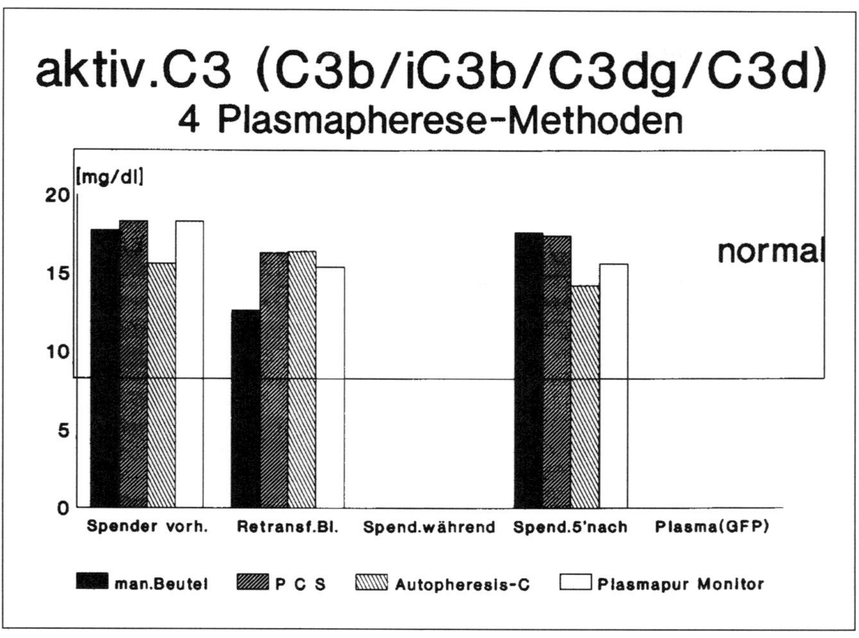

Abb. 8. Aktiviertes C3 (Komplement), Marker für Aktivierung des Komplementsystems. Gemessen wurde in einem eigenen ELISA-Test [14] mit einem monoklonalen Antikörper gegen ein bei C3-Aktivierung freigelegtes Neoantigen die Gesamtaktivität an C3b/iC3b/C3dg/C3d.

Abb. 12) gemessen. Hier zeigen sich meßbare Unterschiede zwischen den einzelnen Plasmapherese-Methoden.

Die gemessenen Konzentrationen von TAT (Abb. 9), einem Marker der Thrombin-Entstehung, finden sich bei der manuellen Plasmapherese im Retransfusionsblut auf mehr als das doppelte, im Spender selbst während der Plasmapherese nach Retransfusion des ersten Erykonzentrates sogar auf das drei- bis vierfache des Ausgangswertes erhöht, auf mehr als 20 ng/ml. Der mit unter 5 ng/ml angegebene Normalbereich ist überschritten. Nach Laufende ist die Konzentration dieser frühen Aktivierungsprodukte im Blutkreislauf des Spenders wieder normal. Im Gegensatz dazu ist bei den drei apparativen Plasmapheresemethoden kein deutlicher TAT-Konzentrationsanstieg nachweisbar. Im Retransfusionsblut, das von den Maschinen zum Spender zurückkommt, liegen die TAT-Konzentrationen im Bereich der Ausgangswerte. Im Blut des Spenders, nach Retransfusion

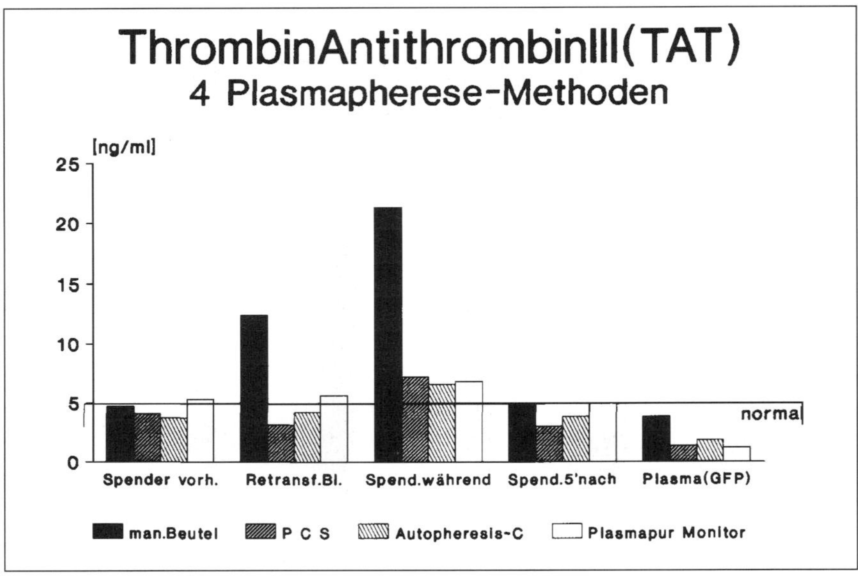

Abb. 9. Thrombin/AntithrombinIII-Komplexe (TAT), Marker für Aktivierung des Gerinnungssystems.

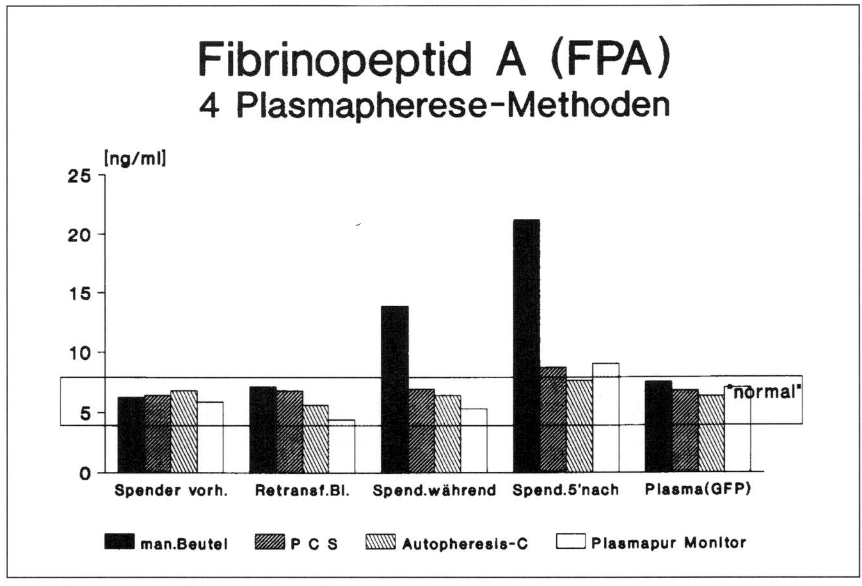

Abb. 10. Fibrinopeptid A (FPA), Marker für Aktivierung des Gerinnungssystems.

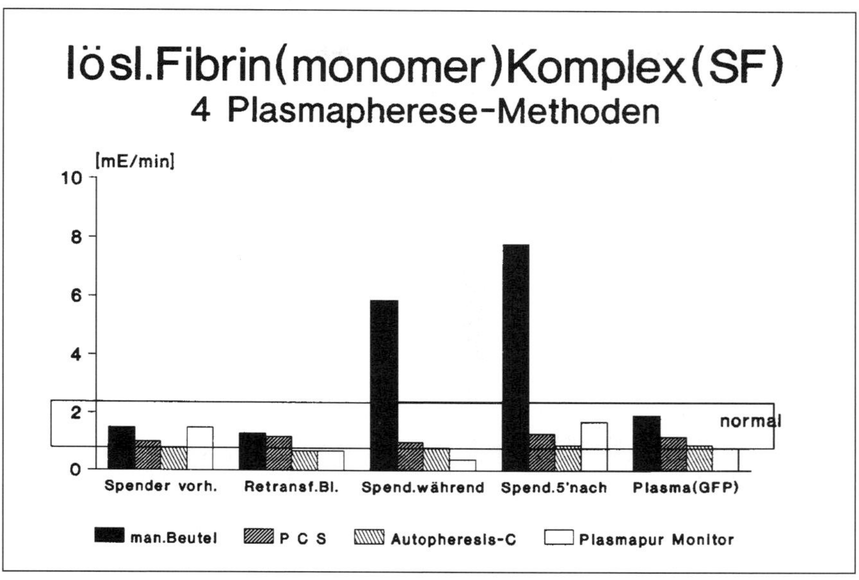

Abb. 11. Lösliche Fibrin(monomer)Komplexe (SF), Marker für Aktivierung des Gerinnungssystems, turbidimetrisch gemessen [15].

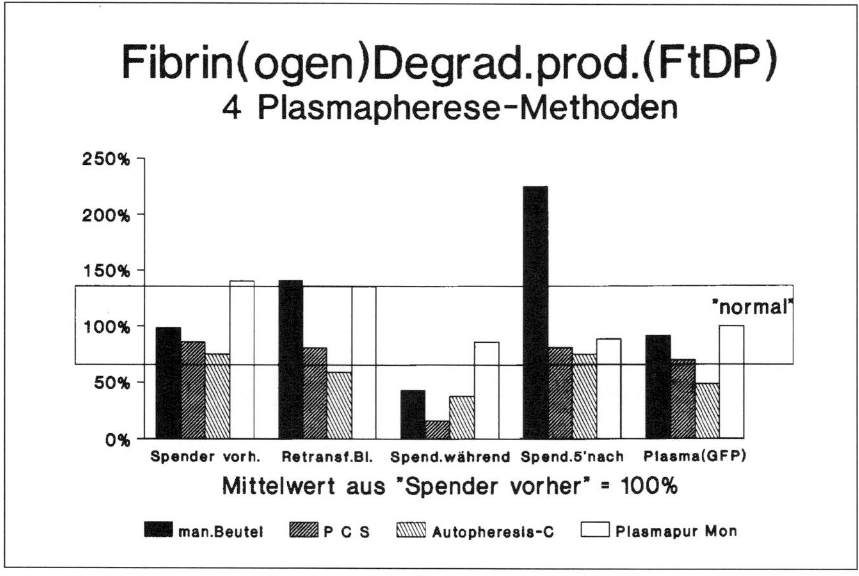

Abb. 12. Fibrin(ogen) Degradationsprodukte (FtDP), Marker für abgelaufene Aktivierung des Fibrinolyse-Systems.

konzentrierter Erythrozyten gemessen, können die gefundenen TAT-Konzentrationen nur als gewisser Trend zur oberen Normgrenze hin interpretiert werden. Das gilt für alle drei Maschinen gleichermaßen. - Im Plasmaprodukt finden sich bei den drei apparativen Verfahren gegenüber den Ausgangswerten niedrigere Werte, was dem beschriebenen Verdünnungseffekt zugeschrieben werden kann. Dagegen entspricht die TAT-Konzentration der Produkte aus manueller Plasmapherese den Ausgangswerten der Spender.

Die gemessenen Konzentrationen an FPA (Abb. 10) und SF (Abb. 11, [15]), zwei Marker einer Thrombin-Wirkung am Fibrinogen-Molekül, liegen im Retransfusionsblut (Erykonzentrate) bei allen vier Methoden gleichermaßen noch im Bereich der Spender-Ausgangswerte. Im Spender selbst, nach Retransfusion gemessen, findet sich bei der Manuellen Methode die FPA-Konzentration verdoppelt, die SF-Konzentration verdreifacht. Fünf Minuten nach Beendigung der manuellen Plasmapherese sind im Spenderblut noch immer deutlich erhöhte FPA- und SF-Konzentrationen nachweisbar (FPA verdreifacht, SF verfünffacht). Spätere Zeitpunkte wurden nicht erfaßt, so daß offen bleibt, für welchen Zeitraum nach der Plasmaspende diese Parameter einer Gerinnungsaktivierung im Spender nachweisbar bleiben. - Bei den drei apparativen Methoden bleiben die gemessenen FPA- und SF-Konzentrationen im Retransfusionsblut ebenso wie im Spenderblut nach Retransfusion und im Spenderblut nach Beendigung der Plasmapherese im Bereich der Ausgangswerte. Die produzierten Plasmen weisen für alle vier Methoden (manuell und apparativ) den normalen Ausgangswerten entsprechende FPA- und SF-Konzentrationen auf.

Die gemessenen Konzentrationen von FtDP (Abb. 12), Plasmin-induzierten Degradations-Produkten von Fibrin und Fibrinogen, streuen um einen Normalbereich, welcher den als 100% angenommenen Spenderausgangswerten vor Plasmapheresebeginn entspricht. Nur bei der manuellen Plasmapherese wiesen die Blutproben der Spender fünf Minuten nachher deutlich höhere FtDP-Konzentrationen auf. Bei den drei apparativen Plasmapheresemethoden zeigte auch dieser Parameter kein Anzeichen einer abgelaufenen Gerinnungs- und Fibrinolyse-Aktivierung.

Untersuchungen zur Plasmaqualität

Ziel der Frischplasmapräparation ist es, alle gerinnungswirksamen Faktoren und ihre Inhibitoren in möglichst physiologischer Zusammensetzung zu erhalten. Bei der Betrachtung der Gerinnungsfaktoren-Konzentration im Plasmapräparat GFP ist die Verdünnung durch ACD- bzw. CPDA-Stabilisator zu bedenken, die für die Beutelmethode bei etwa 10%, höchstens 15% liegt. Bei der Filtration reichert sich möglicherweise ein noch größerer Anteil des Stabilisators im Plasmapräparat an. In Abbildung 13 ist für die vier Methoden getrennt dargestellt, welche Menge an Gerinnungsfaktoren (gemittelt aus Faktor I, Faktor V und Faktor VIII) im Plasmapräparat GFP wiedergefunden wurde (in % des Spender-Ausgangswertes). Das P.C.S. zeigt die höchste Wiederfindungsrate, 10% mehr als die manuelle Methode und als der Plasmapur Monitor. Die Autopheresis-C liegt in der Mitte. Die bessere Faktor VIII Ausbeute des P.C.S. wurde beschrieben und mit der geringeren Citrat Konzentration (2,4 g/l gegenüber 3,4 - 3,8) und daraus resultierend höheren Ca^{++} Konzentration bei dieser Maschine in Verbindung gebracht [16].

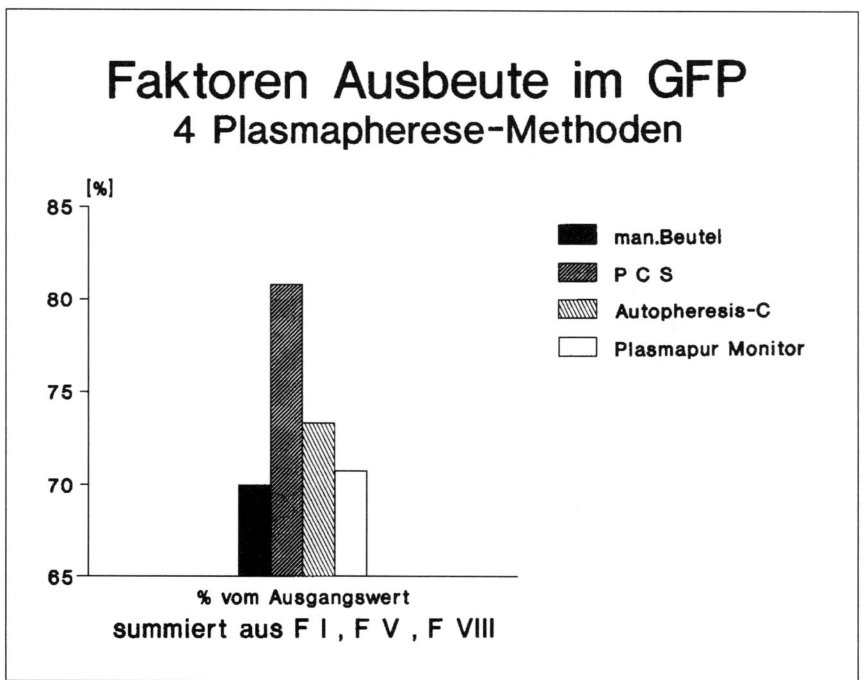

Abb. 13. Gerinnungsfaktoren-Ausbeute im Plasmaprodukt GFP, dargestellt als Prozentsatz vom Ausgangswert beim Spender. Gemittelte Werte für Faktor I, Faktor V und Faktor VIII.

Als Qualitätsverlust ist jede Aktivierung der Gerinnung im Präparat zu werten. In Abbildung 14 ist die relative Gerinnungsaktivierung im GFP gezeigt, berechnet aus den für TAT (Abb. 9), FPA (Abb. 10), SF (Abb. 11) und FtDP (Abb. 12) gemessenen Konzentrationen, dargestellt als Prozentsatz vom Spender-Ausgangswert. Bei allen drei apparativen Methoden finden sich weniger als 100% der Ausgangskonzentration dieser Parameter wieder, die Verringerung liegt in der infolge Verdünnung zu erwartenden Größenordnung. Höhere Konzentrationen (über 100%) als im Spender finden sich in den manuell gwonnenen Plasmen, was auf den Ablauf einer (geringgradigen) Gerinnungs- und Fibrinolyse-Aktivierung bei manueller Plasmapherese schließen läßt.

Auch die Zahl der im Plasma verbleibenden Zellen ist von Bedeutung. Durch die Zerstörung der Zellen beim Einfriervorgang und Freisetzen von Zellinhalt ist eine Aktivierung des Gerinnungssystems beim Empfänger zu

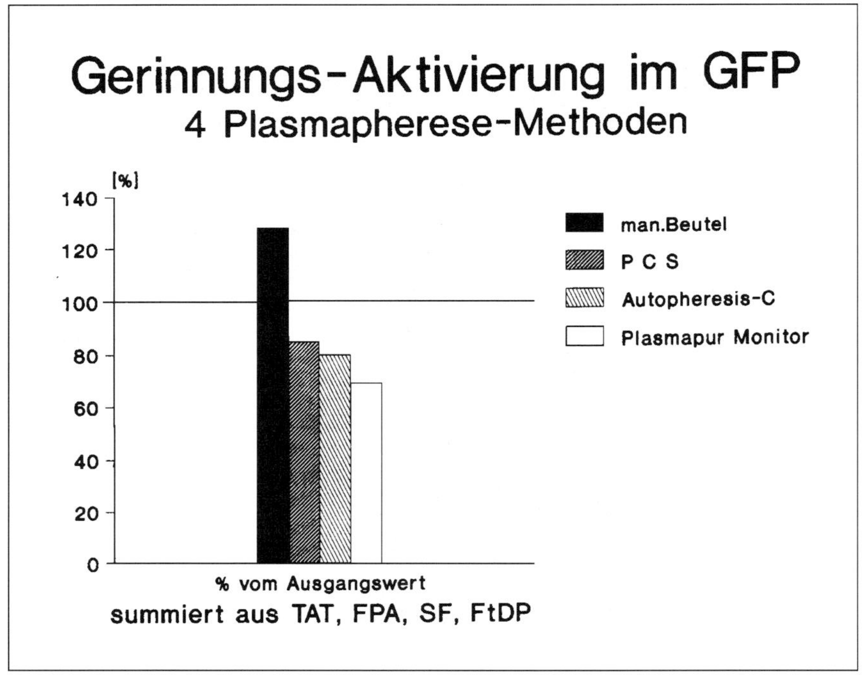

Abb. 14. Gerinnungsaktivierung im Plasmaprodukt GFP, dargestellt als Prozentsatz vom Ausgangswert beim Spender. Gemittelte Werte für TAT, FPA, SF und FtDP.

befürchten. In Abbildung 15 ist für die vier Methoden die im Plasmapräparat aufgefundene Zellzahl (Partikelzahl) linear und logarithmisch dargestellt. Der Unterschied zwischen den Zentrifugationsverfahren und den Filterverfahren ist in der linearen Darstellung deutlich sichtbar. Neben dem Balken, der die durchschnittlich 25.600/μl im manuell produzierten GFP gezählten Partikel darstellt, und dem knapp halb so großen Balken für die durchschnittlich 9.700/μl im mit dem P.C.S. gewonnenen GFP, sind die beiden Filtersysteme gar nicht mehr repräsentiert. Erst in logarithmischer Darstellung werden die 250/μl für die Autopheresis-C und 110/μl für den Plasmapur Monitor gezählten durchschnittlichen Partikelzahlen sichtbar.

Um mögliche Auswirkungen auf Empfänger von Plasmapräparaten besser abschätzen zu können, wurde eine Serie von zehn Plasmaspendern untersucht, von denen mit dem Plasmapur Monitor und mit dem manuellen Verfahren Plasma gewonnen und eine Woche später den Spendern

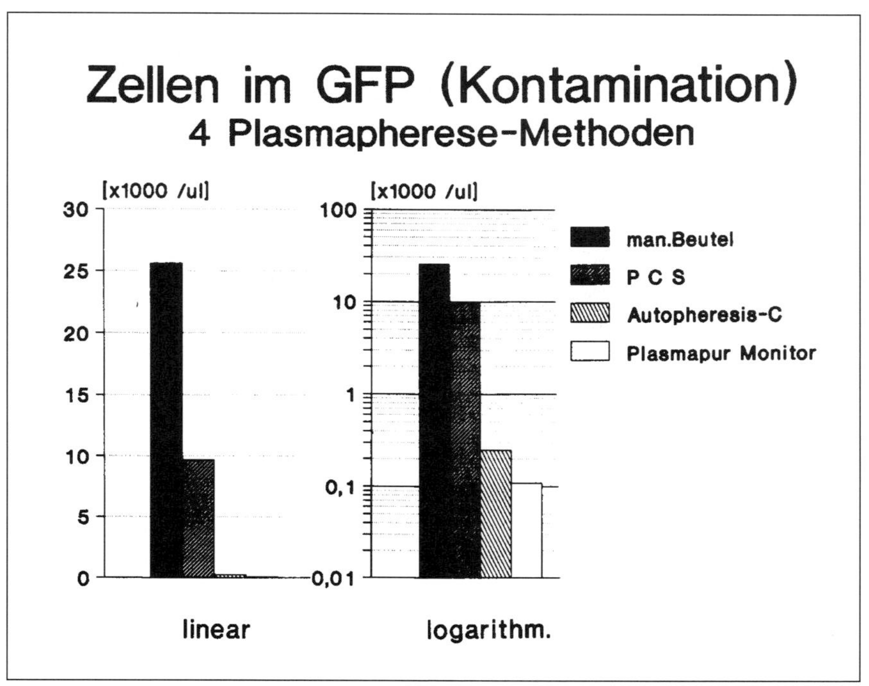

Abb. 15. Zellen-Kontamination im Plasmaprodukt GFP, links lineare Darstellung, rechts logarithmische Darstellung.

selbst als autologes Plasma aGFP retransfudiert wurde [17]. Die Empfänger waren ihre eigenen Spender, daher entfällt jeder immunologische Effekt und jedes einem Fremdplasma zugeordnete Infektionsrisiko. Die Untersuchungen sind noch nicht endgültig abgeschlossen, erste Ergebnisse liegen jedoch vor (Abb. 16 und Abb. 17). Dargestellt sind jeweils die im aGFP gemessenen Werte, dann die Ausgangswerte der Empfänger vor Beginn der Transfusion, die als «Normalwerte» betrachtet werden. Weitere Proben im Abstand von 15, 30, 60, 120, 210 und 300 Minuten nach Plasma-Transfusion wurden untersucht. Da sich (unerwartet) kein signifikanter Unterschied zwischen den manuell produzierten und den apparativ (Filtration) hergestellten aGFP zeigte, wurden in den Abbildungen die Mittelwerte aus allen Retransfusionen (n = 20) dargestellt.

Thrombin-AntithrombinIII-Komplexe (TAT), Prothrombin-Fragmente (PFT), Fibrinopeptid A (FPA, Abb. 16) und lösliches Fibrin (SF, Abb. 17 oben) als Marker einer Aktivierung des Gerinnungssystems stiegen in der ersten Stunde nach Aktivierung des Gerinnungssystems gleichsinnig an. TAT, PFT und SF kehrten nach zwei bzw. drei Stunden in den Bereich der Ausgangswerte zurück, FPA etwas später. TAT- und PFT-Anstieg weisen auf eine gesteigerte Thrombin-Bildung hin, FPA- und SF-Anstieg auf den gesteigerten Fibrinogen-Fibrin-Umsatz durch Thrombin-Wirkung am Fibrinogen-Molekül. Die Konzentration der Fibrin (ogen)-Degradationsprodukte (FtDP) stiegen verzögert an (Abb. 17 unten), das Maximum des Anstiegs wurde in unserem fünfstündigen Beobachtungszeitraum nicht erfaßt. Die am Ende gemessene FtDP-Konzentration im Empfänger betrug fast das doppelte der Ausgangskonzentration. Da gerade bei Patienten, bei denen die Indikation für den Einsatz von GFP besteht, jede Aktivierung der Hämostase vermieden werden soll, bleibt die Frage nach der klinischen Relevanz dieser mit empfindlichen Labormethode meßbaren Aktivierungen vorerst offen.

Zusammenfassung

Vier heute verfügbare Plasmapherese-Methoden (manuelle Blutbeutel-Zentrifugatiosmethode und die drei apparativen Methoden P.C.S./ Haemonetics, Autopheresis-C/Baxter-Travenol und Plasmapur Monitor/ Organon Teknika) wurden verglichen. Die drei apparativen Verfahren sind einfacher und schneller durchführbar und zeichnen sich durch hohe Akzeptanz bei Blutspendern, Eigenblut spendenden Patienten und Perso-

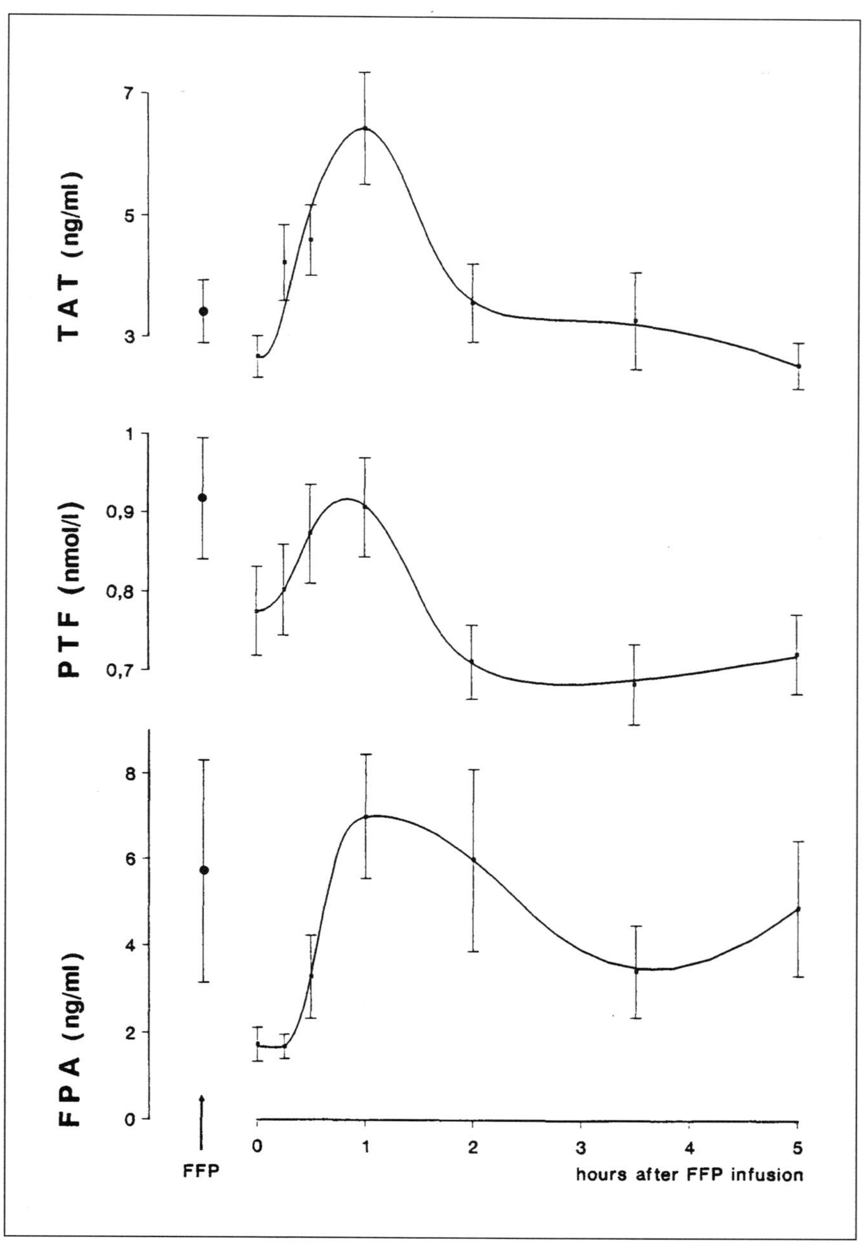

Abb. 16. Aktivierung der Gerinnung bei Plasma-Empfängern. Retransfusion autologer Plasmen (aGFP), Darstellung des zeitlichen Verlaufs für TAT, PFT, FPA bis 5 Stunden nach Transfusion.

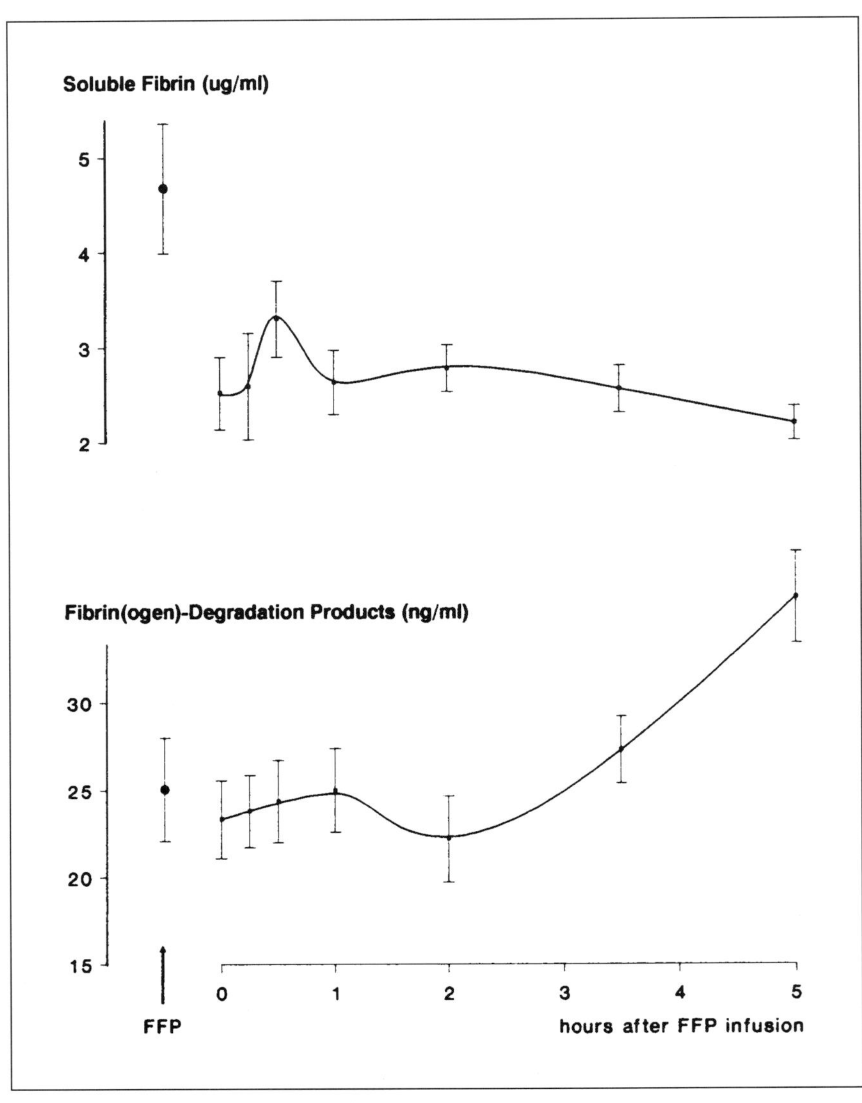

Abb. 17. Aktivierung der Gerinnung bei Plasma-Empfängern. Retransfusion autologer Plasmen (aGFP), Darstellung des zeitlichen Verlaufs für SF und FtDP bis 5 Stunden nach Transfusion.

nal aus. Im Vergleich zur traditionellen, gut eingeführten Beutel-Zentrifugation scheint eine mögliche Beeinträchtigung des Plasmaspenders nicht größer, sondern geringer zu sein. Die mit empfindlichen Methoden meßbare Aktivierung des Hämostase-Systems der Spender ist bei apparativer Plasmapherese in geringerem Maße nachweisbar als bei Einsatz der konventionellen Methode. Die Qualität des apparativ hergestellten Plasmas ist offenbar höher. Bei allen drei Maschinen war die im Plasma nachweisbare Gerinnungsaktivierung geringer. Besonders mit dem P.C.S. hergestelltes Plasma zeichnet sich durch etwas größere Ausbeute an Gerinnungsfaktoren aus. Mit einer der beiden Filtrationsmethoden (Autopheresis-C oder Plasmapur Monitor) hergestelltes Plasma weist eine deutlich geringere Kontamination mit Zellen auf. Jedoch zeigte sich bei dem nachweisbaren geringradigen Aktivierungseffekt auf das Gerinnungssystem von Plasma-Empfängern bisher kein Unterschied zwischen manuell oder per Filtration (Plasmapur Monitor) produziertem Plasma. Insgesamt bieten die apparativen Plasmaphereseverfahren gute Alternativen zur konventionellen Beutel-Zentrifugationsmethode. Sie setzen neue Maßstäbe bei der Gewinnung hochwertiger Plasmapräparate.

Summary

Four plasmapheresis procedures (manual blood bag centrifugation plasmapheresis, and the three plasmapheresis machines P.C.S./Haemonetics, Autopheresis-C/Baxter-Travenol, Plasmapur Monitor/Organon Teknika) were studied comparatively. The three machine procedures could be performed more easily and more rapidly and were well accepted by donors, autologous donors (patients) and staff. Compared with the traditional, well established manual procedure, a possible impairment of the plasma donors seems reduced rather than raised. Activation of the hemostatic system of the donors, measured with very sensitive methods, was found to be less pronounced when plasmapheresis was performed with the machines than when it was performed conventionally. The plasma product obtained by machine plasmapheresis was found to be of higher quality. All three systems showed less activation of the clotting system. Especially the plasma obtained by the P.C.S. showed a higher clotting factor yield. Plasma obtained by the Autopheresis-C and by the Plasmapur Monitor (both systems are equipped with filters) was markedly less contaminated with cells. The recently found low activation of the clotting system of plasma recipients, however, showed no differences when plasma obtained conventionally or by the Plasmapur Monitor was used. In summary, the new machine plasmapheresis devices offer a good alternative to the conventional blood bag centrifugation method and set new standards for the production of high quality plasma.

Danksagung

Die Autoren danken den Kolleginnen und Kollegen der Abteilung Transfusionsmedizin sehr herzlich für aktive Unterstützung, insbesondere Frau Brigitte Schulte für Organisation und Erhebung eines Großteils der Labordaten, und Frau Teija Kloppmann für ihre Hilfe bei Auswertung der Plasmapherese-Protokolle.

Literatur

1 Gilcher RO: Plasmapheresis technology.Vox Sang 1986;51(suppl 1):35-39.

2 Vezon G, Piquet Y, Manier C, Schoonemann F, Moulinier J: Technical aspects of different donor plasmapheresis systems and biological results obtained in collected plasma.Vox Sang 1986;51(suppl 1):40-44.

3 Rock G, McCombie N, Tittley P: A new technique for the collection of Plasma: Machine Plasmapheresis.Transfusion 1981;21:241-246.

4 Matthes G, Pablow I, Richter E: Maschinelle Spenderplasmapherese mittels Haemonetics-Ultralite-Plasmasammelsystem.Folia Haematol (Leipz) 1989;116:343-348.

5 von Fink M, Eulert J, Heller W, Sohorer R: Autotransfusion und operationsvorbereitende Plasmapherese.Anaesthesist 1985;34:675-680.

6 Schoonemann F, Steiff F: Use of a new plasma separation membrane for plasma donation. Technical and biological results.Artif Organs 1988;12(6):520-523.

7 van der Does JA, van Antwerpen CE: Starting a plasmapheresis programm with hollow-fiber filtration.Vox Sang 1986;51(suppl 1):45-48.

8 Neumeyer H, Schulte B, Wieding JU, Quentin SH, Hass L: Verträglichkeit und Praktikabilität der Plasmapherese: Vergleich der manuellen Beutel-Apherese mit drei maschinellen Apherese-Verfahren. Infusionsther Klin Ernahr 1989;16(suppl 2):57.

9 Kretschmer V, Borberg H, Giannitsis D, Kamanabroo D, Mempel W, Müller N, Müller V, Neumeyer H: Durchführung apparativer Hämapheresen zur Gewinnung von Blutbestandteilkonserven. Empfehlungen der Hämapheresekommission der Deutschen Gesellschaft für Transfusionsmedizin und Immunhämatologie e.V. Infusionsther Klin Ernähr 1987;14(suppl 4):57-64.

10 Kretschmer V, Borberg H, Giannitsis D, Kamanabroo D, Mempel W, Müller N, Müller V, Neumeyer H: Durchführung apparativer Plasmapherese zur Gewinnung von Spenderplasma. Empfehlungen der Hämapheresekommission der Deutschen Gesellschaft für Transfusionsmedizin und Immunhämatologie e.V. Infusionsther Klin Ernähr 1990;17:353-357.

11 Wieding JU, Neumeyer H, Schulte B, Quentin SH: Beeinflussung des Haemostase-Potentials: Vergleich von vier Verfahren der Plasmapherese. Infusionsther Klin Ernähr 1989;16(suppl 2):54.
12 Neumeyer H, Schulte B, Quentin SH, Wieding JU: Changes of hemostatic potential in comparison of 4 methods for plasmapheresis. Blut 1990;60/2:110.
13 Wieding JU, Neumeyer H, Schulte B, Quentin SH: Vergleich von 4 Verfahren der Plasmapherese: Untersuchungen zur Beeinflussung des Haemostase-Potentials. Beitr Infusionsther. Basel, Karger, 1990, vol 26, pp 131-135.
14 Oppermann M, Hain A, Götze O: Quantitation of activated C3 (C3b/iC3b/C3dg/C3d) in human plasma using a monoclonal antibody with specificity for a neo-antigen. Immunobiology 1987; 175:303.
15 Wieding JU, Eisinger G,Köstering H: Determination of soluble fibrin by turbidimetry of its protamine sulphat induced paracoagulation. J Clin Chem Biochem 1989;27:57-63.
16 Rock G, Tittley P, Fuller V: Effect of citrate anticoagulats on factor VIII levels in plasma. Transfusion 1988;28:248-252.
17 Neumeyer H, Wieding JU: Effect of retransfusion of autologous deep fresh frozen plasma (DFFP) on haemostasis. Ann Hematol 1991;62:A65.

Dr. med. Hans Neumeyer
Abt. Transfusionsmedizin der Universität, Klinikum
Robert-Koch-Str. 40, TL137
W-3400 Göttingen (BRD)

Schleinzer W, Singbartl G (eds): Fremdblutsparende Maßnahmen in der operativen Medizin. Beitr Infusionsther. Basel, Karger, 1993, vol 29, pp 190-196

Volumenersatz bei der Eigenblutspende - Pro und Kontra

H. Dahlmann, M. Kasper

Institut für Anaesthesiologie und Operative Intensivmedizin der Universität zu Köln

Die Mehrzahl der Blutspenden in Deutschland erfolgt als Spende eines gesunden Freiwilligen für einen Kranken, ohne daß ein Volumenersatzmittel während oder nach der Spende infundiert wird. Sollte ein freiwilliger Spender dennoch Volumenersatz benötigen, muß man bezweifeln, daß er die Eignungskriterien der Bundesärztekammer zur Blutspende [1] erfüllt. Für die Eigenblutspende muß man dieses klare Kontra zum Volumenersatz aber relativieren und ihm zumindest für einen Teil der Eigenblutspender ein gewichtiges Pro gegenübersetzen. Dafür gibt es zwei Gründe:

1. Die Eigenblutspende erfolgt mehrfach in relativ kurzen Zeitabständen und kann den Patienten daher etwas mehr belasten als einen halbjährlich spendenden Freiwilligen.

2. Ein Eigenblutspender und ein freiwilliger Blutspender für andere unterscheiden sich immer in ihrem Gesundheitsstatus. Jeder Eigenblutspender leidet zumindest an einer Grunderkrankung, die ihn zur Planung einer Operation veranlaßt hat. Er kann dabei so belastbar und leistungsfähig sein wie jemand, der für andere spendet, er weist oft aber darüber hinaus gewichtige kardiovaskuläre und pulmonale Risikofaktoren auf.

Nebenwirkungen der Eigenblutspende

Bei jeder Eigenblutspende können Nebenwirkungen auftreten, die je nach Risikofaktoren des Spenders unterschiedliche Bedeutung haben. Die häufigste Komplikation ist die vasovagale Reaktion, die von verschiedenen Autoren in 1 bis 6 % der Blutspenden beobachtet wurde [2, 3]. Tachykardien unter Belastung als Ausdruck eines Volumenmangels sind dagegen vergleichsweise selten. Die Minderung der Sauerstofftransportkapazität durch den Abfall der Hämoglobinkonzentration und des Herzzeitvolumens ist in begrenztem Ausmaß bei jeder Blutspende gegeben.

Aus diesen bewußt herausgegriffenen drei Nebenwirkungen der Eigenblutspende können Funktionsstörungen von Herz und Gehirn resultieren. Welche Bedeutung diese Nebenwirkungen haben, und ob es dabei zu dauerhaften Beeinträchtigungen des Patienten kommen kann, hängt von den vorher bestehenden Risikofaktoren des Patienten ab.

Charakterisierung des Eigenblutspenders

Als extreme Beispiele seien zwei Varianten eines Spenders von Eigenblut vorgestellt:

1. der sogenannte «Normalspender» ohne wesentliche Risikofaktoren
2. der sogenannte «Risikospender» mit Obstruktiver oder Restriktiver Ventilationsstörung, koronarer Herzkrankheit, früherem Myokardinfarkt, Arteriellem Hypertonus, Arteriellem Verschlußleiden und Herzrhythmusstörungen.

Erfolgt die Eigenblutspende bei kardiopulmonal gesunden Patienten, dann müssen auch das Auftreten von Hypotonien, die Abnahme des Herzzeitvolumens oder selbst Synkopen bei der Spende nicht entscheidend stören, bedeuten doch alle diese vorübergehenden Funktionsstörungen keine dauerhafte Gefährdung des Patienten.

Anders beim Risikopatienten: Tritt eine Vagotonie auf, fällt der Blutdruck ab, mindert sich das Herzzeitvolumen oder wird die diastolische Füllungsphase des Herzens bei einer durch Volumenmangel bedingten Tachykardie verkürzt, so ist jederzeit eine Mangelversorgung von Herz oder Gehirn denkbar, die bleibende Schäden hinterlassen kann.

In unserem Hause rekrutieren sich die Eigenblutspender vorzugsweise aus der Orthopädie, der Kardiochirurgie, der Gefäßchirurgie und der großen Darmchirurgie. Der Anteil der Patienten mit Risikofaktoren liegt bei uns bei ca. 70 %. Auch in Krankenhäusern ohne Kardio- und Gefäßchirurgie wird der Anteil von Spendern mit kardiovaskulären oder pulmonalen Risikikofaktoren nicht unter 30 %, in der Regel bei 40 bis 50 % der Patienten liegen.

Konsequenzen für die Planung einer Eigenblutspende

Man muß Risikopatienten durch Anamnese und Untersuchung erfassen, aufgetretene Nebenwirkungen während und nach der Spende so schnell wie möglich therapieren, besser noch sie ganz vermeiden. Da die Eigenblutspende zu einem, wenn auch begrenzten, Volumenmangel führt, bietet sich der Volumenersatz als Mittel zur Vermeidung dieser Nebenwirkungen an.

Ob und welche Nebenwirkungen der Eigenblutspende bei Risikopatienten durch Volumenersatz vermieden werden können, war bei uns Gegenstand einer prospektiven Studie, über die wir hier auszugsweise berichten.

Wir führten bei 120 Patienten mit kardiovaskulären und pulmonalen Risikofaktoren mehrfach jeweils einmal pro Woche eine Eigenblutspende durch. Einschlußkriterien waren:

- Hämoglobinkonzentration über 120 g/l
- keine instabile Angina pectoris
- kein Myokardinfarkt in den letzten drei Monaten
- keine Zeichen einer Bakteriämie oder Sepsis
- keine dekompensierte Herzinsuffizienz.

Die Patienten wurden randomisiert drei Gruppen zugeordnet. Gruppe 1 erhielt keinen Volumenersatz. In Gruppe 2 wurden nach jeder Eigenblutspende 1500 ml Ringerlaktat dem Spender infundiert, in Gruppe 3 erhielt jeder Spender 500 ml Hydroxyäthylstärke (HES) 6 % mit dem Substitutionsgrad 0,5 und dem Molekulargewicht 200 000. Die Patienten durften 90 Minuten nach Beginn der Spende aufstehen. Erfaßt wurden vom Beginn der Spende an für zwei Stunden etwaige Nebenwirkungen der Spende, EKG (Ableitungen II und V5), Blutdruck, Puls sowie der Cardiac Index (nichtinvasiv durch Impedanzmessung des Thorax [4]) und die Nebenwirkungen der Volumenersatztherapie.

Nebenwirkungen der Eigenblutspende

Welche schweren Nebenwirkungen traten durch die Eigenblutspende dieser Patienten mit Risikofaktoren auf? Typische Zeichen des Volumenmangels, ein Anstieg der Herzfrequenz und ein Abfall des Blutdrucks traten nur einmal unter 287 Spenden bei einem Patienten der Kontrollgruppe auf. Es gab keinerlei Herzinfarkte oder zerebrale Ischämien bis zum Op-Termin.

Pektanginöse Beschwerden wurden fünfmal beobachtet, dreimal in der Kontrollgruppe und je einmal, bevor Ringerlösung oder HES in den anderen Gruppen wirksam wurden. Alle fünf Anfälle waren leicht und schnell mit Nitrospray zu therapieren.

In den Gruppen mit Volumenersatz trat nach Wirksamwerden von Ringerlaktat oder HES nicht ein einziger Angina pectoris-Anfall auf. In den EKG-Ableitungen II und V5 konnten wir lediglich zweimal Zeichen einer Myokarischämie an der Senkung der ST-Strecke erkennen. Beide Veränderungen traten in Zusammenhang mit einem Blutdruckabfall und einer vagotonen Reaktion auf. Dies zeigt, wie wichtig es ist, Vagotonien gerade beim Risikopatienten zu vermeiden.

Immerhin achtmal bei 287 Spenden wurde die Vagotonie von einem Blutdruckabfall begleitet, achtmal klagte der Patient lediglich über Schwindel, ohne daß der Blutdruck wesentlich abfiel. Insgesamt trat die Vagotonie 16mal, also in 5,6 % der Spenden auf. Dies entspricht der Rate, die von anderen Autoren auch für Eigenblutspender ohne Risikofaktoren angegeben wird [2, 3]. Nur eine der 16 Vagotonien trat nach Wirksamwerden der Volumentherapie auf.

Konsequenzen für die Praxis der Eigenblutspende des Risikopatienten

Die Eigenblutspende ist bei Anwendung unserer Einschlußkriterien auch bei Risikopatienten relativ sicher. Angina pectoris und vasovagale Reaktionen traten nach einer Volumentherapie seltener als ohne oder vor Volumenersatzgabe auf. Mit den begrenzten Fallzahlen ist diese Aussage zwar noch nicht statistisch zu sichern, aber diesem klinischen Hinweis sind wir weiter nachgegangen, indem wir seit Abschluß unserer Studie routinemäßig jedem Risikopatienten über einen zweiten Zugang schon parallel zur Eigenblutspende das Volumenersatzmittel infundieren.

Unsere Überlegung war: Schützt Volumenersatz wirklich vor Vagotonien und Angina pectoris bei der Eigenblutspende, dann sollte man ihn früher noch als in unserer Studie, am besten parallel zur Spende geben, um schwere Nebenwirkungen beim Risikopatienten auch in der Spendephase schon zu vermeiden.

Mit dieser Praxis haben wir inzwischen über 400 Spenden bei Risikopatienten durchgeführt. Nur einmal trat eine Vagotonie unter 400 Spenden auf, Angina-pectoris-Anfälle konnten wir auf diese Weise bisher ganz vermeiden. Diese Nebenwirkungsrate liegt weit unter den in der Literatur genannten Zahlen für gesunde freiwillige Spender oder Spender von Eigenblut mit oder ohne Risikofaktoren. Der Volumenersatz bei der Eigenblutspende von Risikopatienten hat sich also bewährt.

Hämodynamische Veränderungen unter der Eigenblutspende mit und ohne Volumenersatz

Welchem Volumenersatz ist nun der Vorzug zu geben: Ringerlaktat oder HES? Ein Vergleich der beiden klassischen hämodynamischen Parameter Blutdruck und Herzfrequenz zwischen den einzelnen Gruppen in unserer Studie favorisiert keine Therapieform. Die mittleren systolischen und diastolischen Blutdruckwerte vor, während und nach der Spende sowie während der Volumengabe unterscheiden sich in allen drei Gruppen kaum. Lediglich *nach* der Volumengabe lag der systolische Blutdruck in der Ringergruppe signifikant höher als in den anderen beiden Gruppen. Auch im Verlauf der Herzfrequenz gab es keine klinisch bedeutsamen Unterschiede zwischen den drei Therapiegruppen.

Gruppenspezifische Unterschiede hingegen zeigte der Verlauf des Cardiac Index (Abb. 1). Unter und nach der Spende fiel er in allen drei Gruppen ab, ließ sich aber durch die Gabe von HES wieder anheben und lag im weiteren Verlauf höher als in der Kontrollgruppe. HES hatte also einen günstigen Einfluß auf das Herzzeitvolumen nach der Eigenblutspende. Mit Ringer ließ sich dieser Effekt trotz der Gabe von 1500 ml nicht nachweisen.

Nebenwirkungen der Volumenersatztherapie

Allergien traten bei keiner einzigen Spende auf. Hypertone Reaktionen beobachteten wir je einmal nach HES-Gabe und in der Kontrollgruppe, dagegen zehnmal in der Ringergruppe. Das war bei jeder zehnten Spende in dieser Gruppe. Dadruch erklären sich die früher genannten signifikant höheren mittleren systolischen Blutdruckwerte in der Ringergegenüber den Vergleichsgrupen.

Hypertone Reaktionen sind gerade für kardiovaskuläre Risikopatienten potentiell immer gefährlich und sollten vermieden werden. Dies spricht

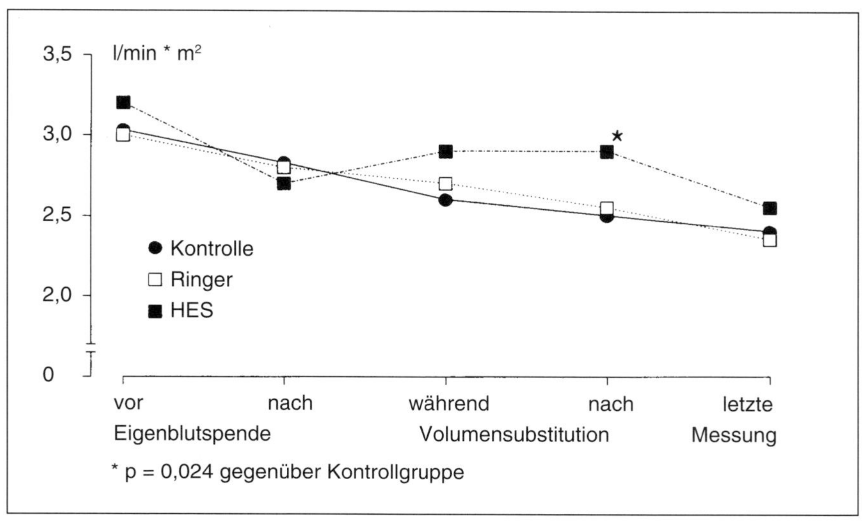

Abb. 1. Cardiac Index (Mittelwerte) unter Eigenblutspende mit und ohne Volumensubstitution (n = 152).

gegen den Einsatz von Ringerlösung bei der Eigenblutspende in einer Dosierung von 1500 ml, also 3 : 1 zum Volumenverlust, wie es in der Literatur zur Behandlung eines akuten Blutverlusts empfohlen wird [5]. Dazu kommt, daß bei 29 Spenden der Patient über eine drückend volle Blase noch unter der Ringerinfusion klagte, während Spender nach HES oder ohne Volumenersatz nie dieses Problem hatten.

Würde man statt 1500 ml eine kleinere Dosis Ringerlösung infundieren, könnte man diese unerwünschte Effekte sicher teilweise vermeiden, aber der Rückstand zur HES-Gruppe in der Stabilisierung des Cardiac Index wäre sicher noch größer.

Zusammenfassened gilt: Volumenersatz bei der Eigenblutspende mindert die Rate an vasovagalen Reaktionen und Angina-pectoris-Anfällen. Die Eigenblutspende wird dadurch für den Patienten mit Risikofaktoren sicherer. 500 ml HES stabilisieren den Cardiac Index und führen zu weniger Nebenwirkungen als 1500 ml Ringerlaktat als Volumenersatz. Die Applikation von HES ist zeitlich und damit auch personell weniger aufwendig als die Gabe von 1500 ml Ringer.

Unsere Konsequenz aus diesen Ergebnissen ist die parallele Gabe von HES zur Eigenblutspende des Risikopatienten.

Basierend auf den guten Erfahrungen mit dieser Praxis und den Ergebnissen unserer Studie gibt es daher zwei Antworten auf die Themafrage «Volumenersatz bei der Eigenblutspende?»:

1. «Kontra» oder «Es ist nicht notwendig bei Patienten ohne Risikofaktoren»

und

2. ein klares «Pro» bei Patienten mit Risikofaktoren in der Anamnese.

Literatur

1 Wissenschaftlicher Beirat der Bundesärztekammer und Bundesgesundheitsamt: Richtlinien zur Blutgruppenbestimmung und Bluttransfusion. Köln, Deutscher Ärzteverlag, 1987, pp 42-43.

2 Ogata H, Iinuma K, Nagashima K, Akabane T: Vasovagal Reactions in Blood Donors. Transfusion 1980;20:679-683.

3 Glück D, Kubanek B, Ahnefeld FW: Eigenblut-Transfusion. Anaesthesist 1988; 37:565-571.

4 Welte M, Kellermann W: Wertigkeit nicht-invasiver Monitoring-Maßnahmen in Anästhesie und Intensivmedizin. Anästh Intensivmed 1988;29:154-162.

5 Shoemaker W: Comparison of the relative effectiveness of whole blood transfusions and various types of fluid therapy in resuscitation. Crit Care Med 1976;4:71.

Dr. H. Dahlmann
Institut für Anaesthesiologie und
Operative Intensivmedizin der Universität zu Köln
Joseph-Stelzmann-Str. 9
W-5000 Köln 41 (BRD)

Schleinzer W, Singbartl G (eds): Fremdblutsparende Maßnahmen in der operativen Medizin. Beitr Infusionsther. Basel, Karger, 1993, vol 29, pp 197-204

Indikation und Risiko der Eigenblutspende in der Schwangerschaft

G. Dietrich [a], *V. Kretschmer* [a], *L. Zwiorek* [b]

[a] Abt. für Transfusionsmedizin und Gerinnungsphysiologie
[b] Klinik für Gynäkologie und Geburtshilfe, Klinikum der Philipps-Universität Marburg

Die Eigenblutspende wurde in den letzten Jahren auch bei schwangeren Frauen durchgeführt, um peripartal autologes Blut zur Verfügung stellen zu können. Es herrscht noch keineswegs Einigkeit, bei welcher Indikation dieses Verfahren angewendet werden soll. Die Meinungen reichen von strikter Ablehnung [1-3] bis hin zu dem sicher überzogenen Vorschlag, allen Schwangeren die Eigenblutspende anzubieten [4-6].

Die Argumente für die Eigenblutspende sind allgemein bekannt [7]. Besonders hervorzuheben ist bei Frauen dieser Altersgruppe die Vermeidung der Immunisierung gegen erythrozytäre, thrombozytäre und leukozytäre Antigene. Wie für alle autologen Transfusionen muß jedoch auch hier der Grundsatz gelten, daß das Gesamtrisiko von autologer Spende und Transfusion zusammen, nie das homologer Transfusion überschreiten darf [8].

Risiken

Die wesentlichen Risiken und Probleme der Blutspende bei Schwangeren sind in Tabelle 1 zusammengestellt. Zu diesem Thema sind in den letzten Jahren vier Publikationen erschienen, denen die Daten von insgesamt 154 Spenden bei 116 Schwangeren zugrunde liegen (Tab. 2).

Die Komplikationsrate liegt mit durchschnittlich 5,8 % über der homologer Spenden, die mit 1 bis 5 % angegeben wird [15-17]. Zudem ist im Fall von Schwangeren die Hypotension eine schwerwiegende Komplikation, da sie möglicherweise zur Hypoxämie des Föten führt. Daß durch die Blutspende Wehen ausgelöst werden können, ist seit langem bekannt [18].

Tab. 1. Probleme der Eigenblutspende in der Schwangerschaft

Anämie
Eisendefizit
Hypovolämie (9)
fetale Hypoxämie (10)
Wehenauslösung
geringer Transfusionsbedarf
unsicherer Termin

Tab. 2. Komplikationen der Eigenblutspende im 3. Trimenon

Autor	Sammarco [11]	Druzin [12]	Guillou [13]	Lindenbaum [13]	Gesamt
Jahr	1987	1988	1989	1990	
Spender	41	37	22	16	116 (100 %)
Spenden	56	37	40	21	154
Erbrechen	–	–	–	1	1 (0,6 %)
Schwindel	2	1	–	–	3 (1,9 %)
Hypotension	0	2	0	0	2 (1,3 %)
path. fet. Herzf.	–	1	0	0	1 (0,6 %)
Wehen neu aufgetr.	1	0	0	n.u.	1 (0,6 %)
vorz. Entbindung	0	1	0	0	1 (0,6 %)
schlechte Venen	–	2	–	–	2 (1,3 %)
Summe	3 (5,4 %)	5 (13,5 %)	0 (0,0 %)	1 (4,8 %)	9 (5,8 %)

Allerdings ist die systematische Untersuchung dieses Problems methodisch schwierig, da ohnehin bei vielen im dritten Trimenon bereits vor der Blutentnahme Wehen im CTG nachgewiesen werden können. Druzin [12] berichtet über einen Fall, bei dem am Tag der Eigenblutspende aufgrund des Abfalls der fetalen Herzfrequenz eine Schnittentbindung durchgeführt werden mußte.

Transfusionsbedarf

In diesem Zusammenhang stellt sich auch die Frage, wie häufig überhaupt Transfusionen in der Geburtshilfe vorgenommen werden müssen.

Tab. 3. Verteilung der Transfusionen in der Geburtshilfe [19]

Spontangeburt	32,4 %
Forceps	18,4 %
Sectio	49,2 %

Tab. 4. Häufigkeit dringlicher Transfusionen bei Sectio caesarea [20]

	insgesamt	transfundiert
Placenta praevia	33	17 (53 %)
vag. Blutung	23	10 (43 %)
Präeklampsie	36	4 (11 %)
andere	908	21 (2,3 %)
Summe	1000	52 (5,2 %)

Nach Umbach [19] erhalten 2 % aller Schwangeren peripartal Blut. Davon wird die Hälfte bei Sectio caesarea benötigt (Tab. 3).

Diese Zahlen stimmen gut mit denen von Maxwell [20] überein, der speziell für die Schnittentbindung eine Transfusionsrate von 9,4 % angibt. Die Transfusionsfrequenz kann je nach örtlichen Gegebenheiten variieren. So liegt diese Zahl 1990 im Klinikum Marburg bei 2,5 % für alle Entbindungen, beziehungsweise für Kaiserschnitte allein bei 6,5 %. Betrachtet man die Indikation zur Sectio genauer, konzentrieren sich die dringlichen Transfusionen auf drei Diagnosen: Placenta praevia, vaginale Blutung und Präeklampsie (Tab. 4).

Wir sind der Auffassung, daß die autologe Spende generell schon dann angezeigt ist, wenn die Wahrscheinlichkeit einer späteren Transfusion ca. 10 % oder mehr beträgt. Dies ist in der Schwangerschaft nur für die genannten drei Diagnosen im Rahmen von Schnittentbindungen gegeben. Die Präeklampsie ist eine Kontraindikation der Blutspende. Blutungen sind nicht vorauszusehen, so daß allein die Placenta praevia bleibt. Somit ist unseres Erachtens die Eigenblutspende generell nur bei etwa 0,3 % aller Schwangeren indiziert und praktisch durchführbar.

Daß die Eigenblutspende in der Schwangerschaft jedoch im Einzelfall bei spezieller Indikation zweifellos die optimale Versorgung bedeuten kann, sollen folgende Falldarstellungen zeigen.

Fallberichte

Bei einer 20-jährigen Patientin, II.-Para, Blutgruppe 0 Rh neg., fanden wir irreguläre erythrozytäre Antikörper zunächst unklarer Spezifität gegen ein in der Bevölkerung hochfrequentes Antigen. In der 30. SSW wurde ein Hydrocephalus fetalis diagnostiziert. Eigenblutspenden fanden in der 33., 34. und 35. SSW statt. Schließlich konnten wir die Antikörper als Anti-Lutheran(b) und Anti-Kell identifizieren. Nur 0,15 % aller homologen Erythrozytenkonzentrate der Blutgruppe 0 Rh neg. wären hier kompatibel. In der 36. SSW erfolgte durch Kaiserschnitt die vorzeitige Entbindung. Keines der Blutpräparate wurde während der Sectio caesarea benötigt.

Dieser Fall demonstriert die Bedeutung flüssig gelagerten Eigenblutes für die Sicherstellung des intraoperativen Blutbedarfs bei sowohl nicht identifizierbaren, als auch identifizierbaren erythrozytären Antikörpern, insbesondere wenn sie gegen hochfrequente Antigene gerichtet sind. Gegebenenfalls stellen diese Konserven auch für eine eventuelle Austauschtransfusion beim Neugeborenen - AB0-Majorkompatibilität vorausgesetzt - eine unter Umständen lebensrettende Ressource dar.

Im zweiten Fall handelte es sich um eine 28-jährige, die vor vier Jahren von einem Kind entbunden wurde, das an einer neonatalen Alloimmunthrombozytopenie litt. Aufgrund der Antigenkonstellation Mutter PI(A1) negativ, Kind und Vater PI(A1) positiv, lag die Diagnose eines Anti-PI(A1) nahe. Die Identität des Antikörpers konnte jedoch nicht völlig gesichert werden, da eine Überlagerung durch HLA-Antikörper vorlag. In etwa einem Drittel aller neonatalen Immunthrombozytopenien sind andere thrombozytenspezifische Antikörper die Ursache.

Eigenblut entnahmen wir in der 36. und 37. SSW. Vor Einleitung der Entbindung in der 42. SSW spendete die Patientin eine weitere Blutkonserve. Daraus wurde ein Erythrozytenkonzentrat, ein Plasma, und für den Fall der Thrombozytopenie beim Kind ein Thrombozytenkonzentrat hergestellt. Die Entbindung erfolgte vaginal. Aufgrund der möglichen Blutungsgefahr beim Kind halten wir diesen Weg allerdings für ungünstig. Hier sollte aus Sicherheitsgründen immer eine Schnittentbindung erfolgen. Blutbedarf bestand nicht. Die Thrombozytenzählung beim Kind ergab nur 29000 / μl, man sah Petechien am Stamm und im Gesicht. Die Transfusion von 25 ml des TK führte zum prompten Anstieg auf einen Wert von 70000 / μl. Die weitere Entwicklung war unauffällig.

Thrombozytäre Alloantikörper müssen angenommen werden, wenn bei vorausgegangenen Schwangerschaften eine neonatale Thrombopenie beobachtet wurde. Auch die Mütter selbst sollten ausschließlich autolog transfundiert werden, um das Auftreten einer sogenannten posttransfusionellen Purpura durch die angesprochenen thrombozytenspezifischen Antikörper zu vermeiden.

Die Versorgung des Neugeborenen mit kompatiblen Thrombozytenkonzentraten nicht verwandter Spender ist häufig wegen der unklaren Spezifität des thrombozytären Antikörpers oder wegen der hohen Frequenz des korrespondierenden Antigens kaum möglich. Hat man autologe Bluteinheiten in Reserve, ist es wesentlich unproblematischer, der Mutter unmittelbar vor oder nach der Entbindung Frischblut zu entnehmen, um ein Thrombozytenkonzentrat herzustellen, da zuvor ein autologes Erythrozytenkonzentrat retransfundiert werden kann.

Die dritte Patientin 29 Jahre, Blutgruppe 0, II.-Para war vor sechs Jahren auch von einem Kind mit neonataler Alloimmunthrombozytopenie durch Anti-PI(A1) entbunden worden. Dieser Antikörper war während der erneuten Schwangerschaft nur rudimentär nachweisbar. Die Patientin spendete in der 32., 34. und 36. SSW autolog. Zwei Tage vor der geplanten Entbindung in der 39. SSW entnahmen wir eine weitere Blutkonserve, nachdem das zuerst gespendete Erythrozytenkonzentrat retransfundiert worden war. Ein Erythrozytenkonzentrat, ein Plasma und ein Thrombozytenkonzentrat wurden hergestellt. Bei der Schnittentbindung transfundierte man der Mutter eine Konserve. Das Kind, Blutgruppe A, besaß 86000/μl Thrombozyten. Dennoch erfolgte die Verlegung in die Kinderklinik, wo die schon seit der 24. Woche bei der Mutter begonnene Therapie mit hochdosiertem Immunglobulin fortgesetzt werden sollte. Jedoch verwechselte der Pädiater das Präparat «Sandoglobulin» mit «Sondoimmun», also Cyclosporin in der Dosis 0,4 g/kg! Die Intoxikation versuchte man mittels Austauschtransfusion zu behandeln, da das Medikament eine Affinität zu Erythrozytenmembranen besitzt und weder durch Dialyse noch Hämoperfusion entfernt werden kann. Der Austausch wurde mit den verbliebenen mütterlichen Erythrozyten, resuspendiert in AB-Plasma, begonnen, womit gleichzeitig der möglicherweise vorhandene plättchenspezifische Antikörper entfernt wurde. Wegen anhaltend hoher Cyclosporinblutspiegel setzte die Kinderklinik die Austauschtransfusion mit vier blutgruppengleichen, homologen Bluteinheiten fort. Bei dem Kind trat temporär Anurie auf. Nach 15 Tagen konnte es jedoch klinisch unauffällig entlassen werden.

Indikationen

Aufgrund der anfangs genannten Zahlen steht unseres Erachtens bei den meisten Schwangeren das Risiko der autologen Spende in keinem Verhältnis zu dem am Transfusionsbedarf zu messenden Nutzen. Wir möchten daher die Durchführung von Eigenblutspenden in der Schwangerschaft auf folgende Indikationen beschränken:

- Irregulärer erythrozytärer Antikörper der Schwangeren, insbesondere wenn dieser nicht identifiziert werden kann oder gegen ein hochfrequentes erythrozytäres Antigen gerichtet ist [21].
- Neonatale Thrombozytopenie bei einer vorangegangenen Schwangerschaft beziehungsweise nachgewiesener plättchenspezifischer Antikörper.
- Geplante sectio caesarea bei Placenta praevia.

Vorbereitung und Durchführung

Bei der Blutspende empfehlen wir folgendes Vorgehen:

- Zuerst muß die Schwangere über die besonderen Risiken der Blutspende für Mutter und Kind aufgeklärt werden.
- Der Beginn der Eigenblutspende sollte frühzeitig angesetzt werden, das heißt ungefähr fünf Wochen vor dem Entbindungstermin.
- Grundsätzlich sollten als Volumenersatz 500 ml einer 0,9 %iger Elektrolytlösung appliziert werden.
- Im Einzelfall ist die Zweinadeltechnik zur Vermeidung einer passageren Hypovolämie zu erwägen.
- Zur Erythrozytenlagerung wählen wir einen Stabilisator, der lange Lagerungsdauer garantiert, also SAG-Mannitol oder besser PAGGS-Mannitol.
- Bei Verzögerung der Entbindung bleibt nur der Übergang zur Bocksprungtechnik, um Konservenverfall zu vermeiden.
- Eine besonders enge Kooperation zwischen geburtshilflicher Abteilung und Transfusionsmedizin bei Vorbereitung und Planung der Entbindung ist erforderlich.
- In welchen Fällen die Kontrolle des Cardiotokogramms vor, während oder nach der Blutspende notwendig ist, muß individuell entschieden werden.

Literatur

1 Sayers MH: Controversies in transfusion medicine. Autologous blood donation in pregnancy: con. Transfus 1990;30:172-4.

2 Simon TL: Postpartum blood requirements: Should autologous donation programs be considered? JAMA 1988;259:2021.

3 Tabor E: Potential risks of blood donation during pregnancy for autologous transfusion. Transfus 1990;30:76.

4 Kruskall MS: Controversies in transfusion medicine. The safety and utility of autologous donations by pregnant patients: pro. Transfus 1990;30:168-71.

5 Chestnut DH: Autologous blood for elective cesarean hysterectomy letter. AM-J-Obstet-Gynecol 1984;150:796-7.

6 Semchyshyn S: Postpartum blood requirements and autologous donation. JAMA 1988;260:1556.

7 Kretschmer V: Eigenblutspende. Klin Wschr 1988;66:23-28.

8 Dietrich G, Kretschmer V: Beeinträchtigung der primären Hämostase durch Albumininfusion bei Hämodilution, in: Kretschmer V, Weisshaar D (eds): Aktuelle Beiträge zur Transfusionsmedizin. Marburg 1990, p 37.

9 Gibson HM: Plasma volume and glomerular filtration rate in pregnancy and their relation to differences in fetal growth. J Obstet Gynaecol Br Commonwealth 1973;80:1067-74.

10 Daniel SS, James S, Stark RI, Tropper PJ: Prevention of the normal expansion of maternal plasma volume: a model for chronic fetal hypoxaemia. J Dev Physiol 1989;11:225-233.

11 Sammarco MJ, Slate WG, Wapner R, Komins JI, Egan JJ: Autologous blood donation during pregnancy. Del Med J 1987;59:661-5.

12 Druzin ML, Wolf CF, Edersheim TG, Hutson JM, Kogut EA, Salamon JL: Donation of blood by the pregnant patient for autologous transfusion. Am J Obstet Gynecol 1988;159:1023-1027.

13 Le Guillou JL, Souguir S, Leperon M, Fitoussi F, Boulanger MC, Clough KB, Henry M, Mollereau M, Nguyen L, Seebacher J, et al: Transfusion autologue pour césarienne. Ann Fr Anesth Reanim 8 Suppl: R66.

14 Lindenbaum CR, Schwartz IR, Chibber G, Teplick FB, Cohen AW: Safety of predeposit autologous blood donation in the third trimester of pregnancy. J Reprod Med. 1990;35:537-540.

15 Callahan JT: Study of the incidence and characteristics of blood donor 'reactions'. Transfus 1963;3:76-82.

16 Logic JR, Johnson SA, Smith JJ: Cardiovascular and hematologic responses to phlebotomy in blood donors. Transfus 3:83-93.

17 Rueta PP: Fainting, a review of its mechanisms and study in blood donors. Medicine 1967;46:363-384.

18 Davis R: Banked autologous blood for caesarean section. Anaesth Intens Care 1979;7:358-61.

19 Umbach GE, Oest B, Bender HG, Bruster H, Beck L: Eigen- und Fremdbluttransfusionen in der Geburtshilfe. Z Geburtshilfe Perinatol 1989; 193:172-177.

20 Maxwell CN: Blood transfusion and caesarean section. Aust NZJ Obstet Gynecol 1989;29:121-123.

21 Sandler SG, Beyth Y, Laufer N, Levene C: Autologous blood transfusion and pregnancy. Obstet Gynecol 1979;53:62S.

Dr. Gerald Dietrich
Abteilung Transfusionsmedizin und Gerinnungsphysiologie
Universitätsklinikum Marburg
Conradistraße
W-3550 Marburg (BRD)

Schleinzer W, Singbartl G (eds): Fremdblutsparende Maßnahmen in der operativen Medizin. Beitr Infusionsther. Basel, Karger, 1993, vol 29, pp 205–216

Optimierung der präoperativen Eigenblutspende anhand einer retrospektiven Analyse des homologen Blutverbrauchs

D. Roos

Abteilung für Transfusionsmedizin und Transplantationsimmunologie, Chirurgische Klinik UKE, Universität Hamburg

Einleitung und Problemstellung

Die präoperative Erstellung von Eigenblut (EB)-Depots ist eine Aufgabe der Transfusionsmediziner an Blutspende- und Transfusionsdiensten oder an größeren Krankenhäusern. Bei rechtzeitiger Zuweisung der Patienten ist es möglich, bis zu sechs Erythrozyten-Konzentrate und frischgefrorene Plasmen zu erstellen [1]. Durch den Einsatz additiver Lösungen zur Erythrozytenlagerung können die aufwendigeren Verfahren wie Tiefkühlkonservierung und Bocksprungtechnik auf Spezialfälle beschränkt werden [2].

Gegenüber dem von den meisten Anästhesisten bevorzugten Verfahren der Plasmapherese in Kombination mit intra- und postoperativer Rückgewinnung der Erythrocyten [3, 4] bietet die Vollblutentnahme den wesentlichen Vorteil der frühzeitigen Adaptation des Knochenmarks an die postoperativ erforderliche Blutregeneration [5].

Mit zunehmender Anzahl der Entnahmen steigt die Effizienz pro Entnahme durch die verstärkte Regeneration beträchtlich (Abb. 1) und die Kosten pro Konserve sinken, da sich einmalige Kosten (Erstuntersuchung, Spenderdatenerfassung, Bericht für die Station) auf eine größere Konservenzahl verteilen.

Obwohl die Erstellungskosten bei leicht zu betreuenden Patienten unter denen einer homologen Konserve liegen, kann es bei Eingriffen mit schwieriger Bedarfsprognose zu starker Verteuerung der autologen Konserve durch unvermeidlichen Verfall kommen. Es besteht daher die Notwendigkeit zu ermitteln, welche Eingriffe sich für das Verfahren eignen

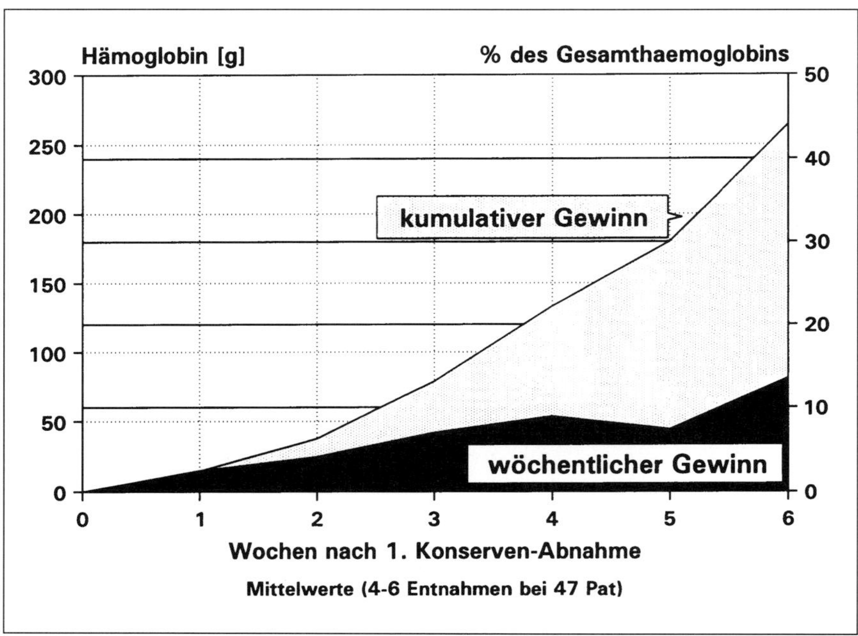

Abb. 1. Netto-Hämoglobin-Gewinn unter wöchentlichen Eigenblutentnahmen.

und wieviele Konserven präoperativ entnommen werden sollten. Dies gelingt mit einer retrospektiven Analyse des Verbrauchs an homologen Erythrocyten-Konserven.

Methodik

An Hand der Abbildungen 2 bis 11 soll das Prinzip verdeutlicht werden.

Die Abbildungen 2 und 3 zeigen den Verbrauch an homologen Erythrozyten-Konserven der 1988 im UKE operierten Patienten mit Sectio caesarea (Gruppe A) und TEP bzw. TEP-Wechsel (Gruppe B).

Bei den Schnittentbindungen (Abb. 2) haben 22% der Patienten prä-, intra- oder postoperativ Transfusionen erhalten, bei den orthopädischen Operationen 94%. Alle Operationen erfolgten damals noch ohne Blutrückgewinnung (Cellsaver).

Jeder der (grauen) Balken entspricht 2% der Patienten; die Höhe gibt den Konservenverbrauch pro Patient an. Die Gesamtfläche unter der Kurve ist dem Gesamtverbrauch an Erythrozyten-Konserven proportional.

In den Abbildungen 4 bis 11 sind die Auswirkungen von eins, zwei, vier und sechs prophylaktisch entnommenen EB-Konserven dargestellt: Die weißen Balken stellen die verbrauchten, die schwarzen Balken verfallene EB-Konserven dar.

Bei einer Entnahme wäre bei beiden Diagnosegruppen kein zusätzlicher Patient ohne Fremdblut ausgekommen. In Gruppe A hätte sich die Zahl der insgesamt benötigten Konserven schon mehr als verdoppelt, in Gruppe B (TEP) hingegen nur unwesentlich erhöht, da die Mehrzahl der autologen Konserven homologe ersetzen würde.

Bei zwei prophylaktisch erstellten Konserven könnten in Gruppe A 12%, in Gruppe B 18% der Patienten zusätzlich ohne Fremdblut auskommen. Dabei ergäbe sich für die TEP nur ein geringer «Mehraufwand» von 1,9%, für die Sectio hingegen müßte die Zahl der zu erstellenden Konserven pro 100 Patienten von 56 (ohne EB) auf 212 gesteigert werden (Mehraufwand = «279%»).

Eine weitergehende (ungezielte) Prophylaxe ist bei der Sectio nicht vertretbar. Hingegen ist bei den TEP, unter den Bedingungen im UKE von 1988, auch die Entnahme von sechs EB-Konserven noch wirtschaftlich. Der Mehraufwand hätte nur 28% betragen, der Anteil an Patienten ohne Fremdblut wäre auf 70% gestiegen.

Erst eine weitere Erhöhung der EB-Produktion würde das Verhältnis zwischen Nutzeffekt und Mehraufwand auch hier deutlich verschlechtern.

Um die Kosten-Nutzen-Relation für unterschiedliche, elektive Eingriffe abschätzen zu können, haben wir an Hand ermittelter Verbrauchs-Verteilungen des Jahrgangs 1988 mit einem PC-Tabellen-Kalkulationsprogramm (wie SYMPHONY, LOTUS 1-2-3 oder EXCEL) für eins bis zehn hypothetische EB-Entnahmen «Effekt/Mehrbedarfs-Diagramme» berechnet (s. Abb. 12) [6].

Als *«Nutzeffekt»* wurde der prozentuale Zuwachs an Patienten, die ohne Fremdblut auskommen (Abb. 4 bis 11, Säulen ohne Raster-Anteil) gewertet.

Mehrkosten ergeben sich aus dem *«Entnahme-Mehraufwand»* durch nicht verbrauchte, autologe Konserven (im Beispiel schwarze Kurvenfläche). Er bezieht sich auf den Konservenverbrauch bei ausschließlich homologer Transfusion (gerasterte Kurvenfläche in Abb. 2 und 3). Überschreitet der Verfall den normalen Verbrauch, entstehen dabei Pseudo-Prozent-Beträge von über 100%. *«200% Mehr*aufwand» bedeutet, daß mit autologer Vorbereitung die dreifache Anzahl an Konserven erstellt werden müßte. Aus Gründen der Übersichtlichkeit wurde auf eine zweite Ordinate verzichtet.

Abb. 2 **SECTIO CAESAREA UKE/88**

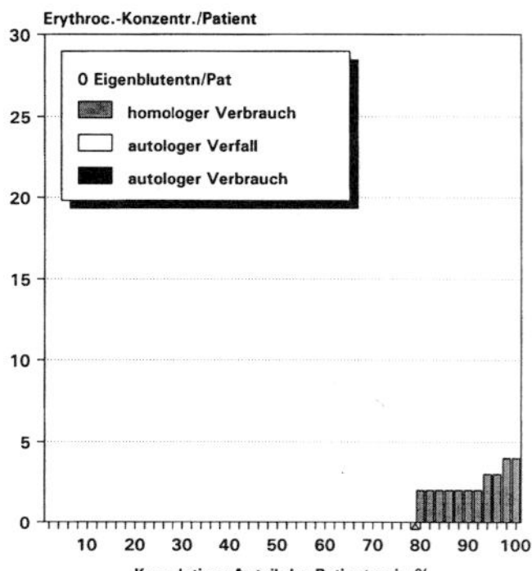

Abb. 3 **TEP und TEP-Wechsel UKE/88**

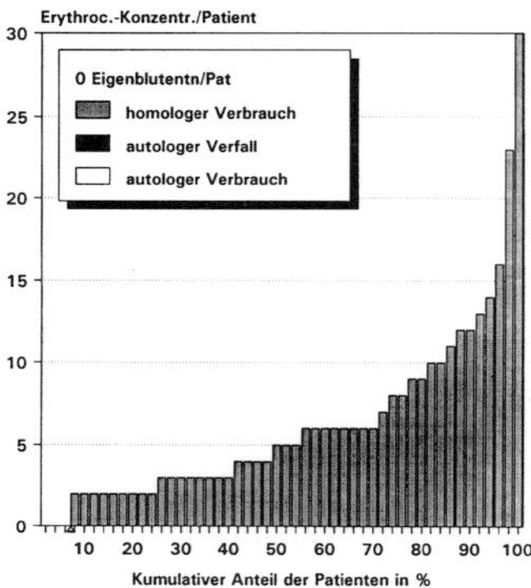

Abb. 4 **SECTIO CAESAREA UKE/88**

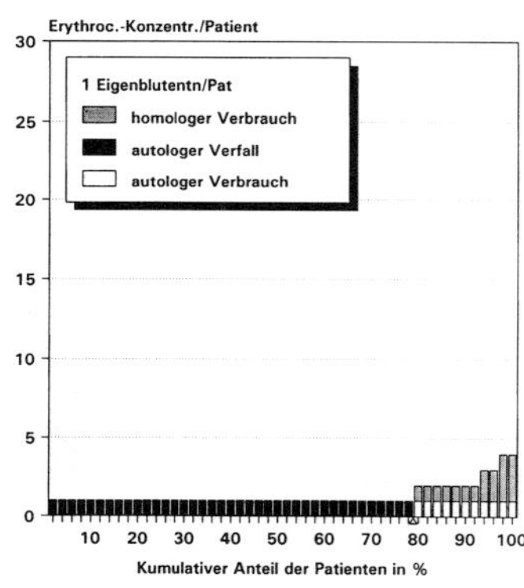

Abb. 5 **TEP und TEP-Wechsel UKE/88**

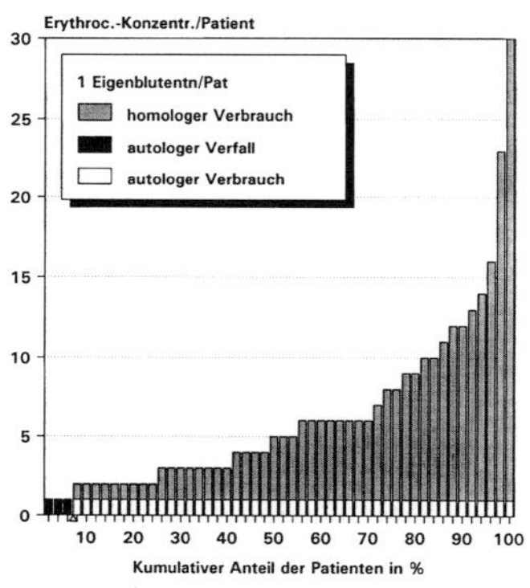

Abb. 6 **SECTIO CAESAREA UKE/88**

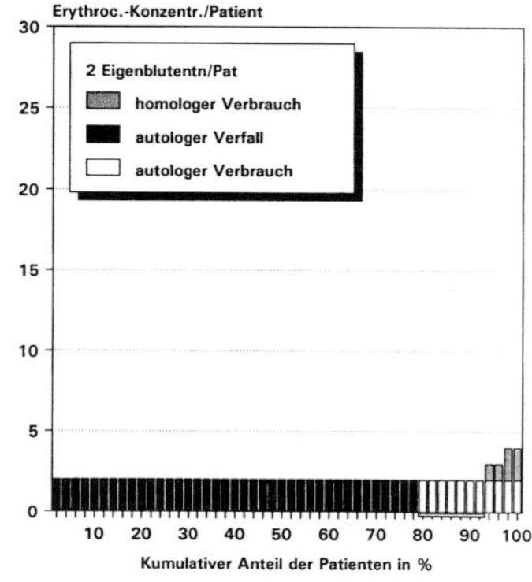

Abb. 7 **TEP und TEP-Wechsel UKE/88**

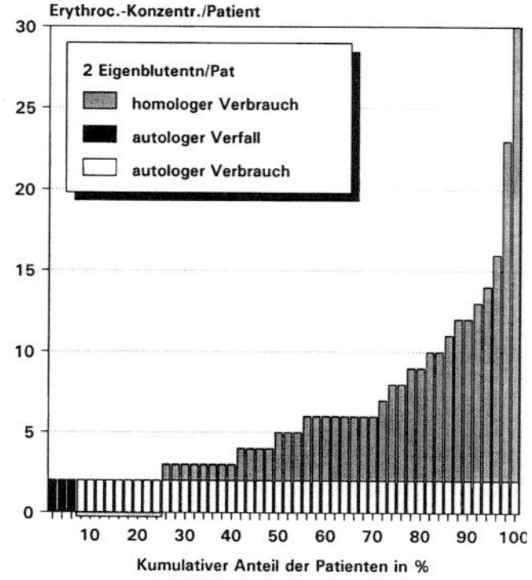

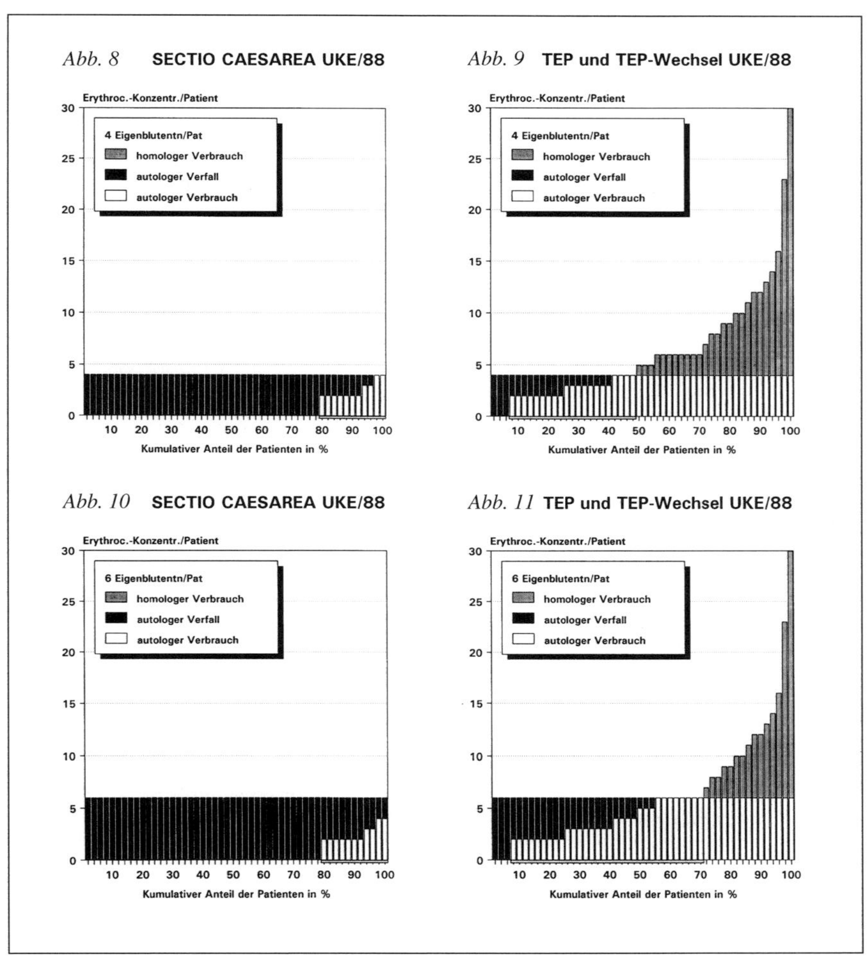

Abb. 2 bis 11. Auswirkung von präop. EB-Entnahmen bei Sectio (li) und Totalendoprothesen des Hüftgelenks [TEP und TEP-Wechsel] (re) an Hand der für das Jahr 1988 ermittelten Verbrauchsverteilung (Erläuterung s. Text).

Ergebnisse und Diskussion

Gut geeignet für präoperative EB-Entnahmen sind Eingriffe mit steilen Effektkurven und nur langsam ansteigenden Mehrbedarfs-Kurven.

Abbildung 12 zeigt ein günstiges Effekt/Mehrbedarfs-Diagramm. Der anfangs steilere Anstieg der Effektkurve deutet gute Effizienz bis zur sech-

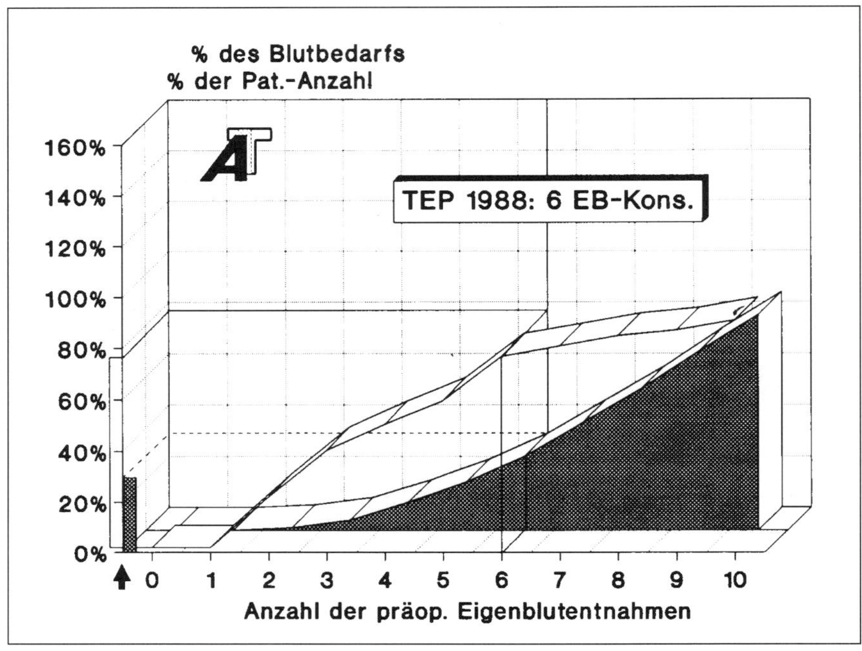

Abb. 12. Effekt/Mehrbedarfs-Diagramm für *TEP,* UKE *1988.* Vorn Effektkurve: Anteil der Patienten, die ohne Fremdblut auskommen; hinten Mehrbedarfskurve: Anzahl der durch den Verfall autologer Konserven bedingten, zusätzlich erforderlichen Konserven, bezogen auf den Blut-Verbrauch ohne präoperative EB-Entnahmen.

sten Entnahme an, der nachfolgende flache Verlauf eine Effizienzabnahme bei weiterer Erhöhung der Konserven-Zahl.

Die Mehrbedarfskurve steigt mit zunehmender Anzahl der EB-Entnahmen bei günstigen Diagnosen anfangs langsam, später zunehmend steil an. Das günstige Verhältnis zwischen Effektzuwachs (weißer Balken über dem Pfeil) und Mehrbedarf (schraffierter Balken) wird optisch ermittelt und liegt für die vorgegebene Verteilung bei sechs Konserven.

Der 1988 relative hohe Verbrauch an Erythrocyten-Konserven bei Hüftgelenksersatz hatte sich im Folgejahr deutlich gebessert (Abb. 13). 1989 wurden etwa gleiche Resultate bereits mit vier EB-Entnahmen erzielt, wie 1988 bei sechs.

Die optimalen Entnahmemengen müssen dem veränderten Transfusionsverhalten durch Wiederholung der Analysen regelmäßig angepaßt werden.

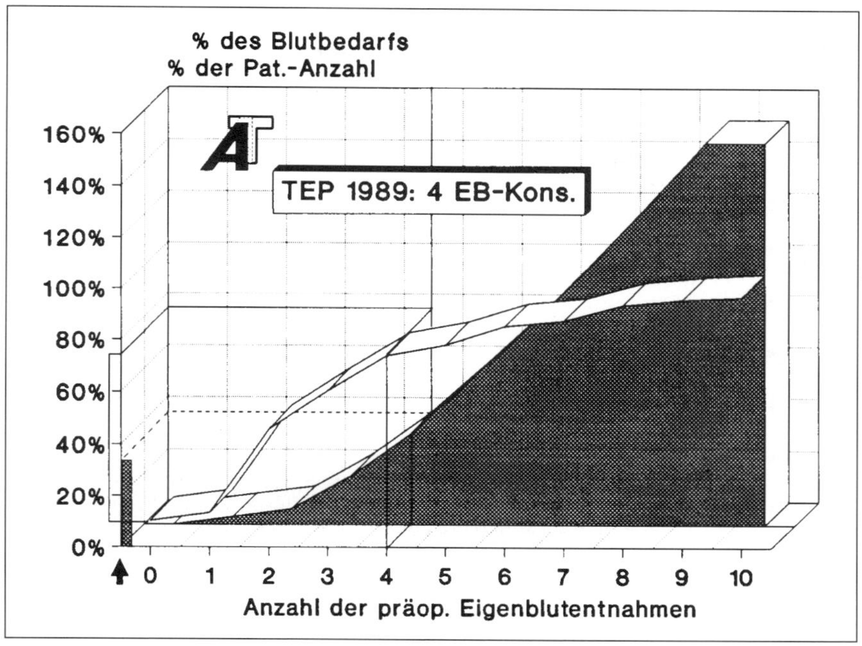

Abb. 13. Effekt/Mehrbedarfs-Diagramm für *TEP,* UKE *1989.*

Eine weitere Verfeinerung erreicht man durch bessere Abgrenzung von Therapie-Untergruppen mit unterschiedlichem Blutverbrauch. In Abbildung 14 wurden die Sekundäroperationen aus dem Gesamtkollektiv TEP/TEP-Wechsel 1989 herausgezogen. Für den TEP-Wechsel ergab sich eine deutlich ungünstigere, flachere Effektkurve, bei der die Festlegung der optimalen Entnahmemenge mehr Schwierigkeiten bereitet. Im Gegensatz zur primären TEP sollten für den TEP-Wechsel 1989 mindestens sechs Konserven vorbereitet werden, um annähernd gute Ergebnisse zu erreichen.

Günstige Verhältnisse für die präoperative EB-Deponierung ergeben sich, außer bei großen orthopädischen Operationen, vor allem für Herzoperationen und die Operation von Aorten-Aneurysmen.

Ein Beispiel für weniger günstige Eingriffe zeigt Abbildung 15. Bei den Mamma-Plastiken wurden 1988 bereits 57% der Patientinnen ohne Fremdblut operiert. Dementsprechend verläuft die Effektkurve vergleichsweise flach. Um einen Effekt der autologen Vorbereitung von 31% zu erreichen

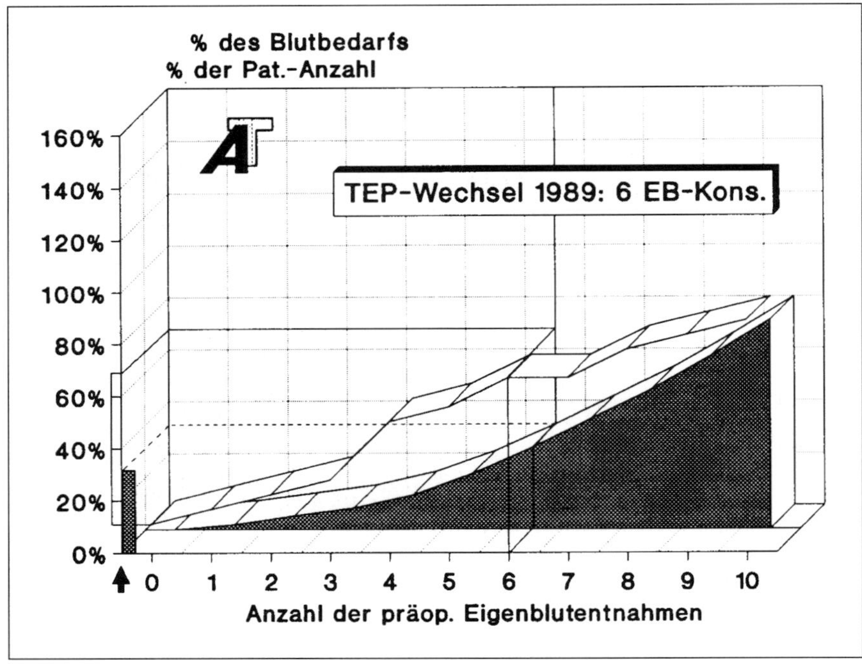

Abb. 14. Effekt/Mehrbedarfs-Diagramm für TEP-Wechsel, UKE *1989.*

(drei Konserven) muß ein Mehraufwand von 146% in Kauf genommen werden, sofern alle Patienten in das Programm einbezogen werden. Hier ist es uns gelungen, durch bessere Selektion (nur Mamma*reduktions*plastiken) eine günstigere Relation zu erreichen.

Als ineffizient wird von uns eine generelle EB-Vorbereitung für Hysterektomien eingestuft (Abb. 16). Für eine Steigerung des Effektes von ohne EB 81% auf mit EB 94% würde der Konservenbedarf auf das 3,6-fache steigen. Die Kosten verfallener autologer Konserven hätten 1988 bei Einbeziehung aller Hysterektomien in das Programm im UKE ca. 50 000 DM betragen. Die Anwendung der präoerativen EB-Entnahme muß hier auf ausgewählte Einzelfälle beschränkt bleiben, um eine Kostenexplosion zu vermeiden.

In Tabelle 1 ist die Beurteilung der wichtigsten Eingriffsarten mit der zu erstellenden Konservenanzahl zusammengefaßt. «Vereinzelt» geeignet bedeutet, daß nur bei sehr genauer Vorbeurteilung selektive Patienten dieser Gruppe in das Programm einbezogen werden sollten.

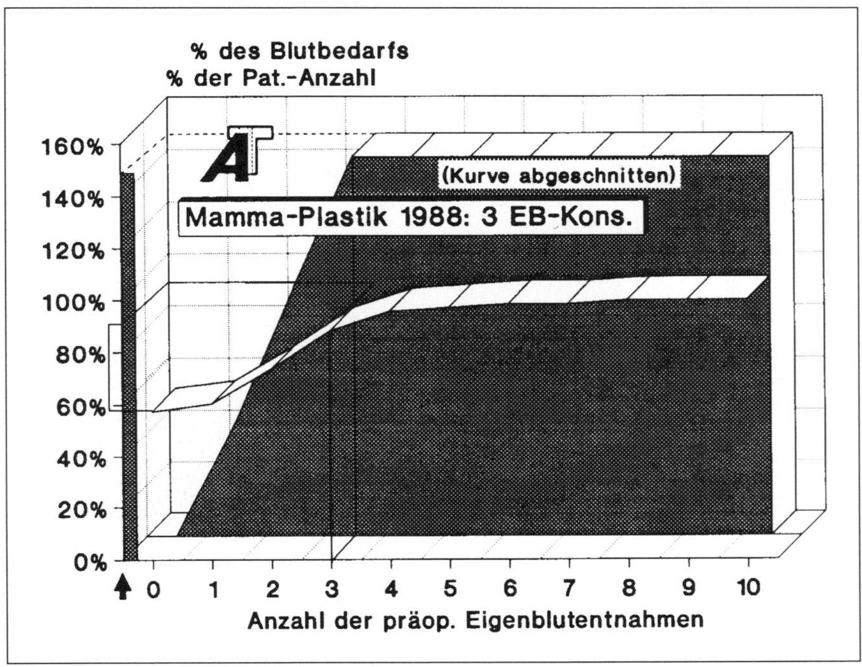

Abb. 15. Effekt/Mehrbedarfs-Diagramm für Mamma-Plastiken, UKE 1988.

Schlußfolgerungen

Die Analyse des Verbrauchs homologer Konserven gibt gute Aufschlüsse über Aufwand und Effekt präoperativer EB-Entnahmen und hilft beim Festlegen der vorzubereitenden Konservenmengen. Bei der Auswertung der Diagramme ist so vorzugehen, daß einerseits ca. 70% der Patienten auch ohne Einsatz intra- und postoperativer Blutrückgewinnungsverfahren ohne Fremdblut auskommen. Der Mehrbedarf sollte die 100% Grenze nicht überschreiten, im Regelfall sogar unter 50% bleiben.

Bei Eingriffen mit ungünstiger Effekt/Mehrbedarfs-Relation kann durch Abgrenzung von Untergruppen mit weniger stark wechselndem Blutbedarf und durch individuelle Einzelbeurteilung die Effizienz gesteigert werden.

Bedarfsmengen über sechs Konserven sollten nur ausnahmsweise allein durch präoperative Entnahme abgedeckt werden, da mit zunehmendem Blutverlust die Rückgewinnungsverfahren an Effizienz gewinnen.

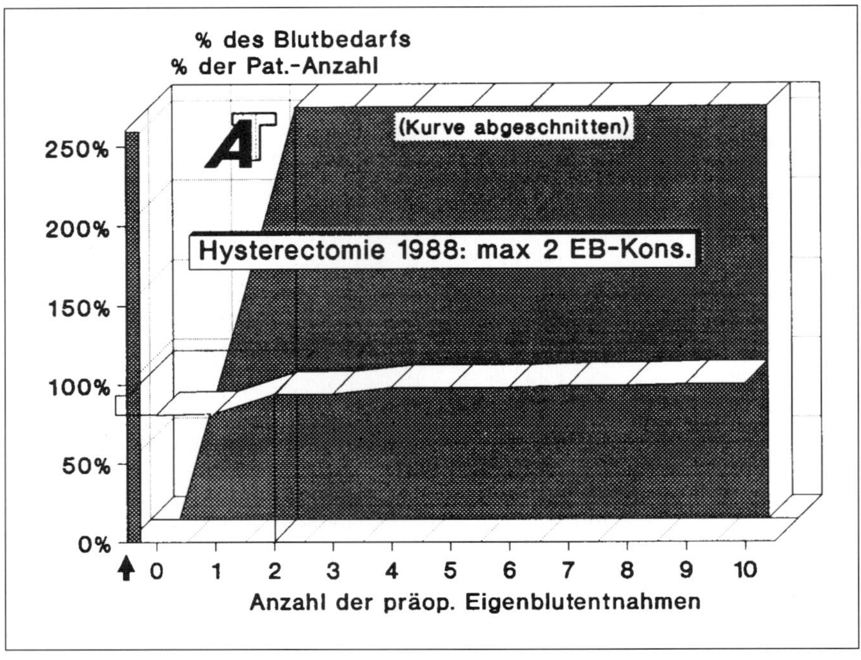

Abb. 16. Effekt/Mehrbedarfs-Diagramm für Hysterektomien, UKE 1988.

Durch die Einführung fremdblutsparender Maßnahmen verändert sich der Verbrauch, so daß eine Anpassung nach erneuter Analyse erforderlich wird. Dabei muß darauf geachtet werden, daß nur induziert retransfundierte EB-Konserven in die Untersuchung einbezogen werden, da sonst ein erhöhter Bedarf vorgetäuscht wird.

Auch bei sorgfältigem Vorgehen läßt sich der Verfall autologer Konserven nicht vollständig vermeiden. Bei Beurteilung der sich daraus ergebenden Kostensteigerungen sollten medizinisch-ethische Gesichtspunkte und volkswirtschaftliche Vorteile durch verringerte Folgeerkrankungen Berücksichtigung finden.

Zusammenfassung

Die präoperative Eigenblut-Entnahme bietet als autologes Transfusionsverfahren den Vorteil der frühzeitigen Adaptation des Knochenmarks

Tab. 1. Eignung elektiver Eingriffe zur präoperativen Eigenblutentnahme. Die Konserven-Anzahl bezieht sich auf eine Vollblut-Entnahme mit Produktaufbereitung zu Erythrozytenkonzentrat und tiefgefrorenem Plasma. "+" bedeutet, daß zusätzlich Plasmagewinnung per Plasmapherese angezeigt sein kann.

Klinik / Abteilung	Diagnose / Operation	Grad der Eignung	Kons.-Anzahl
Allgemeinchirurgie	Magen-Darm-Op	vereinzelt	(2-3)
	Struma/Gallenbl/Hernie	keine	
	Trichterbrust	vereinzelt	(2)
Unfallchirurgie	kaum planbare Op.	vereinzelt	
Frauenklinik	Mamma-Reduktionsplast.	mäßig	2-3
	Aufbaupl./Ablatio M.	keine	
	Hysterektomie/Myom-Op.	vereinzelt	(2)
	Gravidität/Sectio	keine	
Herz-/Gefäßchirurgie	ECC (Vitien/Bypass)	gut	3-4
	Aortenaneurysmen	gut	5-6
Zahn/Mund/Kiefer-Kl.	Kiefer-Korrektur-Op	vereinzelt	(2)
	Weichteilrekonstr.	vereinzelt	(2)
Neurochirurgie	Meningeome	vereinzelt	(2-3)
	sonstige Op	keine	
Orthopädie	Skoliose/Spondylolisth.	gut	5-6 +
	Lumbalstenose	mäßig	2-3
	Discusprolaps	keine	–
	TEP/TEP-Wechsel	gut	4/6 +
	Hüftdysplasie	gut	6 +
	Knie-EP	mäßig	2-3
Urologie	Prostata-Ca	mäßig	(2-3)
	Blasen-Tumoren	vereinzelt	
	sonst.	keine	
Innere Medizin/ Kinderklinik	Knochenmarkspende/ autologe KM-Entnahme	mäßig	1

an die postoperativ erforderliche Regenerationskapazität. Durch Verfall prophylaktisch erstellter Eigenblut-Konserven verteuert sich bei unkritischem Einsatz die Transfusion von Eigenblut gegenüber der von homologem Blut. Die Kostensteigerung betrifft vor allem Operationen mit durchschnittlich geringem oder stark unterschiedlichem Blutbedarf.

Durch retrospektive Analyse des Verbrauchs an Erythrocyten-Konserven bei verschiedenen elektiven Eingriffen, lassen sich geeignete Anwendungs-Gebiete und erforderliche Konserven-Mengen für die lokalen Gegebenheiten ermitteln, indem für unterschiedliche hypothetische Entnahmemengen «Effekt-Mehrbedarfs-Diagramme» berechnet werden.

Da sich das Transfusionsverhalten durch kritische Beschäftigung mit der Thematik ändert, muß eine Adaptation durch Wiederholung der Analysen erfolgen, wobei unkritisch retransfundiertes Eigenblut das Ergebnis verfälschen kann.

Ein Vergleich der Diagrammparameter aus unterschiedlichen Zeitperioden oder Kliniken für den gleichen Eingriff stellt eine gute Möglichkeit der Erfolgskontrolle dar.

Für Diagnose-/Op-Gruppen mit ungünstigen Kurven-Relationen muß versucht werden, durch Aufteilung in Untergruppen mit möglichst homogenem Blutverbrauch oder durch Einzelbeurteilung die Effizienz zu verbessern.

Literatur

1 Roos D, Lubitz B, Maring J, Doumanis A, Wittkopf D, Kühnl P: Beitr Infusionsther. Basel, Karger, 1990, vol 26, pp 264-266.

2 Lubitz B, Roos D: Beitr Infusionsther. Basel, Karger, 1990, vol 26, pp 261-263.

3 Schleinzer W, Mehrkens HH, von Bormann B, Weindler M, Wollinsky KH: Klin Wochenschr 1988; 66 (Suppl XV): 33-39.

4 Mehrkens HH, Geiger P, Schleinzer W, Weindler M, Wollinsky KH, Pohland H: Infusionsther 1990; 16 (Suppl II): 264-266.

5 Roos D, Lubitz B, Maring J, Löliger C, Kühnl P, Zimowski A: ISBT and AABB 1990 Joint Congress, Nov. 1990, abstr 145.

6 Roos D, Kühnl P: Beitr Infusionsther. Basel, Karger, 1990, vol 26, pp 246-251.

Dr. Roos
Abteilung für Transfusionsmedizin
Chirurgische Klinik, UKE
Martinistr. 52
W-2000 Hamburg 20 (BRD)

Schleinzer W, Singbartl G (eds): Fremdblutsparende Maßnahmen in der operativen Medizin. Beitr Infusionsther. Basel, Karger, 1993, vol 29, pp 217–222

Juristische Kriterien für die Durchführung der autologen Spende und Transfusion

W. Weißauer

Nürnberg

Bei den juristischen Kriterien der Eigenblutspende, nach denen in meinem Thema gefragt wird, stehen die haftungsrechtlichen Aspekte im Vordergrund. Um aber von vornherein keine Zweifel am Beruf und an der Berufung des Juristen aufkommen zu lassen, gestatten Sie mir eine Vorbemerkung.

Den Meinungsstreit autologe versus homologe Transfusion, in den mein Thema eingebettet ist, vermag der Jurist nicht zu entscheiden. Es geht dabei zunächst und vor allem anderen um medizinische Fachfragen, deren Beantwortung den ärztlichen Spezialisten obliegt.

Das Prinzip der Nichteinmischung des Rechts in medizinische Fachfragen kommt einmal darin zum Ausdruck, daß trotz der fortschreitenden Verrechtlichung aller Lebensverhältnisse und in einem geradezu erschrekkenden Ausmaß auch der Medizin, die Gesetzgebung den Kernbereich der ärztlichen Berufstätigkeit, also die Entscheidung, ob und wie der Arzt zu behandeln hat, bisher weitestgehend unberührt gelassen hat.

Die Grundsätze der Arzthaftung wurden von der Rechtsprechung entwickelt. Gefordert wird aus haftungsrechtlicher Sicht, daß der Arzt die berufsspezifische Sorgfalt wahrt. Kommt es zu einem Zwischenfall, so prüfen die Gerichte mit Hilfe ärztlicher Sachverständiger, ob der Arzt nach den Leistungs- und Sorgfaltsstandards der Medizin und seines Fachgebietes verfahren ist. Die Richtlinien der Bundesärztekammer und des Bundesgesundheitsamtes zum Bluttransfusionswesen [1] sind eine Sammlung solcher Standards.

Die Wahl der Behandlungsmethode

Zu den elementaren Rechtsprechungsgrundsätzen gehört das Prinzip der ärztlichen Methodenfreiheit. Diese findet ihre Grenzen erst dort, wo in der Medizin eine bestimmte Methode allgemein als die weitaus wirksamere anerkannt ist. Stehen mehrere gleich wirksame oder gleich aussichtsreiche Methoden zur Wahl, wie bei der autologen und der homologen Bluttransfusion, so muß der Arzt nach höchstrichterlicher Rechtsprechung im allgemeinen die Methode mit den geringeren Risiken wählen [2].

Die medizinischen Vorgaben scheinen mir insoweit eindeutig. Die autologe Bluttransfusion und die Eigenblutspende sind anerkannte Methoden, was allein schon darin zum Ausdruck kommt, daß ihnen ein Abschnitt in den Richtlinien zur Bluttransfusion gewidmet ist. Sie ermöglichten, wie Chirurgen, Anästhesisten und Transfusionsmediziner in ihren «Ergänzenden Empfehlungen» [3] zu den Richtlinien feststellten, die sicherste und risikoärmste Form der Bluttransfusion.

Die autologe Transfusion aufgrund Eigenblutspende ist in ihrem Anwendungsbereich mehrfach limitiert. Sie erfordert einen Vorlauf von mehreren Wochen vor dem Operationstermin und eignet sich damit vorwiegend für elektive Eingriffe; sie setzt die Spendetauglichkeit des Patienten und die Transfusionstauglichkeit seines Blutes voraus. Zu bedenken ist weiter: Die mit der Eigenblutspende verbundene Belastung wird man dem Patienten und den dafür erforderlichen Aufwand an Arbeitszeit und Kosten wird man dem Kostenträger nur dann zumuten können, wenn mit einer gewissen Wahrscheinlichkeit eine intra- oder postoperative Bluttransfusion notwendig werden wird. Schließlich bedarf es auch noch des Einverständnisses des Patienten mit der Blutspende und der Retransfusion des Eigenblutes. Leider lehnen die Zeugen Jehovas eine Bluttransfusion auch in dieser Form ab.

Sind aber alle die eben skizzierten Voraussetzungen gegeben und kommt es bei einer intra- oder postoperativen homologen Transfusion zu einem folgenschweren Zwischenfall, der sich durch eine autologe hätte vermeiden lassen, so werden sich die für die Vorbereitung der Operation und der Bluttransfusion verantwortlichen Ärzte forensisch rechtfertigen müssen, warum sie von der Möglichkeit der Eigenblutspende und der autologen Transfusion keinen Gebrauch machten.

Auf organisatorische Schwierigkeiten und Probleme der Finanzierung, die lokal oder auch regional der Realisierung der Eigenblutspende entgegenstehen mögen, werden sich die von einem Schadensersatzprozeß oder Strafverfahren betroffenen Ärzte nur dann berufen können, wenn sie es ernsthaft versucht haben, die Eigenblutspende in ihrem Haus zu organisieren. Bei solchen Bemühungen wird ihnen zugute kommen, daß der Krankenhausträger aufgrund des totalen Aufnahmevertrags die ordnungsgemäße, den heutigen Standards der Medizin entsprechende ärztliche Behandlung der Patienten sicherzustellen hat, und daß er als Betriebsinhaber verpflichtet ist, den Krankenhausbetrieb zweckentsprechend zu organisieren. Erfüllt er diese Verpflichtung nicht, so haftet er zivil- und strafrechtlich für eigenes Verschulden, falls es wegen eines Organisationsmangels zu einem folgenschweren Zwischenfall kommt.

Gelingt es in einem Krankenhaus nicht, die Eigenblutspende sachgerecht zu organisieren, sei es durch die Inanspruchnahme überregionaler Blutspendedienste oder durch die Herstellung der Eigenblutkonserven im eigenen Krankenhaus, so wird der Operateur den Patienten, bei dem die autologe Transfusion ernsthaft in Betracht kommt, über diese Situation jedenfalls dann aufklären müssen, wenn benachbarte Häuser, die für die Behandlung in Frage kommen, über diese Möglichkeit verfügen.

Das Prinzip der strikten Aufgabenteilung

In engem Zusammenhang mit dem ersten, zentralen Fragenkomplex steht ein zweiter Bereich, nämlich die Aufgabenteilung zwischen den operativen Fachabteilungen und der Anästhesieabteilung bei der Organisation, der Vorbereitung und Durchführung der Eigenblutspende sowie der Retransfusion des Eigenbluts. Mehrere Phasen sind hier zu unterscheiden:

- Die Vereinbarung Anästhesie/Chirurgie [4] sieht vor, daß die Vertreter der operativen Fächer und der Anästhesist die Voraussetzungen der Eigenblutspende und der autologen Retransfusion in ihrem Haus gemeinsam schaffen sollen. Für die Kooperation von Operateur und Anästhesist gilt zwar das Prinzip der strikten Aufgabenteilung, die Verantwortung für den Patienten tragen sie gleichwohl gemeinsam.
- Sind die Voraussetzungen der Eigenblutspende gegeben, so ist es primär Aufgabe des Operateurs, sie zu veranlassen. Die interdisziplinären Abkommen über die Bluttransfusion gehen zwar auf diese spezielle Frage nicht ein, zuständig für die Bereitstellung des Blutes, und darum geht es auch hier, ist aber nach diesem Abkommen primär der Operateur.

Über die Indikation zur Bluttransfusion entscheidet intraoperativ der Anästhesist, er ist zuständig und verantwortlich auch für ihre Durchführung. Dies muß ebenso für die Retransfusion der Eigenblutkonserven gelten.

Lassen Sie mich dazu anmerken, daß die Aufgabenverteilungen in unseren interdisziplinären Vereinbarungen nur subsidiär gelten, so daß sie einer abweichenden Vereinbarung der Beteiligten «vor Ort» nicht im Wege stehen.

Die Herstellung der Eigenblutkonserven ist rechtlich wie von der Finanzierung her im wesentlichen problemlos, wenn sie einem Blutspendedienst übertragen wird. Für den Patienten kann dies aber umständlicher und wegen langer Wege auch beschwerlich sein.

Werden die Eigenblutkonserven im eigenen Haus hergestellt, so kommt es darüber gelegentlich zu positiven Kompetenzkonflikten zwischen Chirurg und Anästhesist, die - so meine ich - nicht im Sinne des «Entweder-oder», sondern nur eines «Sowohl-als auch» entschieden werden können. Vom äußeren Handlungsablauf ist dabei der Chirurg eindeutig in der Vorhand. Zu ihm kommt der Patient primär. Die Bestimmungen des Arzneimittelgesetzes sprechen, soweit es um die intraoperative Bluttransfusion geht, aber eher für die Übernahme dieser Aufgabe durch den Anästhesisten.

Herstellung von Eigenblutkonserven

Damit komme ich zu dem dritten Fragenkomplex, der Herstellungserlaubnis für Eigenblutkonserven und -komponenten.

Die Herstellung von Medikamenten, und unter diesen Begriff fallen auch die Eigenblutkonserven, bedarf nicht der Erlaubnis nach §13 Arzneimittelgesetz, sondern ist lediglich nach §67 Arzneimittelgesetz anzeigepflichtig, wenn der Arzt, der die Arzneimittel herstellt, sie bei seinen Patienten persönlich anwendet.

Hier stießen wir jedoch auf Bedenken: Der Minister für Arbeit, Gesundheit und Soziales des Landes Nordrhein-Westfalen vertrat 1987 in einem Rundbrief die Auffassung, erlaubnisfrei sei nur das Herstellen «normaler» Eigenblutkonserven durch den retransfundierenden Arzt, nicht aber das Aufbereiten zu Eigenblutkonzentraten und anderer Blutzubereitungen sowie das Tiefkühlen. Meine rechtlichen Argumente gegen diese restriktive Auslegung hatten Erfolg. Der Minister teilte mir mit Brief vom

25. Juli 1988 mit: «Ich teile Ihre Auffassung, daß das Herstellen von Blutzubereitungen und Blutkonzentraten nicht unter die Erlaubnispflicht nach § 13 AMG fällt, wenn der behandelnde Arzt die Blutentnahme, die Herstellung der Blutzubereitung oder der Blutkonzentrate und die Transfusion persönlich vornimmt» [5].

Damit war die erste Hürde genommen, aber mit dem Wenn-Satz zugleich eine zweite aufgebaut. Da eine exakte Planung der anästhesiologischen Besetzung der einzelnen Operationstische kaum jemals realisiert werden kann, wäre diese letztere Voraussetzung bei einer rein am Wortlaut orientierten Auslegung nur in Ausnahmefällen zu erfüllen. Meiner Interpretation, im Hinblick auf die umfassende Verantwortung des leitenden Arztes für seinen Aufgabenbereich sei die im Arzneimittelgesetz geforderte Personenidentität gewahrt, wenn der Arzt, der die Eigenblutkonserve herstellt, und derjenige, der sie retransfundiert, der gleichen Fachabteilung angehören, hat sich der niedersächsische Sozialminister auf Anfrage eines anästhesiologischen Chefarztes mit Brief vom 3. Mai 1989 ausdrücklich angeschlossen [6]. Dieser Auffassung ist inzwischen auch das zuständige Ressort des Saarlandes beigetreten. Dagegen beharrt Bremen noch auf einer restriktiven, am Wortlaut orientierten Interpretation.

Mit meiner Interpretation, daß die Zugehörigkeit von herstellendem und retransfundierendem Arzt zur gleichen Abteilung den Anforderungen des § 13 Arzneimittelgesetz genügt, ist der Auslegungsspielraum ersichtlich erschöpft. Da aber die Anästhesieabteilung intraoperativ für die Retransfusion zuständig ist, sprechen die überwiegenden Aspekte dafür, ihr auch die Eigenbluthherstellung zu überlassen, um so die Personenidentität durch den leitenden Abteilungsarzt wahren zu können.

Offen ist noch, ob die Laboruntersuchungen auf Spendetauglichkeit, die in Nr. 3.2.2 der Richtlinien zur Bluttransfusion vorgesehen sind, auch für die Eigenblutspende obligatorisch sind. Die Bestimmungen der Richtlinien sind eindeutig; sie sehen in Nr. 9.2.2 für das Eigenblut insoweit keine Ausnahme vor. Ersichtlich handelt es sich dabei auch nicht um ein Redaktionsversehen; die Gleichstellung von homologer und autologer Transfusion hinsichtlich der Laboruntersuchungen auf Spendetauglichkeit beruht offenbar auf einem ausdrücklichen Petitum der Transfusionsmediziner.

Es bedarf m. E. einer medizinisch-fachlichen Diskussion, ob es nicht doch wesentliche Unterschiede zwischen der Situation der Blutspendedienste und der Eigenherstellung von Eigenblutkonserven durch die Fachabteilungen der Krankenhäuser gibt. Ist dies zu bejahen, so sollten die Richtlinien geändert und die Eigenherstellung von den strikten Vorschriften über die Laboruntersuchungen ausgenommen werden, um klare Verhältnisse für die forensische Beurteilung zu schaffen. Ein interdisziplinäres Gespräch über diesen Problemkreis wird demnächst geführt werden.

Lassen Sie mich zusammenfassen: Die Leistungsstandards, an denen der Arzt nach einem folgenschweren Zwischenfall forensisch gemessen wird, setzen die Ärzte, nicht die Juristen. Um die typischen Risiken der Arbeitsteilung zu vermeiden, bedarf es im Bluttransfusionswesen einer strikten Aufgabenverteilung; dies gilt auch für die Eingriffsaufklärung. Der Herstellung der Eigenblutkonserven durch die Anästhesieabteilungen für die intraoperative Retransfusion stehen keine rechtlichen Hindernisse mehr entgegen.

Literatur

1 Richtlinien zur Blutgruppenbestimmung und Bluttransfusion, aufgestellt vom Wissenschaftlichen Beirat der Bundesärztekammer und vom Bundesgesundheitsamt, Neufassung 1987. Köln 1988.

2 OLG Düsseldorf. In: Ankermann/Kullmann (eds): Arzthaftpflicht-Rechtsprechung (AHRS) 2745/24, S. 49; BGH, VersR 1988, 82.

3 Ergänzende Empfehlungen zu den Richtlinien zur Blutgruppenbestimmung und Bluttransfusion der Bundesärztekammer über Eigenblutspende und Eigenbluttransfusion. Anästh Intensivmed 1988;91f.

4 Vereinbarung zwischen dem Berufsverband Deutscher Anästhesisten und dem Berufsverband der Deutschen Chirurgen über die Zusammenarbeit bei der operativen Patientenversorgung. Anästh Intensivmed 1982;403ff.

4a Weißauer W: Zusammenarbeit zwischen Chirurg und Anästhesist bei der operativen Patientenversorgung. Anästh Intensivmed 1982;406ff.

4b Vereinbarung über die Zusammenarbeit bei der Bluttransfusion des Berufsverbandes Deutscher Anästhesisten und des Berufsverbandes der Deutschen Chirurgen. Anästh Intensivmed 1989;375.

4c Weißauer W: Anmerkungen zur Vereinbarung über die Bluttransfusion. Anästh Intensivmed 1989;376ff.

5 Weißauer W: Herstellungserlaubnis bei Eigenblutspenden? Anästh Intensivmed 1988;328.

6 Stellungnahme des Niedersächsischen Sozialministeriums vom 3. 5. 1989, S. 2 (Az. 407-41 401/7).

Prof. Dr. med. h.c. W. Weißauer
Obere Schmiedgasse 11
W-8500 Nürnberg 1 (BRD)

Schleinzer W, Singbartl G (eds): Fremdblutsparende Maßnahmen in der operativen Medizin. Beitr Infusionsther. Basel, Karger, 1993, vol 29, pp 223-227

Tiefgefrierung der Erythrozyten bereits eine Routinemaßnahme?

W. Mempel

Transfusionszentrum, Klinikum Großhadern, München

Einzelzellsuspensionen, wie sie menschliche Erythrozyten darstellen, können relativ einfach eingefroren werden. Gerade für die präoperative Eigenblutspende könnte dies gewisse Vorteile bringen, besonders dadurch, daß der Zeitpunkt der Entnahme vor einer Operation beliebig gewählt werden kann. Die Frage erscheint deshalb berechtigt, warum das Verfahren der Gefrierkonservierung noch relativ wenig eingesetzt wird und ob die Gefrierkonservierung bereits als Routinemaßnahme anzusehen ist. Obwohl das Verfahren relativ einfach ist, sind doch bei der Gefrierkonservierung von zellulären Elementen einige apparative Voraussetzungen und Grundkenntnisse der Pathophysiologie notwendig. Erythrozyten sind ja lebende Zellen und als solche müssen sie auch nach dem Einfrieren und Wiederauftauen voll funktionsfähig bleiben. Sie sind abhängig von dem sie umgebenden Milieu, von der Ionenkonzentration und auch abhängig davon, daß der Stofftransport über die Zellmembran und damit auch der Stoffwechsel der Zellen reibungslos funktioniert.

Während des Einfriervorganges verändert sich jedoch das Milieu ganz entscheidend. Aus der Physik ist uns bekannt, daß eine starke Abhängigkeit zwischen der Konzentration eines gelösten Stoffes, dem Lösungsmittel und der Temperatur besteht.

Betrachtet man eine einfache Salzlösung, z. B. physiologische Kochsalzlösung bei normaler Temperatur, so haben wir eine ganz bestimmte, 0,9 %ige Lösung, beim Absenken der Temperatur gefriert zum Teil das Lösungsmittel aus. Der Rest der Lösung wird dadurch in seiner Konzentration immer stärker angereichert.

Würde man die Konzentration immer weiter erhöhen, so fällt ab einer bestimmten Konzentration der gelöste Stoff aus. Erst unterhalb des sogenannten eutektischen Punktes erstarrt das gesamte Gemisch als einheitliche Masse.

Aber gerade diese gleichmäßige Erstarrung ist für den Gefriervorgang von lebenden Zellen notwendig. Das Umgebungsmilieu der Zellen ist im allgemeinen jedoch keine einfache Salzlösung, sondern ein sehr kompliziert zusammengesetztes Medium. Die Vorgänge, die bei einer Abkühlung besonders in Bereichen unterhalb von 0 °C auftreten, sind deshalb weder einfach zu berechnen, noch genau empirisch erfaßt. Es scheint so zu sein, daß bei tiefen Temperaturen die Zellmembran durchlässig wird, d. h. daß sich Poren öffnen, die sich später wieder reversibel verschließen können. Die Öffnung der Poren führt dazu, daß die in diesem Temperaturbereich hypertone Lösung des Umgebungsmilieus in die Zelle einströmen kann. Nach Einfrieren und Wiederauftauen der Zellen sind die Poren wieder geschlossen, im Innenraum der Zelle existiert aber eine hypertone Lösung, die jetzt dazu führt, daß Wasser aus der Umgebung in die Zelle hereingezogen wird, was zu einem Platzen der Zelle führt.

Um diese Schädigung der Zellen während des Gefriervorganges zu verhindern, fügt man sogenannte Gefrierschutzstoffe hinzu. Im Falle der Erythrozyten ist dies in den meisten Fällen Glycerin. Glycerin kann als ein elektrisch neutraler Stoff die Membran passieren, und es kommt nach einer Zeit der Adaptation zu einer gleichmäßigen Verteilung des Glycerins innerhalb und außerhalb der Zelle.

Etwas vereinfacht ausgedrückt, verhindert das Glycerin Konzentrationsunterschiede innerhalb und außerhalb der Zelle während des Einfrierens und Auftauens.

Wir verwenden in Anlehnung an das ROWE- und KRIJNEN-Verfahren eine Glycerin-Endkonzentration von ca. 19 %. Zum Einfrieren werden die Vollblutkonserven in ein Erythrozytenkonzentrat und Plasma aufgetrennt. Jedes Plasma kann in einem Schockgefrierverfahren direkt als separates Produkt eingefroren werden. Die Erythrozyten werden in einen Gefrierbeutel, bestehend aus einer Polycapronfolie, überführt. Dies ist notwendig, da bei den tiefen Temperaturen, die wir verwenden, normales Beutelmaterial brüchig wird.

Ein gewisser Nachteil ist, daß dieser Beutel nur über einen Einfüllstutzen aus Teflonmaterial, der mit einem Einstichdorn durchstoßen werden muß, gefüllt werden kann. Der Beutel wird dann unterhalb dieses Einfüllstutzens abgeschweißt, so daß er am Ende völlig geschlossen bleibt, aber er muß zum Füllen geöffnet werden. Das System ist somit nicht mehr als geschlossen anzusehen.

Anschließend wird der Beutel in einen Metallrahmen eingespannt, damit während des Einfriervorganges die Schichtdicke erhalten bleibt. Der Metallrahmen wird einfach unter flüssigem Stickstoff abgesenkt und das Blut friert auf diese Art und Weise sehr schnell, ca. innerhalb von zwei Minuten, durch. Danach wird der Beutel aus dem Rahmen herausgenommen und in der Dampfphase von flüssigem Stickstoff gelagert. Die Lagerungstemperatur in der Dampfphase beträgt - 125 °C bis - 170 °C. Nach den bisherigen Erfahrungen können die Konserven ca. zehn bis zwanzig Jahre gelagert werden.

Wird das Präparat zur Transfusion benötigt, so wird der Beutel aus dem Stickstofftank herausgenommen, in einem Wasserbad bei ca. 40 °C aufgetaut, bis das Material flüssig ist und dann in einer automatischen Waschzentrifuge mit Hilfe einer Latham-Glocke zunächst mit einer Waschlösung, die etwas Sorbit enthält, und anschließend mehrfach mit Kochsalz gewaschen.

Wenn der Überstand der Waschlösung klar ist, kann das Präparat aus der Glocke wieder in einen Transfusionsbeutel überführt werden und wird entsprechend beschriftet zur Transfusion ausgegeben.

In Deutschland hat sich dieses Verfahren mit einer relativ niedrigen Glycerin-Endkonzentration von 19 % im allgemeinen durchgesetzt. Dieses Verfahren erfordert allerdings sehr tiefe Lagerungs- und Einfriertemperaturen.

Im anglo-amerikanischen Bereich dagegen wird häufiger das Hochglycerinverfahren verwendet, das mit einer annähernd doppelt so hohen Glycerin-Konzentration arbeitet, dafür aber niedrigere Einfriertemperaturen, nämlich - 80 °C, erfordert. Diese Temperaturen sind mit elektrischen Tiefkühltruhen ohne weiteres zu erreichen. Das Verfahren hat als weiteren Vorteil, daß es keine speziellen Folien benötigt, da Temperaturen von - 80 °C von vielen Beutelmaterialen vertragen werden. Allerdings ist das Material bei dieser Temperatur deutlich bruchanfällig, so daß es eine sorgsame Handhabung erfordert. Die amerikanische FDA hat dieses Verfahren inzwischen lizensiert, so daß Lagerungszeiten von bis zu zehn Jahren zulässig sind. Neben diesen Verfahren, die Glycerin als einen intrazellulär wirksamen Gefrierschutzstoff verwenden, werden in letzter Zeit Versuche unternommen, um Gefrierschutzmittel einzusetzen, die nicht in die Zelle eindringen und die deshalb nach dem Auftauen keine komplizierten Waschvorgänge erfordern. Besonders intensiv arbeitet die Gruppe vom Helmholtz-Institut um Sputtek und Körber mit dem Gefrierschutzmittel Hydroxyäthylstärke. Hydroxyäthylstärke wird als Plasmaexpander normalerweise vielfach eingesetzt und es wäre somit faszinierend, den Gefrierschutzstoff nach dem Auftauen im Präparat belassen zu können.

Die ersten Ergebnisse sind bisher vielversprechend, allerdings benötigt dieses Verfahren außerordentlich hohe Gefrierraten, was zur Folge hat, daß die Schichtdicke der einzufrierenden Präparate außerordentlich dünn sein muß, um diese hohen Einfriergeschwindigkeiten realisieren zu können.

Als weiteres gilt zu bedenken, daß beim Einfrieren und Auftauen von Erythrozytenpräparaten immer ein gewisser Anteil der Erythrozyten zerstört wird, so daß der Überstand des Gefriergutes in jedem Fall eine deutliche Konzentration von freiem Hämoglobin aufweist. Inwieweit dieses freie Hämoglobin ohne Gefahren für den Patienten infundiert werden kann, ist noch nicht klar. Das Ziel der Untersuchungen mit der Hydroxäthylstärke ist es natürlich, ein Präparat zu gewinnen, daß nach dem Einfrieren und Lagern schnell aufgetaut werden kann und dann sofort einsatzfähig ist, ähnlich wie das gefrorene Frischplasma.

Einen weiteren Weg verfolgt eine Arbeitsgruppe um Lovric in Australien. Diese Gruppe glaubte zeigen zu können, daß mit höher konzentrierten Zuckerlösungen in der Gefrierlösung Erythrozyten bei -20 bis -25°C mindestens über ein halbes Jahr gefroren gehalten werden können. Sie haben deshalb ein Verfahren entwickelt, wo in einem geschlossenen System Gefrierschutzmittel und Waschlösungen schon so zusammengeschweißt sind, daß alles gemeinsam eingefroren werden kann und nach Auftauen durch entsprechendes Öffnen der Ventile im völlig geschlossenen System gewaschen werden kann. Das Präparat wäre dann nach Auftauen und Waschen nach Zugabe einer additiven Lösung sogar noch weitere fünf Wochen haltbar.

Wir haben versucht, in unserem Labor dieses Verfahren zu wiederholen, es ist uns allerdings nicht geglückt, die Hämolyseraten waren viel zu hoch. Es sind sicher noch einige Untersuchungen notwendig, bis die Verfahren so vereinfacht sind, daß sie praktisch in jedem Labor durchführbar werden.

Der Hauptvorteil der Gefrierkonservierung ist – wie ja schon bereits angeklungen – darin zu sehen, daß sich der Abnahmetermin der Eigenblutspenden willkürlich wählen läßt. Man ist somit nicht abhängig von der Laufzeit der Erythrozytenpräparate, die in einem konventionellen System abgenommen und flüssig gelagert werden.

Ein weiterer Vorteil ist, daß Erythrozyten – die frisch abgenommen und eingefroren sind – auch ihren 2/3 DPG-Gehalt sowie andere Stoffwechselzustände bewahren und nach Auftauen wieder als frische Erythrozyten gelten können. Allerdings hat das Verfahren noch einige Nachteile. Da ist zum einen die relativ hohe Kompliziertheit und zum zweiten der hohe Preis.

Wenn man die einzelnen Kosten zusammenzählt, die zusätzlich bei der Gefrierkonservierung anfallen, so kommt man auf ca. 250,- DM Extrakosten pro Präparat, wobei allerdings ein wesentlicher Anteil auf die automatische Waschglocke entfällt, die für den Auftau- und Waschvorgang benötigt wird. Werden mehrere Präparate in derselben Glocke gewaschen, so ermäßigt sich der Preis natürlich. Es gibt einige Institute, die zum Auftauen die Waschglocke des Zell-Savers verwenden, die dann hinterher intraoperativ wieder zur Rückgewinnung des Operationsblutes eingesetzt wird.

In unserem Institut haben wir mit der Gefrierkonservierung sehr gute Erfolge und wir setzen sie auch routinemäßig weitgehend ein. Es mehren sich in letzter Zeit auch die Berichte von anderen Kliniken, die gefrierkonservierte Erythrozyten im autologen Bereich anwenden.

Die Frage, die mir gestellt worden ist, kann ich also damit beantworten, daß die Gefrierkonservierung bei uns und bei einigen anderen Instituten durchaus als Routinemethode eingesetzt wird, im allgemeinen aber wohl eher nicht.

Literatur

1 Körber C, Sputtek A, Rau C: Hydroxyäthylstärke - ein neuer Weg zur Gefrierkonservierung von Erythrozyten, in: Mempel W, et al: Tiefkühlkonservierung von Blut. AMV München 1989.

2 Krijnen H, Prins HK: Blutkonservierung. Wehrmed 1971;9:118-188.

3 Lovric VA, Klarkowski DB: Donor blood frozen and stored between -20°C and -25°C with 35-day post-thaw shelf life. Lancet 1989;71-73.

4 Rowe AW, Eyster E, Kellner A: Liquid nitrogen preservation of red blood cells for transfusion: A low glycerol-rapid-freeze procedure. Cryobiology 1968;5(2):119-129.

Prof. Dr. Wolfgang Mempel
Transfusionszentrum der Med. Klinik III
Klinikum Großhadern der LMU
Marchionistr. 15
W-8000 München 70 (BRD)

Schleinzer W, Singbartl G (eds): Fremdblutsparende Maßnahmen in der operativen Medizin. Beitr Infusionsther. Basel, Karger, 1993, vol 29, pp 228–239

Sauerstoffabhängige Erythropoietin-produktion – Grundlage für die Kompensation von Blutverlusten

K.-U. Eckardt[a], *A. Lorentz*[b], *A. Kurtz*[a]

[a] Physiologisches Institut der Universität Zürich
[b] Institut für Anästhesiologie am Klinikum Mannheim

Sieht man einmal von der Wachstumsperiode ab, ist die zirkulierende Blutzellmasse und damit die Sauerstofftransportkapazität des Blutes eine konstante Grösse. Da das Erythron sich kontinuierlich regeneriert, ist beim Erwachsenen eine tägliche Produktion von etwa 20 ml Erythrozyten erforderlich, um den ständigen Abbau von Blutkörperchen zu kompensieren. Kommt es darüber hinaus zu zusätzlichen Blutverlusten oder sinkt die arterielle Sauerstoffsättigung des Hämoglobins, kann diese normale Produktionsrate der Erythrozyten innerhalb weniger Tage drei- bis fünffach gesteigert werden und unter chronischen Bedingungen sogar bis zu siebenfach.

Bereits vor mehr als achtzig Jahren wurde die Hypothese formuliert, daß diese Regulation der Erythropoiese durch eine in Abhängigkeit vom jeweiligen Sauerstoffangebot des Organismus gebildete humorale Substanz bewirkt wird [1]. Experimentell belegt werden konnte dieses Konzept allerdings erst in den fünfziger Jahren [2] und Einzelheiten über die Art, Produktion und Wirkung dieser dann als Erythropoietin (EPO) bezeichneten Substanz blieben für weitere dreißig Jahre weitgehend unbekannt. Nachdem vor wenigen Jahren das Gen für EPO kloniert wurde [3,4], kennt man heute die Struktur dieses Hormons, und die Anwendung molekularbiologischer Sonden hat dazu beigetragen, die Biosynthese von EPO besser zu verstehen. Die Expression des Gens in Säugetierzellinien unter biotechnologischen Bedingungen hat das Hormon darüber hinaus für den klinischen Einsatz verfügbar gemacht und neue Perspektiven zur Behandlung von Anämien eröffnet.

Struktur und Funktion von EPO

EPO ist ein Glykoprotein und besteht aus einem Proteinanteil von 165 Aminosäuren mit vier daran angeknüpften Kohlenhydratketten, die insgesamt etwa ein Drittel seines Molekulargewichtes von 34.000 Dalton ausmachen. EPO zirkuliert frei im Plasma. Die Plasmahalbwertszeit liegt beim Menschen in der Grössenordnung von sechs Stunden [5,6] und wird wesentlich durch den Zuckeranteil des Moleküls bestimmt. Veränderungen der Zuckerstruktur können zu einem vermehrten Abbau des Moleküls in der Leber führen [7,8], und bei völligem Fehlen der Kohlenhydrate ist die Halbwertszeit so kurz, daß EPO keine biologische Aktivität entfalten kann [9].

Die biologische Aktivität von EPO besteht darin, daß es im Knochenmark späte erythroide Vorläuferzellen, vor allem die nach ihrem Wachstumsverhalten in der Zellkultur benannten «Colony forming units erythroid» (CFU-e) zur Differenzierung und Proliferation anregt, und damit die Neubildungsrate der Erythrozyten steigert [10] (Abb. 1). EPO-sensitive Zellen verfügen über etwa tausend spezifische Oberflächenrezeptoren, die aus einer in die Zellmembran eingelassenen Proteinkette bestehen [11]. Welcher Anteil des Moleküls an den Rezeptor bindet, ist bislang nicht sicher bekannt. Die Zuckerketten des Moleküls sind dabei offensichtlich nicht erforderlich, denn obwohl deglykosiliertes EPO in vivo keine Wirkung entfaltet, ist sein Effekt in vitro nicht vermindert [9]. Unbekannt sind bislang auch die Mechanismen, durch die es nach der Bindung von EPO an den Rezeptor zu einer Induktion der Zellteilung kommt. Interessanterweise scheint EPO dabei nicht direkt als Mitogen zu wirken, sondern vielmehr einen vorprogrammierten Zelluntergang aufzuhalten [12].

Im Gegensatz zu anderen hämatopoietischen Wachstumsfaktoren ist die Wirkung von EPO im wesentlichen auf eine, d.h. die erythroide Linie der Blutbildung beschränkt. Lediglich mit hohen Konzentrationen kann man experimentell auch die Thrombopoiese stimulieren [13]; die physiologische Bedeutung dieses Effektes ist aber fraglich. Innerhalb der roten Reihe der Blutbildung sind neben EPO noch andere Wachstumsfaktoren an der Differenzierung von pluripotenten Stammzellen hin zu Erythroblasten und Reticulozyten beteiligt, darunter Interleukine und insulinähnliche Wachstumsfaktoren. Diese Faktoren können EPO jedoch nicht ersetzen, und neutralisiert man EPO im Tierversuch durch Antikörper, kommt es zu einer schweren, letztlich letalen Anämie. Sieht man wiederum von der Wachstumsperiode ab, während der der insulinartige Wachstumsfaktor

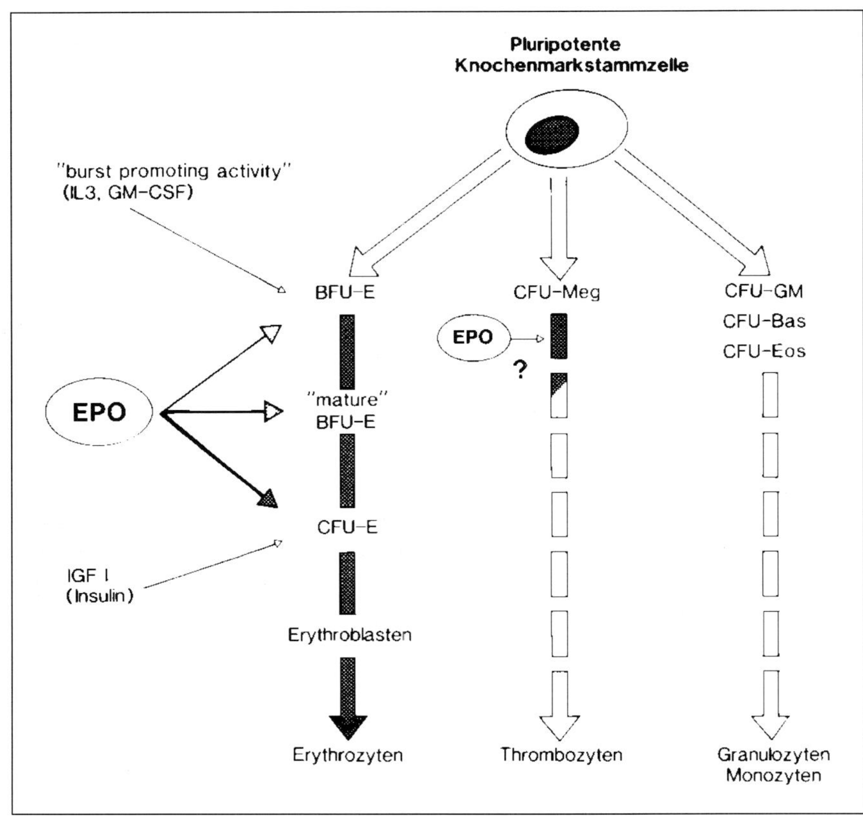

Abb. 1. Schema der Erythropoiese mit den Zielzellen für EPO. Die verschiedenen Vorläuferzellen, die durch Zellkultursystem identifiziert wurden, sind die BFU-E (burts-forming unit erythroid), CFU-E (colony-forming unit erythroid), CFU-Meg (colony-forming unit megakaryocyte), CFU-GM (colony-forming unit granulocyte/monocyte), CFU-Bas (colony-forming unit basophil) and CFU-Eos (colony-forming unit eosinophil). EPO ist essentiell für die Entwicklung erythroider Vorläuferzellen. Die Sensitivität dieser Zellen gegenüber EPO nimmt mit zunehmender Reifung zu. Zusätzlich zu EPO, scheint für CFU-E insulinartiger Wachstumsfaktor (IGF) oder Insulin für eine Weiterentwicklung in Erythroblasten erforderlich zu sein. BFU-E demgegenüber scheinen wesentlich von einer operational definierten «burst promoting activity» abhängig zu sein, an der vermutlich zahlreiche Wachstumsfaktoren beteiligt sind. Darüber hinaus kann EPO in vitro die Differenzierung von Megakaryozytenvorläufern stimulieren. Die physiologische Bedeutung dieses Effektes ist aber unklar.

eine wesentliche Rolle bei der Regulation der Blutbildung zu spielen scheint [14], ist auch von keinem der anderen erythroiden Wachstumsfaktoren bislang bekannt, daß über Veränderungen seiner Konzentrationen eine physiologische Regulation der Blutbildungsrate erfolgt. EPO wird deshalb als essentieller und wichtigster Regulator der Erythropoiese angesehen.

Produktionsorte

Sowohl beim Menschen als auch bei zahlreichen Versuchstieren geht man von zwei Produktionsorten von EPO aus, nämlich der Leber und den Nieren. Der Beitrag beider Organe ist altersabhängig. Während die Leber pränatal und möglicherweise auch während der frühen Postnatalphase die entscheidende Produktionsstätte ist, wird EPO beim Erwachsenen vorwiegend von den Nieren gebildet [15,16]. Für beide Organe ist nicht bekannt, welche Zellen für die EPO Produktion verantwortlich sind. Daß die EPO produzierenden Zellen bislang nicht mit herkömmlichen immunohistochemischen Techniken identifiziert werden konnten, liegt vermutlich daran, daß diese Zellen EPO nicht speichern, sondern EPO Moleküle direkt im Anschluss an die Synthese in die Zirkulation abgeben. Die Sekretionsrate des Hormons hängt damit direkt von seiner Syntheserate ab. Von der EPO Synthese ihrerseits ist bekannt, daß sie hauptsächlich von der verfügbaren Menge an EPO-Botenribonucleinsäure (EPO mRNA) bestimmt wird [17,18]. So geht einem Anstieg der EPO Produktionsrate ein Anstieg der EPO mRNA in Leber und Nieren voraus, und die Höhe der EPO Produktionsrate korreliert mit der Gesamtmenge an EPO mRNA. Damit ergibt sich auch die Möglichkeit, EPO produzierende Zellen durch den Nachweis von EPO mRNA auf histologischen Präparaten zu erkennen. Die meisten der mit dieser Technik, der sogenannten «in situ Hybridisierung», erhobenen Befunde weisen darauf hin, daß EPO von peritubulären Zellen des Nierenkortex produziert wird [19,20]. Ob es sich dabei um Endothelzellen, Fibroblasten oder andere interstitielle Zellen handelt, ist aber noch unklar.

Regulation

Voraussetzung für eine bedarfsgerechte Steuerung der Erythropoiese ist die Regulation der EPO Konzentrationen im Plasma, deren Höhe sich aus der Produktionsrate und der Clearancerate des Hormons ergibt. Die

EPO Clearance scheint keiner physiologischen Regulation unterworfen zu sein, so daß man davon ausgehen muß, daß jede Veränderung der Plasmakonzentrationen Änderungen in der Produktionsrate widerspiegelt. Allgemein ist die Höhe der EPO Plasmaspiegel umgekehrt proportional dem Verhältnis zwischen Sauerstoffangebot und Sauerstoffbedarf des Organismus, was einen sogenannten «Sauerstoffsensor» für die Regulation der EPO Produktion erfordert [21-23]. Experimentell kann man auch in isoliert perfundierten Nieren durch Reduktion des Sauerstoffgehaltes im Perfusat eine Steigerung der EPO Produktion hervorrufen [24,25], was dafür spricht, daß dieser «Sauerstoffsensor» in der Niere selbst lokalisiert ist. Ohne daß Einzelheiten der Funktionsweise dieses Sauerstoffsensors bislang bekannt sind, ergibt sich damit als Grundprinzip für die Regulation von EPO ein Regelkreis zwischen dem Knochenmark als Wirkort und den Nieren als wesentlichem Produktions- und Regulationsort des Hormons (Abb. 2).

EPO Konzentrationen werden aus historischen Gründen in «internationalen Units» (IU) gemessen, was einer bestimmten erythropoietischen Aktivität entspricht. Im Normalfall liegen die Plasmaspiegel zwischen etwa 10 - 30 mU/ml. Interessant ist, daß der Organismus einerseits offensichtlich auf sehr geringe Schwankungen der zirkulierenden EPO Spiegel reagieren kann, auch wenn sie sich innerhalb oder nur knapp außerhalb des

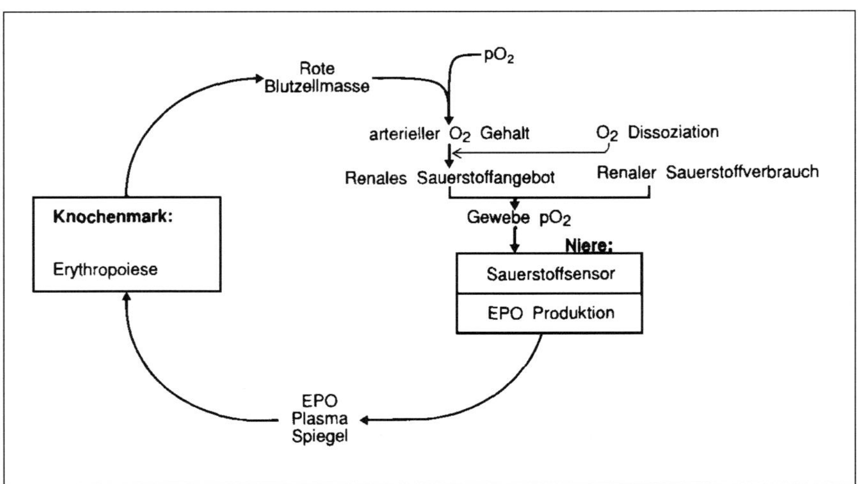

Abb. 2. Vereinfachtes Regelschema der EPO Produktion.

Normbereichs bewegen, daß aber andererseits die Schwankungsbreite der EPO Konzentrationen erheblich ist und einen Faktor von mehr als tausend umfaßt.

Nimmt der Sauerstoffbedarf ab, z.B. durch einen Mangel an Hypophysenvorderlappenhormonen oder nach fehlender Nahrungsaufnahme, kann es zu einer *Erniedrigung der EPO Spiegel* kommen (Tab. 1). Erniedrigte EPO Spiegel finden sich außerdem bei einer Zunahme des Sauerstoffangebotes, z.B. durch Hypertransfusion oder primäre Polyzythämien [26]. Umgekehrt führt eine Verminderung des Sauerstoffangebotes zu *Anstiegen der EPO Konzentrationen* (Tab. 1). Dabei finden sich erhöhte EPO Spiegel sowohl bei verminderten Hämoglobinkonzentrationen [27] als auch bei reduzierter Sauerstoffsättigung [28] oder erhöhter Sauerstoffaffinität [29] und daraus resultierender verminderter Sauerstoffabgabe des Hämoglobins. Stimulation der EPO Produktion durch erhöhte Sauerstoffaffinität des Hämoglobins erklärt vermutlich die bei einigen Hämoglobinopathien zu findende Polyzythämie. Eine Stimulation durch verminderte Sauerstoffsättigung ist bei kardiopulmonalen Erkrankungen und Höhenexpositionen bedeutsam. Größte pathophysiologische Relevanz kommt aber der Stimulation der EPO Produktion durch akuten Blutverlust oder chronische Anämien zu.

Aus dem Verhältnis zwischen Hämoglobinkonzentrationen und EPO Spiegeln lassen sich dabei wesentliche Rückschlüsse auf die Regulation von EPO ableiten.

So findet sich bei *chronischen Anämien* eine inverse exponentielle Relation zwischen Hämoglobin- und EPO Konzentrationen (Abb. 3). Geringe Reduktionen der Hämoglobinkonzentrationen bis in einen Bereich von etwa 10 g/dl führen im Mittel nur zu geringen Anstiegen der EPO Spiegel über den Normbereich hinaus. Bei weiterer Reduktion des Hämoglo-

Tab. 1. Zustände mit erhöhten und erniedrigten Serum EPO Spiegeln

Erhöhter EPO Spiegel	Erniedrigter EPO Spiegel
Anämie	Polyzythämia vera
Höhenexposition	Hypertransfusion
Kardiopulmonale Erkrankungen	Mangelernährung
Kohlenmonoxidvergiftung	Mangel an hypophysenabhängigen Hormonen (besonders Schilddrüsenhormon, Wachstumshormon)
erhöhte Sauerstoffaffinität des Hämoglobins	Azidose

bins wird dann aber ein annähernd linearer Zusammenhang zwischen dem Logarithmus der EPO Konzentration und dem Hämoglobin erkennbar, und bei schweren Anämien finden sich bis zu tausendfach erhöhte EPO Spiegel. Insgesamt kann man also von einer konservativen Regulation von EPO sprechen, dessen Produktionskapazität offensichtlich erst bei vital bedrohlicher Reduktion der Sauerstofftransportkapazität voll ausgenutzt wird. Außerdem ist aus Abbildung 3 ersichtlich, daß die Variabilität der EPO Spiegel erheblich ist, und bei gleicher Hb Konzentration die EPO Konzentrationen um einen Faktor von mehr als zehn verschieden sein können. Das weist darauf hin, daß der Sauerstoffgehalt des Blutes wenn auch entscheidender, so doch nicht alleiniger Faktor ist, der die EPO Produktionsrate bestimmt. Während man einige zusätzliche Einflußfaktoren kennt, so z.B. zahlreiche Hormone oder den Säure-Basen Status (Tab. 1), sind viele andere vermutlich noch unbekannt. Weitere Einblicke in die Regula-

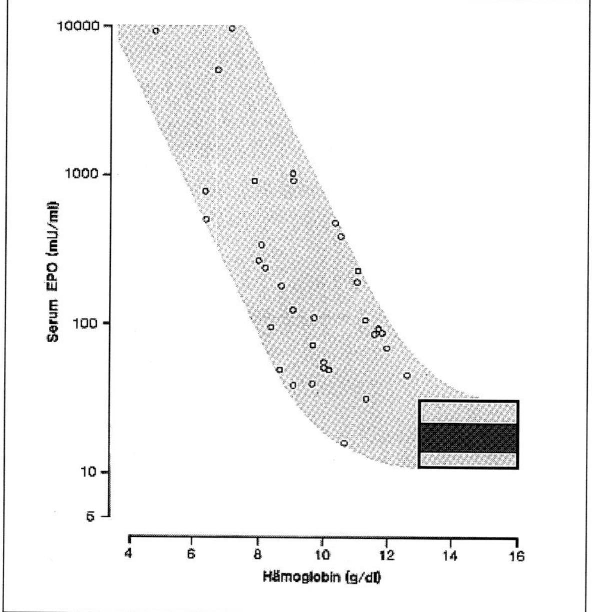

Abb. 3. Verhältnis zwischen Hämoglobinkonzentrationen und Serum EPO Spiegeln bei Patienten mit verschiedenen hypo- und hyperregenerativen, nicht renal bedingten Anämien. Das Rechteck kennzeichnet den 25 % – 75 % Bereich (dunkler Balken) und den 95 % Bereich der EPO Werte nicht anämischer Kontrollen.

tion von EPO ergeben sich, wenn man den Zeitverlauf von EPO Spiegeln in Relation zu Veränderungen der Hämoglobinkonzentrationen analysiert. Hierfür bietet der Verlauf der EPO Konzentrationen nach wiederholter Blutspende ein gutes Beispiel. Abbildung 4 zeigt die kürzlich bei *Eigenblutspendern* gemessenen EPO Spiegel sowohl unter einem Standardprotokoll mit wöchentlichen Abnahmeintervallen als auch unter einem modifizier-

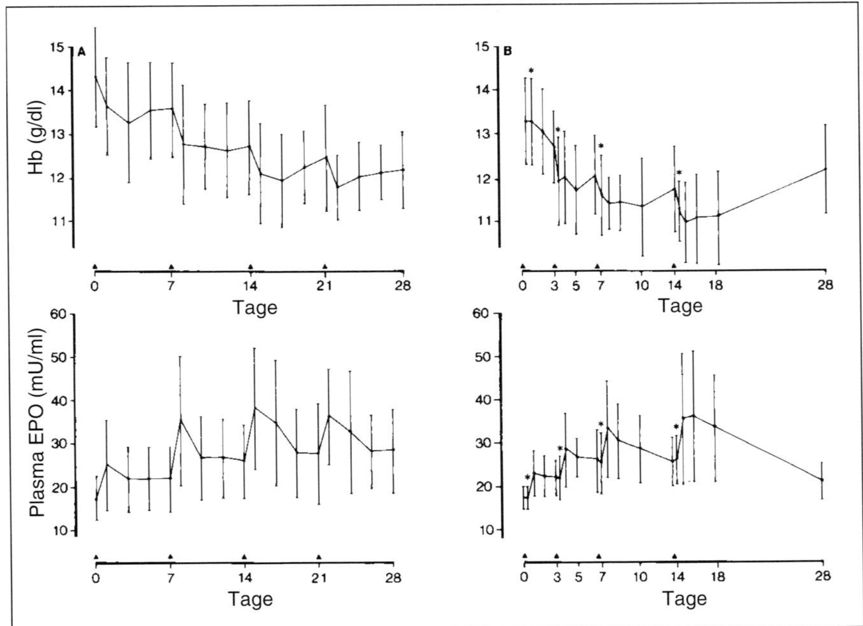

Abb. 4. Verlauf von Hämoglobin- und Plasma EPO Konzentrationen bei Eigenblutspendern unter zwei verschiedenen Spendeprotokollen (A und B). In beiden Fällen handelt es sich um jeweils zwölf (A) und zehn (B) Patienten vor elektivem Hüftgelenksersatz. Vorbestehende Anämie, Herzinsuffizienz, Koronarinsuffizienz, schwere Ventilationsstörungen und Erhöhung der Serumkreatininspiegel waren Ausschlusskriterien für die Teilnahme an dem Spenderprogramm. Ziel war die Spende von je 450 ml Blut in wöchentlichen Intervallen (A) oder zunächst im Abstand von drei und vier Tagen und anschließend wöchentlich (B) (Pfeile). (Die Sternchen in (B) kennzeichnen Messwerte 60 Minuten nach der Spende). Bei Absinken der Hämoglobinkonzentration unter 11 g/dl zum Zeitpunkt einer geplanten Spende, wurde diese nicht durchgeführt. So spendeten unter Protokoll A alle zwölf Patienten beim ersten und zweiten Termin, zehn Patienten am dritten und acht Patienten am vierten Termin. Unter Protokoll B spendeten alle zehn Patienten am ersten und zweiten Termin und jeweils neun Patienten an den folgenden drei Terminen. Alle Patienten erhielten orale Eisenmedikation.

ten Protokoll mit verkürzten Abnahmeintervallen [30, 31]. In beiden Fällen kann man beobachten, daß es nach jeder Spende zu transienten Erhöhungen der EPO Konzentrationen kommt, wobei nach jedem Gipfel aber auch eine geringe Erhöhung im Vergleich zum Ausgangswert anhält. Höhe und Breite der Gipfel nehmen mit zunehmender Zahl der Spenden zu. Insgesamt sind die Anstiege der EPO Spiegel nur mäßig; obwohl die EPO Konzentrationen bereits 24 Stunden nach der ersten Spende bei beiden Protokollen signifikant erhöht waren, gingen nur die Maximalwerte nach der zweiten, dritten und vierten Spende über das 95 % Intervall nicht anämischer Kontrollpersonen hinaus. Diese geringgradigen Anstiege entsprechen den oben geschilderten exponentiellen Beziehungen zwischen EPO Spiegeln und Hämoglobin bei chronischen Anämien insofern, als die durch die Blutabnahme hervorgerufene Reduktion der Hämoglobinkonzentration insgesamt ebenfalls nur mäßig ist, und bei einem Absinken des Hämoglobins unter 11 g/dl eine anstehende Spende nicht durchgeführt wurde.

Was die zeitliche Kinetik der EPO Spiegel betrifft, so fand sich nach 60 Minuten trotz deutlicher Reduktion des Hämoglobins noch kein Anstieg (Protokoll B). Dies entspricht Befunden nach Höhenexposition von Menschen [28] und Versuchstieren [32], bei denen erst etwa 90 Minuten nach Hypoxiebeginn erste signifikante Anstiege meßbar waren. Diese Latenz ist Ausdruck der schon erwähnten Tatsache, daß keine wesentlichen Speicher für EPO zu Verfügung stehen, die sofort entleert werden könnten, sondern erst eine Produktionssteigerung des Hormons erfolgen muß, die dann zu Anstiegen der Serumspiegel führt. Ein weiteres Charakteristikum des Zeitverlaufs ist der zum Teil nur vorübergehende Anstieg der EPO Spiegel trotz anhaltender Reduktion des Hämoglobins, der zu dem biphasischen Verlauf nach jeder Spende führt. Diese frühzeitige Rückregulation der EPO Produktion ist ebenfalls bei anhaltender Verminderung der Sauerstoffsättigung nachweisbar [33] und scheint auf einer Adaptation gegenüber dem verminderten Sauerstoffangebot zu beruhen [34], deren genaue Mechanismen man aber noch nicht versteht.

EPO als Therapeutikum

Das mit gentechnologischen Methoden hergestellte rekombinate EPO unterscheidet sich nach allen verfügbaren Kriterien nicht oder nur unwesentlich von dem endogen produzierten Hormon. Sein therapeutischer Einsatz bietet sich an, um bei inadäquat niedriger endogener EPO Produktion den Mangel an EPO auszugleichen. In diesem Sinne bislang erfolgreich eingesetzt wurde EPO vor allem bei renalen Anämien [5, 35], bei denen anhaltende Anstiege der EPO Spiegel als Antwort auf eine Reduktion des Hämoglobins auf Grund einer Zerstörung der EPO produzierenden Zellen und/oder einer Störung des renalen Sauerstoffsensors, weitgehend ausbleiben [36].

Andererseits ergibt sich die Möglichkeit in Anbetracht der Zurückhaltung, mit der der Organismus dieses Hormon reguliert, durch kontrollierten Einsatz die physiologische EPO Antwort auf Blutverlust im gesunden Organismus zu ergänzen und damit eine schnellere Korrektur der Blutzellmasse zu erreichen. In diesem Sinne haben erste erfolgversprechende Studien auch neue Perspektiven für die Eigenblutspende eröffnet [37].

Literatur

1 Carnot P, Deflandre C: Sur l'activité hémopoietique des différents organes au cours de la régéneration de sang. C R Seances Acad Sci 1906;143:432-435.
2 Erslev AJ: Humoral regulation of red cell production. Blood 1953;8:349-357.
3 Jacobs K, Shoemaker C, Rudersdorf R, Neill SD, Kaufman RJ, Mufson A, Seehra J, Jones SS, Hewick R, Fritsch EF, Kawakita M, Shimizu T, Miyake T: Isolation and characterization of genomic and cDNA clones of human erythropoietin. Nature 1985;313:806-810.
4 Lin FK, Lin CH, Lai PH, Browne JK, Egrie JC, Smalling R, Fox GM, Chen KK, Castro M, Suggs S: Monkey erythropoietin gene: Cloning, expression and comparison with the human erythropoietin gene. Gene 1986;44:201-209.
5 Cotes PM, Pippard MJ, Reid CDL, Winearls CG, Oliver DO, Royston JP: Characterization of the anaemia of chronic renal failure and the mode of its correction by a preparation of human erythropoietin (r-HuEPO). An investigation of the pharmacokinetics of intravenous erythropoietin and its effects on erythrokinetics. Quart J Med 1989;262:113-137.
6 Kindler J, Eckardt KU, Jandeleit K, Kurtz A, Schreiber A, Scigalla P, Sieberth H-G: Single dose pharmacokinetics of recombinant human erythropoietin (rHuEPO) in patients with various degrees of renal failure. Nephrol Dial Transpl 1989;345-349.
7 Fukuda MN, Sasaki H, Lopez L, Fukuda M: Survival of recombinant erythropoietin in the circulation: the role of carbohydrates. Blood 1989;73:84-89.
8 Spivak JL, Hogans BB: The in vivo metavolism of recombinant human erythropoietin in the rat. Blood 1989;73:90-99.
9 Smith Dordal M, Wang FF, Goldwasser E: The role of carbohydrate in erythropoietin action. Endocrinol 1985;116:2293-2299.
10 Graber SE, Krantz SB: Erythropoietin: biology and clinical use. Hematol Oncol Clin North Am 1989;3:369-400.

11 Jones SS, D'Andrea AD, Haines LL, Wong GG: Human erythropoietin receptor: cloning, expression, and biologic characterization. Blood 1990;76:31-35.

12 Koury MJ, Bondurant MC:Erythropoietin retards DNA breakdown and prevents programmed death in erythroid progenitor cells. Sci 1990;248:378-381.

13 Ishibashi T, Koziol JA, Burstein SA: Human recombinant erythropoietin promotes differentiation of murine megakaryocytes in vitro. J Clin Invest 1987;79:286-289.

14 Kurtz A, Zapf J, Eckardt KU, Clemons GK, Froesch ER, Bauer C: Insulin-like growth factor I stimulates erythropoiesis in hypophysectomized rats. Proc Natl Acad Sci USA 1988;85:7825-7829.

15 Jacobson LO, Goldwasser E, Fried W, Plzak L: Role of the kidney in erythropoiesis. Nature 1957;179:633-634.

16 Zanjani ED, Poster J, Burlington H, Mann LI, Wasserman LR: Liver as the primary site of erythropoietin formation in the fetus. J Lab Clin Med 1977;89:640-644.

17 Schuster SJ, Wilson JH, Erslev AJ, Caro J: Physiologic regulation and tissue localization of renal erythropoietin messenger RNA. Blood 1987;70:316-318.

18 Beru N, McDonald J, Lacombe C, Goldwasser E: Expression of the erythropoietin gene. Mol Cell Biol 1986;6:2571-2575.

19 Lacombe C, Da Silva JL, Bruneval P, Fournier J-G, Wendling F, Casadevall N, Camilleri J-P, Bariety J, Varet B, Tambourin P: Peritubular cells are the site of erythropoietin synthesis in the murine hypoxic kidney. J Clin Invest 1988;81:620-623.

20 Koury ST, Bondurant MC, Koury MJ: Localization of erythropoietin synthesizing cells in murine kidneys by in situ hybridization. Blood 1988;71:542-527.

21 Eckardt KU, Bauer C: Erythropoietin in health and disease. Eur J Clin Invest 1989;19:117-127.

22 Jelkmann W: Renal erythropoietin: properties and production. Rev Physiol Biochem Pharmacol 1986;104:140-215.

23 Kurtz A, Eckardt KU, Tannahill L, Bauer C: Regulation of erythropoietin production. Contrib Nephrol 1988;66:1-16.

24 Ratcliffe PJ, Jones RW, Phillips RE, Nicholls LG, Bell JI: Oxygen-dependent modulation of erythropoietin mRNA levels. J Exp Med 1990;172:657-660.

25 Scholz H, Schurek HJ, Eckardt K-U, Kurtz A, Bauer C: Oxygen dependent erythropoietin production by the isolated perfused rat kidney. Pfl Arch, Europ J Physiol 1991; 418:228-233.

26 Cotes PM, Doré CJ, Liu Yin JA, Lewis M, Messinezy M, Pearson TC, Reid C: Determination of serum immunoreactive erythropoietin in the investigation of erythrocytosis. N Engl J Med 1986;315:283-287.

27 Erslev AJ, Wilson J, Caro J: Erythropoietin titers in anemic, nonuremic patients. J Lab Clin Med 1987;109:429-433.

28 Eckardt KU, Boutellier U, Kurtz A, Schopen M, Koller EA, Bauer C: Rate of erythropoietin formation in humans in response to acute hypobaric hypoxia. J Appl Physiol 1989;66:1785-1788.

29 Lechermann B, Jelkmann W: Erythropoietin production in normoxic and hypoxic rats with increased blood O2 affinity. Respir Physiol 1985;60:1-8.

30 Lorentz A, Jendrissek A, Eckardt KU, Schlippick M, Osswald PM, Kurtz A: Serial immunoreactive hip surgery. Transfusion (in press).

31 Lorentz A, Osswald PM, Eckardt KU, Duchow JR: Immunoreactive erythropoietin in patients depositing autologous blood in short intervals (submitted).

32 Schooley JC, Mahlmann LJ: Hypoxia and the initiation of erythropoietin production. Blood Cells 1975;1:429-448.

33 Jelkmann W: Temporal pattern of erythropoietin titers in kidney tissue during hypoxic hypoxia. Pfluegers Arch 1982;393:88-91.

34 Eckardt KU, Dittmer J, Neumann R, Bauer C, Kurtz A: Decline of erythropoietin formation at continuous hypoxia is not due to feedback inhibition. Am J Physiol 1990;258:F1432-F1437.

35 Eschbach JW, Abdulhadi MH, Browne JK, Delano BG, Downing MR, Egrie JC, Evans RW, Friedman EA, Graber SE, Haley NR, et al: Recombinant human erythropoietin in anemic patients with end-stage renal disease. Ann Intern Med 1989;111: 992-1000.

36 Eckardt KU, Drüeke T, Leski M, Kurtz A: Unutilized reserves: The production capacity for erythropoietin appears to be conserved in chronic renal disease. Contrib Nephrol 1991;88:18-31.

37 Goodnough LT, Rudnick S, Pèrice TH, Ballas SK, Collins MA, Crowley JP, Kosmin M, Kruskall MS, Lenes BA, Menitove JE, Silberstein LE, Smith KJ, Wallas CH, Abels R, von Tress M: Increased perioperative collection of autologous blood with recombinant human erythropoietin therapy. N Engl J Med 1989;321:1163-1168.

Dr. K.-U. Eckardt
Physiologisches Institut der
Universität Regensburg
Universitätsstr. 31
W-8400 Regensburg (BRD)

Schleinzer W, Singbartl G (eds): Fremdblutsparende Maßnahmen in der operativen Medizin. Beitr Infusionsther. Basel, Karger, 1993, vol 29, pp 240–250

Erythropoietin – Does it Increase the Efficiency of Autologous Blood Donation?

L. T. Goodnough

Case Western Reserve University, University Hospitals of Cleveland

Introduction

Preoperative autologous blood donation is a widely-endorsed transfusion practice [1-3] that has been demonstrated to be an effective blood conservation intervention in surgical areas with significant blood needs, including orthopedic surgery [4] and cardiovascular surgery [5]. Although the use of this intervention has been previously described [6], interest in autologous blood donation has been greatly stimulated by recent interest in issues of blood safety, blood inventory, and alternatives to homologous (from an anonymous, volunteer donor) blood transfusion [7]. One of these alternatives could be 'no transfusion': For example, a lowering of the socalled 'transfusion-trigger' hematocrit, the hematocrit level at which physicians empirically decide to transfuse [8]. Recent studies have suggested that the transfusion-trigger hematocrit has been lowered by increasingly conservative physicians for patients who do not predonate autologous blood as well as for autologous blood donors in elective orthopaedic surgery [9, 10]. Extensive surgery successfully performed in patients refusing blood transfusion has also been described [11].

A second alternative to homologous blood transfusion is a directed blood transfusion from a designated (known to the blood transfusion recipient) donor; this is a controversial transfusion practice, since current evidence suggests that directed blood transfusions are no safer, and in fact may be less safe, than homologous blood [12-15]. Recent studies have indicated that a designated donation does not help autologous blood donors avoid homologous blood transfusion during elective orthopedic surgery [16], and that directed donor programs may adversely affect autologous donor participation [17].

A third alternative to homologous blood is autologous blood transfusions. The role of intraoperative and/or postoperative salvage and reinfusion has been well-defined in open heart surgical patients [18]. Preoperative autologous blood donation is a previously underutilized practice [19] that has several advantages: Autologous blood is the safest blood [20], it adds to the regional blood inventory [21], and it has a salutary effect on physician transfusion behavior [10].

Utilization

For transfusion settings such as elective surgery, preoperative autologous blood donation represents an attractive alternative to a homologous blood transfusion. Potential candidates for autologous blood donation prior to elective surgery would include any patient scheduled for a procedure for whom blood type and crossmatch was requested. The previously-demonstrated underutilization of autologous donation before elective surgery [19] can be improved with a coordinated program involving hospital blood bank, information services, and physicians [22]. Nonetheless, a previous study has shown that orthopedic patients predeposit insufficient autologous blood to minimize or eliminate their subsequent exposure to homologous blood [23]. We previously have audited the homologous blood transfusion needs in elective orthopedic surgical patients at University Hospitals of Cleveland who did not become autologous blood donors (table 1 [24]). For example, 45 % of elective hip replacements and 15 % of elective knee

Table 1. Homologous blood transfusion in elective orthopaedic surgery* [24]

Procedure (n)	# patients (%) transfused with homologous blood							
Blood units transfused	0	1	2	3	4	5	6	≥ 7
Hip (275)	19(6.9)	18(6.5)	67(24)	48(18)	60(22)	25(9.1)	16(5.8)	22(8.0)
Knee (223)	62(28)	16(7.2)	78(35)	35(16)	12(5.4)	10(4.5)	3(1.3)	7(3.1)
Spine (450)	289(64)	26(5.7)	58(13)	29(6.4)	25(5.5)	5(1.1)	10(2.2)	8(1.8)
Misc.(279)	214(77)	4(1.4)	25(9)	10(3.6)	11(3.9)	6(2.2)	3(1.1)	6(2.2)

*In patients without autologous blood predonation

surgeries required $\geq$ four homologous blood units. Potential problems limiting sufficient autologous blood procurement to meet these needs prior to orthopaedic surgery include:

1. physician underordering
2. limitations of the storage interval
3. erythropoietin response to phlebotomy.

A continuing medical education (CME) program can correct the problem of physician underordering. Subsequent homologous blood exposure in patients undergoing elective orthopaedic surgery who successfully store the amount of autologous blood requested by their physicians has been shown to be reduced to ten (13 %) of 145 patients in one series [23]. CME had no impact, however, on the effective storage interval (the time interval from day of surgical scheduling until date of surgery) during which blood can be collected and inventoried for elective surgery. The mean storage interval before and after a CME program has been shown to remain at 21 days [25], despite the capability of procuring and storing liquid blood up to a maximum of 42 days before blood transfusion. Homologous blood exposure has been demonstrated to be unrelated to physician underordering. Of 58 patients who were asked to donate $\geq$ four units, 23 (40 %) were deferred and nine of 23 (39 %) subsequently received homologous blood. This is compared to only seven of 117 (6 %) patients deferred when asked to donate $\geq$ three units, with four of seven (57 %) subsequently receiving homologous blood. It has thus been demonstrated that when an autologous donation program is accompanied by a continuing medical education intervention, homologous blood exposure is related to donor deferral rate rather than physician underordering or inappropriate transfusion behavior.

In the above studies, the erythropoietin response to mild anemia (Hct $\geq$ 33) was inadequate to preclude donation of the requested number of units in 30 of 175 patients overall and in 23 of 58 patients asked to store $\geq$ four units. Thus, erythropoietic response to phlebotomy is the third potentially limiting factor to procuring sufficient autologous blood to minimize the need for subsequent homologous blood exposure [26]. Standards of the American Association of Blood Banks have guidelines for elective autologous blood preoperative donation that include

1. a hemoglobin of no less than 11 g/dl or a packed cell volume of no less than 33 %, and
2. phlebotomy no more frequently than every three days and not within 72 hours of surgery [26].

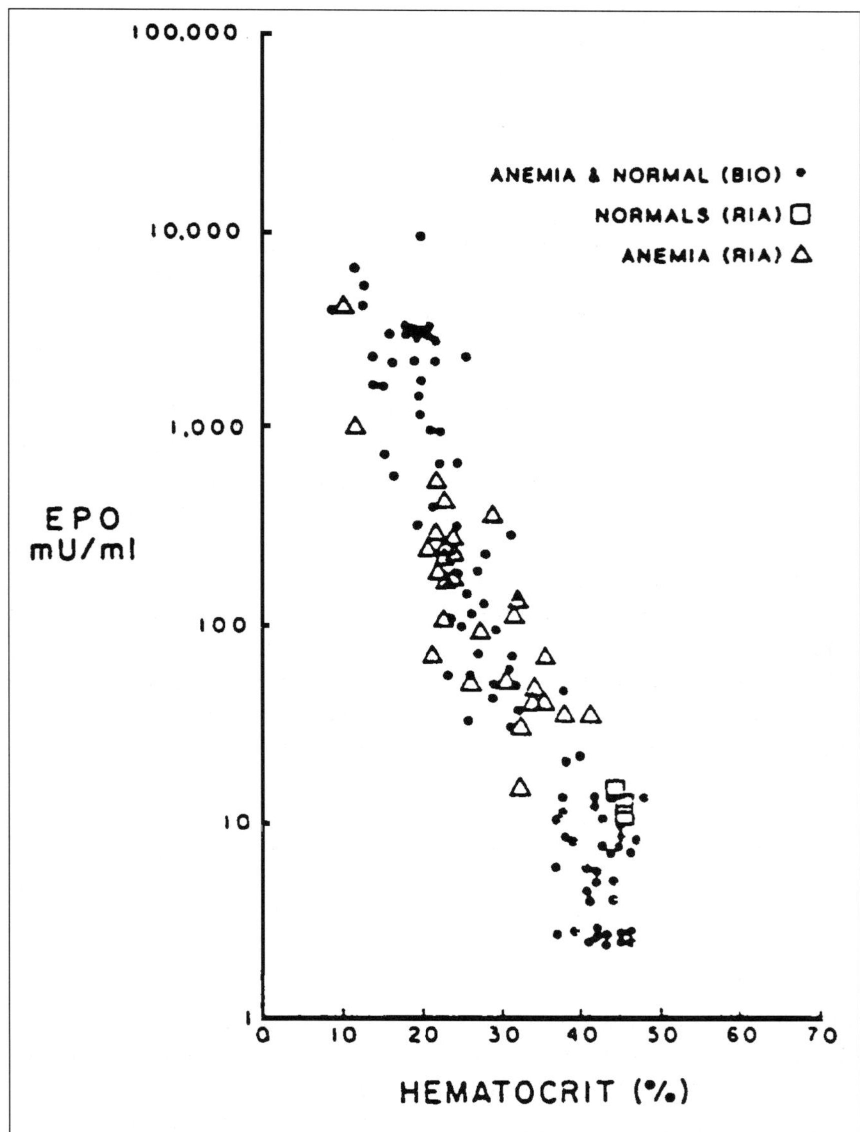

Fig. 1. The relationship between packed red blood cell volume and endogenous plasma erythropoietin. From Erslev AJ and J Caro, Med Oncol Tumor Pharmacother 3:159-1964, 1986.

Previous studies on the relationship between decreasing packed red blood cell volume and endogenous immunoreactive plasma erythropoietin have indicated that this relationship is linear below a hemoglobin of approximately 11.5 gram %. Above this level of anemia there is no linear relationship, indicating that significant losses of red cell mass are required to stimulate endogenous erythropoietin. Recent studies have confirmed that the mild, iatrogenic anemia induced by serial phlebotomy in autologous blood donors is not accompanied by an adequate endogenous erythropoietin response to stimulate compensatory bone marrow erythropoiesis [28, 29]. An analysis of autologous blood units showed a linear fall in mean red cell mass (donor Hct % multiplied by blood volume donated) with sequential donations in males, demonstrating an absence of compensatory erythropoiesis under normal blood donation conditions (fig. 2) [30]. The fall in mean red cell mass in females was checked by the lower threshold hematocrit of 34 % and deferral of patients from donation. When the red cell masses of autologous units collected were compared to those of male and female homologous blood units, 20 % of autologous blood

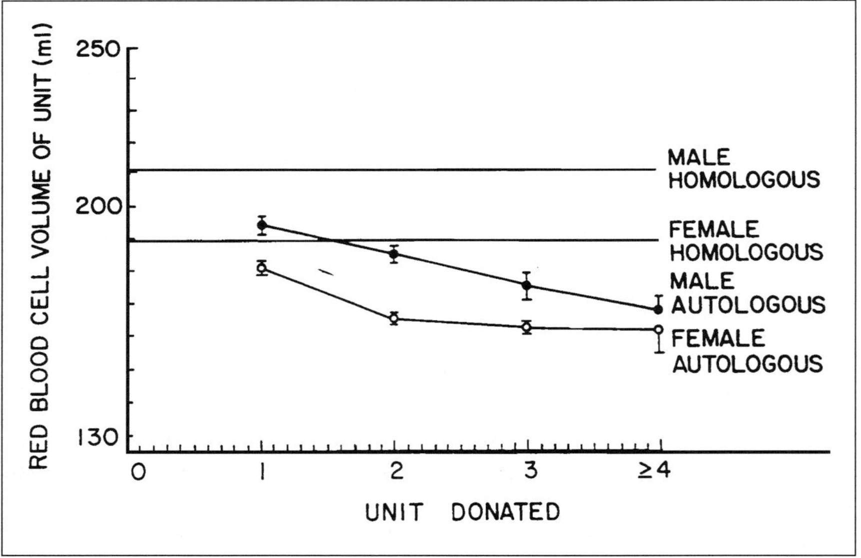

Fig. 2. Mean red blood cell mass of blood units donated by 300 homologous donors compared to 79 autologous donors. Red cell mass was determined by multiplying blood volume donated times donations hematocrit (%) [30].

units fell below the 95 % confidence interval for homologous blood units [30]. Thus, not only do autologous blood donors have difficulty in predonating the number of units requested for surgery, but the oxygen-carrying capacity of a significant number of autologous units donated is less than desired.

Such results suggested that supplemental administration of recombinant erythropoietin (rHuEPO) might prevent the development of anemia in these patients and increase the volume of donor blood that can be collected before surgery. This was confirmed in a randomized, double-blind, placebo-controlled, multicenter study to determine whether erythropoietin therapy could facilitate pre-operative autologous donation [31]. Patients receiving erythropoietin twice weekly (600 μ/kg intravenously) donated 41 % greater red blood cell volume when compared to placebo-treated patients (fig. 3). An analysis of hematocrit changes in these patients suggested that the equivalent of approximately four units of blood could be generated in this setting [32] to provide efficacy for elimination of homologous blood transfusion.

Efficacy

The effectiveness of autologous blood donation as a blood conservation intervention has been demonstrated for both open heart surgery [5] and orthopaedic surgery [4]. Figure 4 illustrates the probability of homologous blood exposure in orthopaedic patients for patients who become autologous blood donors as well as non-autologous blood donors [4]. The likelihood of homologous blood transfusion declined for both groups over a three year interval, suggesting a lowering of the 'transfusion-trigger' by surgeons; during this period, the mean number of autologous blood units donated by patients did not change, nor were additional conservation techniques such as intra or postoperative autologous blood salvage method employed. Thus, the efficacy of autologous blood donation can be demonstrated by the reduction of homologous blood exposure for orthopaedic patients from 41 % to 17 % in the last six month audit period. Table 2 illustrates the homologous blood needs of autologous blood donors in hip, knee, and spine surgery [33]. No patient received only one homologous blood unit, again demonstrating conservative physician transfusion behavior. However, a number of patients required three to six homologous blood units in addition to the autologous blood units donated. A significant

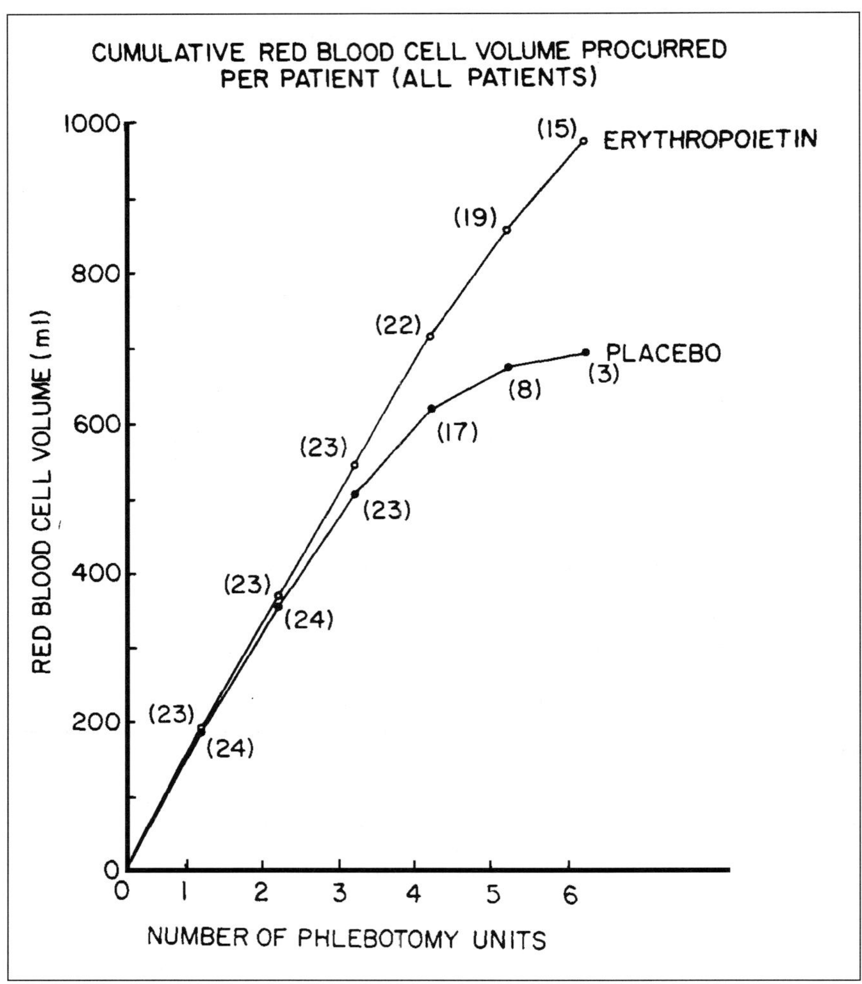

Fig. 3. Cumulative red blood cell volume procured per patient. Number of patients at each donation is indicated ( ). Mean cumulative interval in days for each visit: 3.5 for visit 2; 7.2 for visit 3; 10.6 for visit 4. 14.2 for visit 5; and 17.6 for visit 6 [36].

expansion in red cell mass preoperatively would be necessary to avoid subsequent homologous blood exposure in these patients.

This analysis indicates that for surgical procedures associated with significant blood loss requiring large transfusion needs (e. g. ≥ three blood units), an aggressive autologous blood phlebotomy program is necessary in

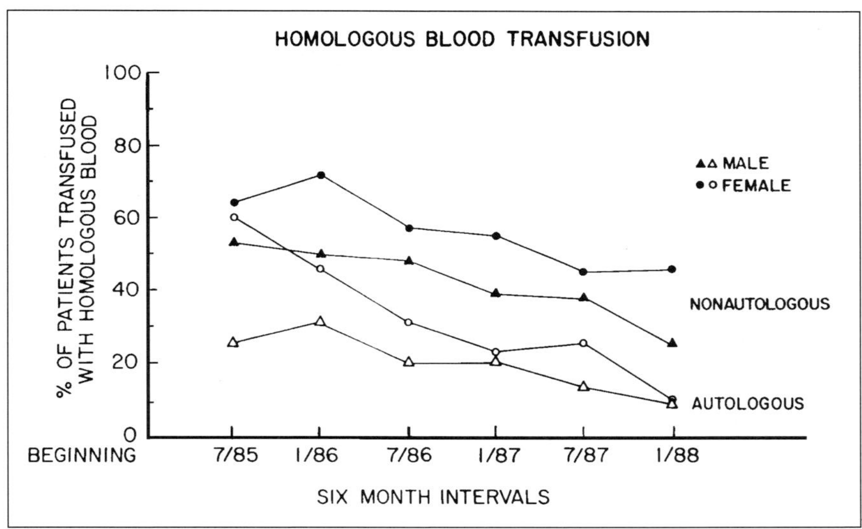

Fig. 4. Homologous blood transfusion: autologous versus nonautologous blood patients. The percentage of patients transfused with homologous blood has declined 60 to 43 % for nonautologous blood patients, but has decreased from 35 to 60 % (males and females) in the first six months interval to 17 % in the last 6 months [9].

Table 2. Homologous blood transfusion in elective orthopaedic surgery* [33]

Blood units transfused	1		2		3		4		5		6
Procedure (n)	# patients (%) transfused with homologous blood										
Hip (152)	0		1		5		9		11		4
Knee (89)	0		1		1		6		3		3
Spine (150)	0		0		4		7		7		6
Misc. (39)	0		1		0		2		1		0
Total (430)	0	+	3	+	10	+	24	+	22	+	13 = 72 (16 %)

*In patients who predonated autologous blood, 7/1/1985 - 6/30/1988
University Hospitals of Cleveland

order to minimize autologous blood exposure. The potential role of erythropoietin in this setting would be to not only facilitate autologous blood procurement, but to prevent the anemia associated with blood donation in individuals who may have medical risks and poor tolerance for anemia and/or aggressive phlebotomy [34].

Blood Conservation Versus Medical Insurance Policy

Autologous blood donation before surgical procedures in which the need for blood transfusion is likely, represents a blood conservation intervention and is good transfusion practice [4, 5]. In contrast, autologous blood donation before surgical procedures in which the need for blood transfusion is unlikely, can be regarded as a 'medical insurance policy'. As part of the informed consent process in this setting, patients are requesting that one of the alternatives to homologous blood be available, despite the unlikely event that blood transfusion will be necessary [7]. Autologous blood procurement in this latter setting carries a cost (or 'premium') and represents an inefficient use of resources. To develop an approach to this issue, we recently audited 408 consecutive, non-orthopaedic procedures for which autologous blood was donated over a three-year interval at University Hospitals of Cleveland [35]. Our study demonstrated that non-orthopaedic procedures could be divided into two groups: In Group I, the possibility for transfusion was very low (less than 5 %); in this group, autologous blood was donated a 'medical insurance policy' and was retransfused to only 29 % of patients. Most of these patients predonated and were transfused with only one autologous blood unit. In Group II (defined by a greater than 5 % likelihood of transfusion), autologous blood was re-transfused to 67 % of patients; despite autologous blood donation, 7.5 % of patients were transfused with homologous blood.

Based on this analysis, an approach to autologous blood predonation programs can be developed that focuses on the likelihood of transfusion. Patients undergoing procedures with a likelihood of 5 % or less, would not be considered candidates for autologous blood donation and its practice in this setting would not be encouraged. In contrast, patients undergoing procedures with transfusion likelihood of greater than 5 %, would not only be considered appropriate for AB predonation, but that programs promoting this practice along with maximizing autologous blood procurement in order to minimize homologous blood needs, should be developed.

References

1 Council on Scientific Affairs: Autologous blood transfusion. JAMA 1986;256: 2378-2380.

2 Campbell S (ed): AABB establishes national autologous resource center. AABB Newsbriefs 1987; 10(5) p. 1.

3 Consensus Conference on Perioperative Red Cell Transfusion, National Institutes of Health. JAMA 1988;260:2700-2703.

4 Goodnough LT, Shafron D, Marcus RE: Utilization and effectiveness of autologous blood donation in arthroplastic joint surgery. J Arthroplasty 1990;5:S89-S94.

5 Owings DV, Kruskall MS, Thurer RL, Donovan LM: Autologous blood donations prior to elective cardiac surgery: Safety and effect on subsequent blood use. JAMA 1989;262:1963-1968.

6 Newman MM, Hamstra R, Block M: Use of banked autologous blood in elective surgery. JAMA 1971;218:861-863.

7 Goodnough LT, Shuck J: Blood transfusion in elective surgery: review of risks, options, and informed consent. Am J Surg 1990;159:602-609.

8 Goodnough LT, Verbrugge D, Vizmeg K, Ridler, T: Identification of elective athopaedic surgical patients transfusers with blood volumes in excess of blood needs. The 'transfusion trigger' revisited. Transfusion (in press).

9 Goodnough LT, Shaffron D, Marcus RE: Impact of preoperative autologous blood donation in elective orthopedic surgery. Vox Sang 1990; 59:65-69.

10 Wasman J, Goodnough LT: Effect of autologous blood donation for elective surgery on physician transfusion behavior: A matched, controlled study. JAMA 1987; 258: 3135-3137.

11 Gould SA, Rosen AL, Sehgal LR, et al: Fluosol-DA as a red-cell substitute in acute anemia. N Engl J Med 1986;314:1653-6.

12 Goldfinger D: Directed blood donations Pro Transfusion 1989;29:70-74.

13 Page PL: Directed blood donations Con Transfusion 1989;29:65-69.

14 Cordell RR, Yacon VA, Gigahn-Haskel Z, et al: Experience with 11,916 designated donors. Transfusion 1986;26:484-486.

15 Kruskall MS, Umlas J: Acquired immunodeficiency syndrome and directed blood donations. A dilemma for American medicine. Arch Surg 1988;123:23-25.

16 Goodnough LT: Predeposit of designated blood does not protect against homologous blood exposure in patients who predeposit autologous blood for elective surgery. Am J Clin Path 1989;92:484-487.

17 Chambers LA, Kruskall MS, Leonard SS, Ellis AM: Directed donor programs may adversely affect autologous blood participation. Transfusion 1990;30:246-248.

18 Cosgrove DM, Thurer RL, Lytle BW: Blood conservation during myocardial revascularization. Ann Thor Surg 1979;28:184-189.

19 Toy PTCY, Strauss R, Stehling L, et al: Predeposit autologous blood for elective surgery: A multicenter study. N Engl J Med 1987;316:517-520.

20 Surgenor DM: The patient's Blood is the safest blood. N Engl J Med 1987;316: 542-520.

21 Haugen K, Hill E: Large scale autologous blood program in a community hospital. JAMA 1987;257:1211-1214.

22 Kruskall MS, Glazer EE, Leonard SS, Willson SC, Pacini DG, Donovan LM, Ransil BJ: Utilization and effectiveness of a hospital autologous preoperative blood donor program. Transfusion 1986;26:335-340.

23 Goodnough LT, Wasman J, Corlucci K, Chernosky A: Limitations to donating adequate autologous blood prior to elective orthopdedic surgery. Arch Surg 1969; 124:494-496.

24 Goodnough LT, Marcus RE: Homologous blood transfusion needs in elective orthopedic surgery: potential role of erythropoietin therapy. N Engl J Med (letter) 1990; 322:1158-159.

25 Hull A, Wasman J, Goodnough LT: The effects of an autologous blood education program on physician transfusion behavior. Acad Med 1990;65:681.

26 Goodnough CT, Price TH, Rudnick S: Iron restricted erythropoiesis as a limitation to autologous blood donation in the erythropoietin-stimulated bone marrow. J Lab Clin Med 1981;119:289-296.

27 Erslev AJ and Caro J: Physiologic and molecular biology of erythropoietin. Med Oncol Tumor Pharmacother 1986;3:154-168.

28 Kickler TS, Spivak JL: Effect of repeated whole blood donations on serum immunoreactive erythropoietin levels in autologous donors. JAMA 1988;260:65-67.

29 Goodnough LT, Brittenham G: Limitations of the erythropietic response to serial phlebotomy: implications for autologous donor programs. J Lab Clin Med 1990; 115:28-35.

30 Goodnough LT, Bravo J, Hsueh J, Keating L, Brittenham GM: Red blood cell volume in autologous and homologous blood units: implications for risk/benefit assessment for autologous blood 'crossover' and directed blood transfusion. Transfusion 1989; 29:821-822.

31 Goodnough LT, Rudnick S, Price TH, et al: Increased collection of autologous blood preoperatively with recombinant human erythropoietin therapy. N Engl J Med 1989; 321:1163-1167.

32 Goodnough LT: Erythropietin as a pharmacologic alternative to homologous blood transfusion in the surgical patient. Transfus Med Rev 1990;4:288-296.

33 Goodnough LT: Erythropoietic hormone: A review in Johnson RG (ed): Blood Loss: its prevention and replacement in spine surgery, spine: state of the art reviews. Philadelphia, Hanley & Belfus Inc., 1991, pp 109-118.

34 Goodnough LT, Price TH, Rudnick S: Preoperative red blood cell production in patients undergoing aggressive phlebotomy with and without erythropoietin therapy. Transfusion (in press).

35 Goodnough LT, Saha P, Hirschler N, Yomtomian R: Autologous blood donation in non-orthopedic surgical procedure as a blood consecuation strategy. Vox sang (in press).

L. T. Goodnough, M. D.
Medicine and Pathology
Case Western Reserve University
2074 Abington Road
Cleveland, OH 44106 (USA)

Schleinzer W, Singbartl G (eds): Fremdblutsparende Maßnahmen in der operativen Medizin. Beitr Infusionsther. Basel, Karger, 1993, vol 29, pp 251-260

Darstellung der Eigenblutspende an einem Großklinikum

B. Lubitz, D. Roos, P. Kühnl

Abteilung für Transfusionsmedizin und Transplantationsimmunologie, Universität Hamburg

Angesichts der bekannten Risiken und Nebenwirkungen der Fremdbluttransfusion gewinnen Verfahren der autologen Hämotherapie zunehmend an Bedeutung. Seit 1987 wird in der Abteilung für Transfusionsmedizin ein präoperatives Eigenblutprogramm vorwiegend für orthopädische, kardiologische und gynäkologische Patienten angeboten.

Indikation, Kontraindikation, Organisation und Ablauf wurden definiert und dem jeweiligen Erfahrungsstand angepaßt. Durch Entwicklung eines speziellen EDV-Systems konnten Sicherheit und Praktikabilität erheblich verbessert werden. Die Zahl der Patienten/Konserven stieg von 35/85 im Jahre 1987 auf 121/441 in 1990 an, wobei der anfänglich steile Anstieg 1990 abflachte. Bei ca. 90% der autologen Patienten konnte die Fremdbluttransfusion vermieden werden, der Konservenverfall lag bei 22%. Weitere gezielte Analysen des Indikationsspektrums und verbesserte interdisziplinäre Kooperation sollen einen sinnvollen Ausbau des Eigenblutprogramms ermöglichen.

Das Universitätskrankenhaus Hamburg Eppendorf (UKE) ist ein Klinikum der Maximalversorgung, in dem alle operativen Fächer vertreten sind. Infektionsrestrisiken und zum Teil noch ungeklärte immunologische Nebenwirkungen der homologen Transfusion [1-3] führten 1987 in der Abteilung für Transfusionsmedizin zum Aufbau eines präoperativen Eigenblutprogramms.

Für die Vorgehensweise wurden folgende Teilschritte definiert:

- Durchführung von Pilotstudien zur Feststellung von Indikation, Kontraindikation, Organisation und Ablauf
- Logistik und Organisation mit EDV-Unterstützung. Ziele: Sicherheit, Rationalisierung, Übersicht, Integration in den Normalbetrieb der

Abteilung. Entwicklung von Formularen, Begleitpapieren und Informationsmaterialien

- Analyse der möglichen Einsatzbereiche mit Festlegung von Standardmengen der vorzubereitenden Konserven
- Schrittweise Übernahme geeigneter Patientengruppen
- Ergänzung des Programms durch präoperative normovolämische Hämodilution und maschinelle Autotransfusion durch die Anästhesiologie
- Anpassung an den jeweiligen aktuellen Wissensstand.

Nach vierjähriger Praxis, mit zwischenzeitlichen Korrekturen und Ergänzungen, haben sich die im folgenden dargestellten Vorgehensweisen und Kriterien bewährt.

Indikation, Kontraindikation, Organisation, Ablauf

Indiziert sind Eigenblutentnahmen bei planbaren operativen Eingriffen mit vorhersehbarem, gut definierbarem Blutverlust von wenigstens 1000 ml, bevorzugt aus Orthopädie, Gynäkologie, Herzchirurgie und (selten) aus Urologie, Allgemein-Unfallchirurgie, Neurochirurgie und Kieferchirurgie. Seit Januar 1990 wird zudem bei Knochenmarkspendern präoperativ Eigenblut entnommen. Geeignete Einsatzbereiche und optimierte Standardmengen der bereitzustellenden Eigenblutkonserven wurden durch retrospektive Analysen des homologen Blutverbrauchs ermittelt [4].

Die in Tabelle 1 zusammengefaßten *Kontraindikationen* beinhalten Empfehlungen aus der nationalen und internationalen Literatur [5 - 8], Hinweise aus Fachdiskussionen sowie eigene Erfahrungen und Risikoeinschätzungen.

So halten wir den Ausschluß von der Eigenblutspende bei Patienten mit HIV-Seropositivität wegen nicht mit Sicherheit auszuschließender Fehltransfusionen für dringend geboten. Bei HB_s-Ag-Seropositivität ist die Eigenblutentnahme nach Risikoabwägung unter besonderen Sicherheitsvorkehrungen grundsätzlich möglich. Information aller beteiligten Personengruppen und sorgfältige Kennzeichnung/Lagerung der Konserven sind jedoch erforderlich. Empfehlungen der amerikanischen *Food and Drug Administration* sehen ein einheitliches Vorgehen bei der Austestung und Verwendung homologer und autologer Blutkonserven vor [9].

Organisation und Ablauf des Eigenblutprogramms sind in Abbildung 1 dargestellt. Bei kardiologischen Patienten, Kindern und Patienten mit

Tab. 1. Eigenblutentnahmen: Kontraindikationen

Kardiologische Kontraindikationen (modifiziert nach M.H.Sayers 1988)
- Frischer Myocardinfarkt
- Instabile Angina pectoris
- Hauptstammstenose der linken Koronararterie
- Aortenstenose
- Idiop.-hypertroph. Subaortenstenose
- Dekompensierte Herzinsuffizienz
- Ventriculäre Arrhythmie
- AV-Block
- Krankheitssymptome am Tag der geplanten Spende

Sonstige Kontraindikationen:
- Anämie Hb < 11 g/dl (USA: < 10 g/dl diskutiert)
- Septische Infektionen
- Asthma bronchiale (schwer)
- HBsAg-, HIV-Seropositivität
- Alter < 10 J., > 75 J. (Regelfall)
- Cerebrale Durchblutungsstörungen, Epilepsie

Relative Kontraindikationen (Einzelfallbeurteilung)
- Hypertonie (RR diastolisch > 100 mm Hg)
- Hypotonie (RR systolisch < 100 Hg)
- Gravidität
- Tumorerkrankung

vasovagalen Reaktionen erfolgt die Blutentnahme unter Volumensubstitution mit einer Elektrolytlösung [10].

Ergebnisse

Die Anzahl der Patienten/Entnahmen stieg von 35/85 auf 121/441 1990 an (Abb. 2). Der anfänglich steile Anstieg flachte 1989/90 erheblich ab. Ursächlich hierfür ist vor allem der Rückgang der Zahl der kardiologischen Patienten bei weiter zunehmender Zahl der Patienten aus Gynäkologie und anderen Bereichen. Trotz intensiver Bemühungen ist es bisher nur bei den Diagnosen Skoliose und Mammahypertrophie gelungen, einen befriedigenden Anteil der geeigneten Patienten einer autologen Hämotherapie zuzuführen (> 65 %). Insbesondere muß der Anteil der kardiologischen Patienten als völlig unzureichend angesehen werden. Intensivierte inter-

OP-Indikation gestellt
- Spenderaufklärung
- Planung: Blutbedarf, OP-Termin
- Koordination
- Überweisung mit Spendefähigkeitsbescheinigung

Abteilung für Transfusionsmedizin

VORUNTERSUCHUNG:
- Informationsgespräch, Einverständniserklärung (Haftungsausschluß)
- Anamnese, ärztliche Untersuchung
- Labor: Blutgruppe (AB0, Rh-System, Kell, AK-S) Blutbild, Ferritin, GPT, HBV, HCV, HIV-Serologie
- Planung der Spendetermine, Spenderausweis

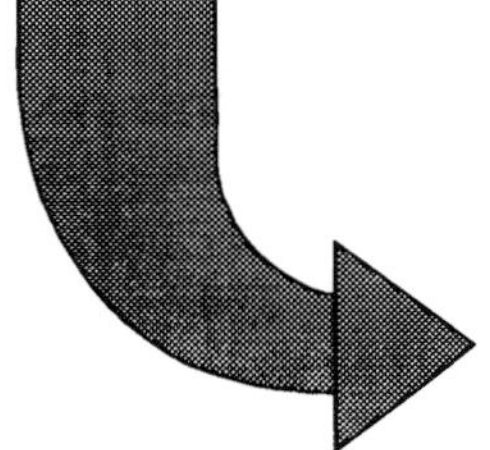

EIGENBLUTSPENDEN (3 - 7 TÄGLICH)
- bei Hb >11 g/dl (= Regelfall) und HKT >34%
- 1-6 x 300-500 ml Vollblut (max. 15% d. Blutvol.)
- Aufbereitung zum EK in additiver Lösung (PAGGS-Mannitol) und GFP (mögl. Lagerzeit d. EK 49 Tage)
- Labor: Blutbild, Ferritin
- Eisen-Substitution: 200-300 mg Fe-II / Tag
- gegebenenfalls Plasmapherese
- 1. Spende möglichst 4-6 Wochen vor OP

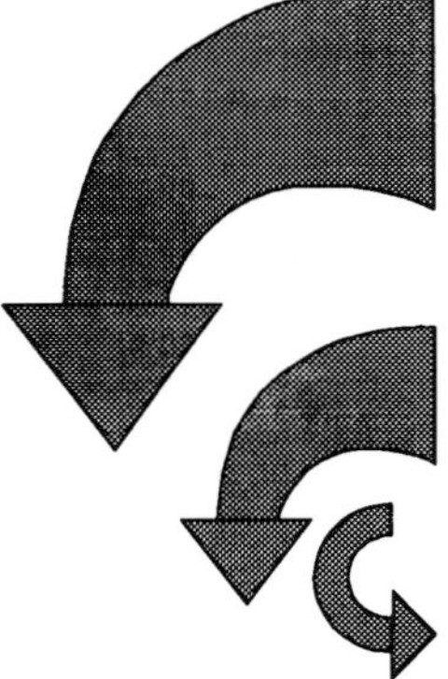

- nach letzter Spende "Arztbrief" für die Station Information über bereitstehende Eigenblutkonserven, Blutgruppen-Befund, Laborbefunde
- Terminüberwachung (EDV-Liste)

- bei Verschiebung des OP-Termins: "Bocksprungverfahren"

OP-Bereich/Station

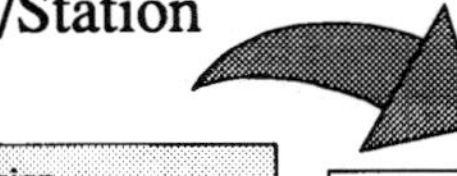

autologe Transfusion
(AB0-Kontrolle)
perioperative Auto-Transfusion

- bei fehlender Indikation zur Re-Transfusion: Entsorgung nach Entlassung des Patienten

Abb. 1. Organisation und Ablauf der Eigenblutspende am UKE.

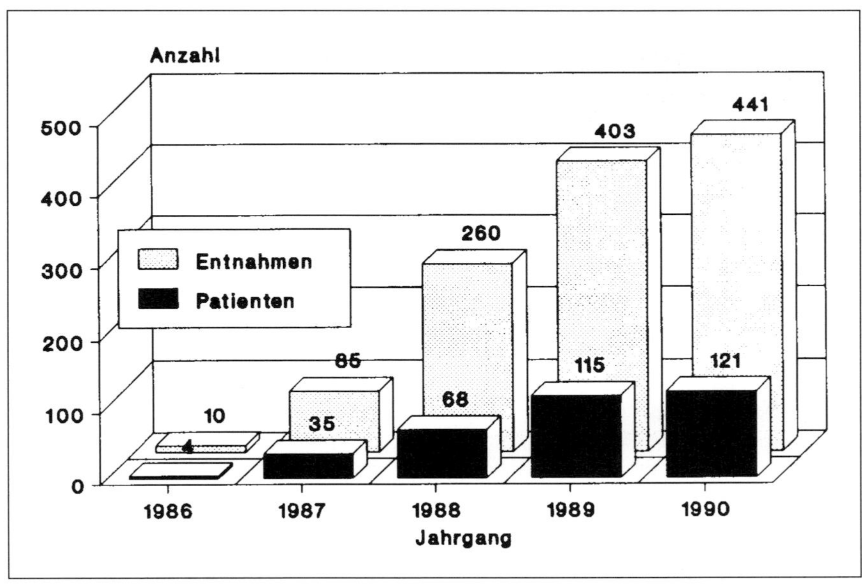

Abb. 2. Entwicklung des präoperativen Eigenblutprogramms am UKE von 1986 – 1990.

disziplinäre Bemühungen um eine adäquate Steigerung der Patientenzahl in diesem klassischen Bereich der autologen Transfusion sind notwendig.

Bei einer konsequenten Ausweitung muß jedoch in Kauf genommen werden, daß ein großer Teil des bereitgestellten Eigenblutes (> 50 %) verfällt, da durch verbesserte Operationstechniken, intraoperative maschinelle Autotransfusion und den Einsatz von Aprotinin in der Herzchirurgie des UKE der Verbrauch an homologem Blut erheblich reduziert wurde.

1990 nahmen 121 Patienten am Eigenblutprogramm der Abteilung teil (Tab. 2). Vier Patienten wurden aus medizinischen Gründen abgelehnt, zwei aus der Urologie überwiesene Patienten waren nicht bereit, der Eigenblutentnahme zuzustimmen. Eine bessere Aufklärung durch den einweisenden Arzt wäre hier sicher hilfreich gewesen. 61 % der Eigenblutpatienten waren Frauen mit einem Durchschnittsalter von 34,1 Jahren (12–66 Jahre). Das Durchschnittsalter der männlichen Eigenblutpatienten lag bei 38,8 Jahren (10–68 Jahre). Der mit zehn Jahren jüngste Patient war ein Knochenmarkspender, bei dem die Entnahme von 350 ml Vollblut unter Volumenersatz problemlos durchgeführt werden konnte. Bei 430 Vollblutspenden sahen wir fünf (1,2 %) leichte bis mittelschwere vasovagale Reak-

Tab. 2. Eigenblutentnahmen am UKE 1990

Patienten	Anzahl	Alter (J)
gesamt	121	
- weiblich	74	($\bar{x}$) 34,1 (12-66)
- männlich	47	($\bar{x}$) 38,8 (10-68)
abgelehnte Patienten	6	
Entnahmen	**Anzahl**	
gesamt:	441	
- Vollblut	430	
- Plasmapheresen	11	
- Stammzellseparation	3 (nicht mitgezählt)	
Entnahmen pro Patient ($\bar{x}$)	3,6 (1-8)	
Retransfusion b. Entnahme (Bocksprung)	8	
Angeforderte Produkte (pro Patient und Operation) - ($\bar{x}$)	3,5 (1-6)	

tionen bei überwiegend jüngeren Patienten; bei elf Plasmapheresen einmal Erbrechen (9 %). Dies war ein 13-jähriger Patient, der für eine Skoliose-Operation zuvor fünf Vollblutkonserven problemlos gespendet hatte.

Im Mittel wurden 3,6 Entnahmen (1-8 Entnahmen) pro Patient durchgeführt. Abbildung 3 zeigt die Verteilung der erstellten Blutprodukte. Der hohe Anteil an Patienten mit nur einer Blutentnahme (29 Patienten) ist bedingt durch Knochenmarkspender, bei denen es aus organisatorischen Gründen nicht möglich war, eine zweite Eigenblutkonserve zu entnehmen. Der relativ hohe Kostenaufwand wurde jedoch durch Einsparung der ärztlichen Untersuchung und gleichzeitigen Verwendung der Laborergebnisse durch die Abteilung für Knochenmarktransplantation und unsere Abteilung wesentlich reduziert.

Sechs Konserven wurden für Skoliose-Operationen und TEP-Wechsel entnommen, vier Konserven für die Bypass-Operationen und die Versorgung mit einer Hüftgelenksendoprothese, drei Konserven bei plastischen Mamma-Operationen.

Bei 119 der 121 Patienten konnte die gewünschte Konservenzahl bereitgestellt werden. Bei zwei Patienten gelang dies wegen zu kurzer Vorbereitungszeit und schwieriger Venenverhältnisse nicht. Bei fünf Patienten mußte ein präoperativer Hb-Wert um 10 g/dl in Kauf ge-

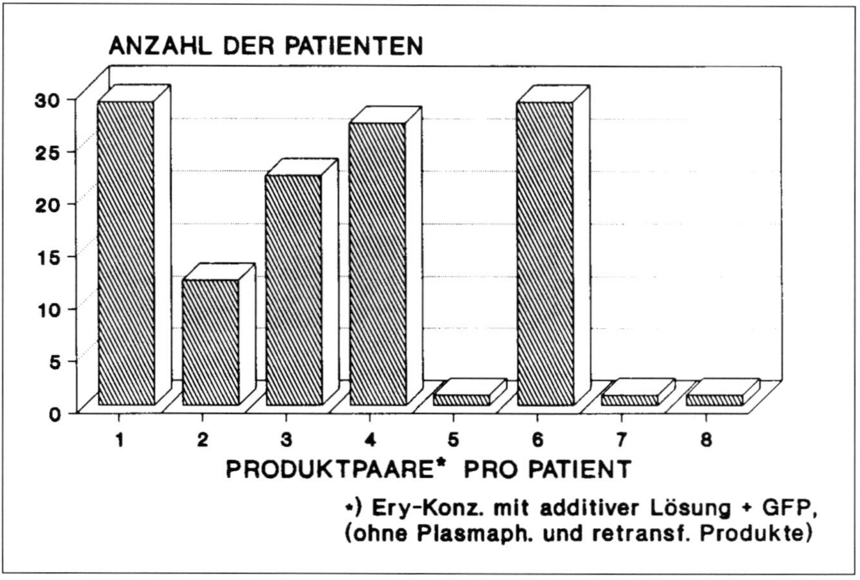

Abb. 3. 1990 erstellte Eigenblutprodukte (EK in additiver Lösung und GFP) pro Patient ohne Plasmapheresen und retransfundierte Produkte.

nommen werden. Erkältungskrankheiten, unregelmäßige Eisensubstitution und zu kurze Vorbereitungszeit wegen zu später Überweisung waren hierfür die Gründe. Auch bei Kindern und Jugendlichen gelang es im allgemeinen, die erforderliche Konservenzahl bereitzustellen (bis zu 6 Konserven). Die Entnahmemenge wurde jedoch bei Kindern mit niedrigem Körpergewicht auf 300–350 ml reduziert (max. 15 % des Blutvolumens).

Neben der Bereitstellung der angeforderten Konserven wurden auf Initiative der Abteilung elf Plasmapheresen durchgeführt. Die Nachfrage nach autologem Frischplasma war bisher jedoch gering; nur durch intensive Aufklärung ist es 1990 gelungen, einen adäquaten Einsatz des autologen Plasmas zu erreichen. Mit Einführung der maschinellen Autotransfusion bei orthopädischen Operationen im Herbst 1990 erwarten wir jedoch eine deutliche Steigerung der Nachfrage.

Die Aufbereitung des entnommenen Blutes zu Erythrozytenkonzentrat, suspendiert in PAGGS-Mannitol und gefrorenem Frischplasma (GFP) erhöht die Flexibilität des Programms beträchtlich. So war es nur in

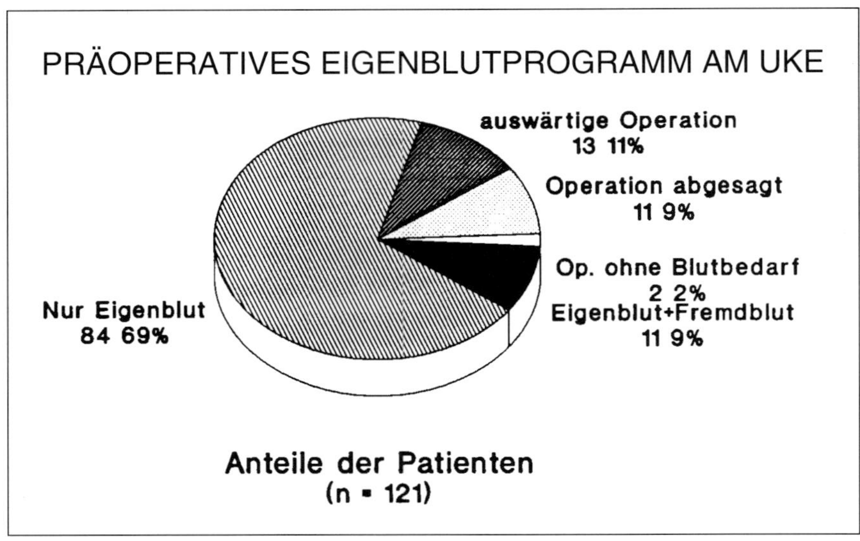

Abb. 4. Blutverbrauch bei Eigenblutpatienten am UKE 1990.

acht Fällen erforderlich, das zeitaufwendige «Bocksprungverfahren» wegen nicht vermeidbarer Verschiebung des Operationstermines einzusetzen.

Ständiges Bemühen um interdisziplinäre Bewältigung organisatorisch-kommunikativer Probleme an einem Großklinikum ist wegen der Vielzahl der beteiligten Personengruppen und der hohen Personalfluktuationsrate jedoch unerläßlich.

67 % der Erythrozytenkonserven und Plasmen wurden im UKE transfundiert, 11 % an auswärtigen Kliniken, vorwiegend im norddeutschen Raum, zur autologen Transfusion abgegeben. 22 % der Konserven mußten verworfen werden, da sie bei der Operation nicht benötigt wurden (Bypass-Operationen, Hysterektomien, Kiefer-Operationen) oder die Operation gänzlich abgesagt wurde (Mamma-Reduktionsplastiken und Spondylolisthesis-Operationen). 84 Patienten (69 %) erhielten nur Eigenblut (Abb. 4), bei elf Patienten (9 %) wurde die Operation abgesagt, zwei Patienten (2 %) kamen ohne Blut bei der Operation aus.

13 Patienten (11 %) wurden in auswärtigen Kliniken operiert, Informationen über die Anzahl der transfundierten Konserven lagen uns nicht vor. Nur elf Patienten (9 %) benötigten neben ihrem bereitgestellten Eigenblut Fremdblut-Transfusionen (2–6 Konserven). Hierunter waren vor allem

Patienten mit TEP-Wechsel und drei der fünf Patienten, deren präoperativer Hb-Wert bei 10 g/dl lag.

Unsere Zielvorstellung, bei ca. 90 % der autologen Patienten die Fremdbluttransfusion zu vermeiden, wurde erreicht, wenngleich der Anteil der Eigenblutpatienten an der Gesamtzahl der transfundierten Patienten mit elektiv chirurgischen Eingriffen weiterhin zu niedrig ist. Der Anteil der Eigenblutkonserven an der Gesamtzahl der Konserven stieg von 0,9 % im Jahre 1988 auf 1,6 % in 1990 an. Versehentlicher Verfall autologer Konserven und fehlerhafte Fremdbluttransfusionen bei bereitstehendem Eigenblut konnten durch das speziell entwickelte EDV-Programm verhindert werden.

Der Konservenverfall lag bei Einzelblutspendern mit 22 % in einer medizinisch und ökonomisch vertretbaren Größenordnung.

Diskussion

Die Vorteile der autologen Hämotherapie sind bekannt. Risiken können durch mangelhafte Organisation entstehen und die Sicherheit des Programms gefährden. Ein festes Konzept mit präziser Indikationsstellung und genau definierten Organisationsabläufen erleichtert die interdisziplinäre Bewältigung organisatorisch-kommunikativer Probleme und gewährleistet die notwendige Sicherheit und Effizienz. Hämodilution und maschinelle Autotransfusion sollten die präoperativen Eigenblutspendeverfahren ergänzen, um in einem Gesamtkonzept alle Möglichkeiten einer konsequenten autologen Hämotherapie zu nutzen.

Weitere gezielte Analysen der möglichen Einsatzbereiche (Allgemein-Unfallchirurgie) und verbesserte Kooperation mit den behandelnden Ärzten innerhalb und vor allem außerhalb des Klinikums sind erforderlich, um einen optimalen Ausbau des Eigenblutprogramms zu ermöglichen.

Literatur

1 Blumberg N, Heal JM: Transfusion and host defenses against cancer recurrence and infection. Transfusion 1989;29:236-245.

2 Foster RS et al: Blood transfusion and survival after resection of cancer of the breast, colon and lung: The need for prospective randomized trials. Transpl Proc 1988;6: 1125-1127.

3 Waymack JP, Branfman GS, Pruitt BA: Blood transfusions: the immunologic sequelae in immune consequences of trauma, shock and sepsis. Berlin, Heidelberg, Springer, 1989.
4 Roos D, Kühnl P: Ein neues Modell zur Optimierung der autologen Transfusion (AT) durch retrospektive Analyse des Transfusionsbedarfs. Beitr Infusionsther. Basel, Karger, 1990, vol 26, pp 246-251.
5 Sayers MH: Autologous blood transfusion: Autologous blood donation by cardiac surgery patients: Wisdom or folly? Current issues 1988;110-117.
6 Anderson BV, Tomasulo PA: Current autologous transfusion practices: Implications for the future. Transfusion 1988;4:394-396.
7 Garratty G: Should donor hemoglobin standards be lowered?: Pro Transfusion 1988;29:261-264.
8 Ali AM, Goldsmith CH, Avoy AT MC, Ali MAM, Blajchman MA: A prospective study evaluating the lowering of hemoglobin standards for blood donors. Transfusion 1989;29:268-272.
9 FDA Advisory Committee Meetings. Blood Bank Week. Arlington, American Association of Blood Banks, 1988, vol 5, pp 5-6.
10 Mann M, Sacks HJ, Coldfinger D: Safety of autologous blood donation prior to elective surgery for a variety of 'high-risk' patients. Transfusion 1983;23:229-232.

B. Lubitz
Abt. für Transfusionsmedizin und
Transplantationsimmunologie, UKE
Martinistr. 52
W-2000 Hamburg 20 (BRD)

Schleinzer W, Singbartl G (eds): Fremdblutsparende Maßnahmen in der operativen Medizin. Beitr Infusionsther. Basel, Karger, 1993, vol 29, pp 261-287

Aufbau, Organisation und Kostenanalyse eines transfusionsmedizinischen Bereichs innerhalb einer Anästhesie-Abteilung*

W. Schleinzer, G. Singbartl, K. Buchholz

ENDO-Klinik, Hamburg

Jährlich werden in der Bundesrepublik Deutschland (alte Bundesländer) ca. 3 Millionen homologe Blutkonserven gespendet und davon ca. 2 Millionen transfundiert [1]; ein Großteil dieser Konserven wird für Elektiveingriffe verwendet, welche ca. 75 % aller durchgeführten Operationen betreffen. Nach einer Untersuchung von Nicholls et al. [2] könnten ca. 50 % des bei Wahleingriffen benötigten Blutbedarfs autolog durch ein entsprechendes Eigenblut-Spendeprogramm gedeckt werden. Entsprechend den von Sugg [3] gemachten Angaben sind ca. 3 000 bis 5 000 Todesfälle jährlich in der Bundesrepublik (alte Bundesländer) mittelbar in kausalem Zusammenhang mit einer homologen Transfusion zu sehen. Diese Fakten sowie die nach wie vor bestehenden Risiken der homologen Transfusion (Transfusionshepatitis, HIV-Infektion, Zytomegalie; Immunmodulation bzw. Immunsuppression) [4] sollten Anlaß sein, autologe Transfusionsverfahren dort einzusetzen, wo dies sinnvoll und für den Patienten risikolos/risikoarm (im Vergleich zur homologen Transfusion) getan werden kann. Nach Singbartl et al. [5] werden derzeit in der Bundesrepublik Deutschland (alte Bundesländer) fremdblutsparende Maßnahmen routinemäßig jedoch nur in einer Häufigkeit von etwa 30 % eingesetzt. Dies bedeutet, daß, nicht zuletzt aufgrund des hohen Prozentsatzes an Elektiveingriffen, noch ein hohes Potential an Einsatzmöglichkeiten für die verschiedenen autologen Transfusionsverfahren vorhanden ist. Es ist zu erwarten, daß neben der Forderung der Patienten an die Ärzte nach vermehrter Eigenblutnutzung (nicht zuletzt bedingt durch die in der Laienpresse «hochgespielte» AIDS-Problematik sowie infolge der mitgeteilten Gerichtsurteile [6, 7] hinsichtlich Aufklärungspflicht über die Risiken der homologen Transfusion)

*Herrn Prof. Dr. Dr. h. c. H.-W. Buchholz zum 80. Geburtstag gewidmet insbesondere juristische Kriterien [8] (bei Therapiefreiheit unter mehreren gleichwertigen Therapieverfahren dasjenige mit dem geringsten Risiko zu wählen) Anlaß sein werden, die Möglichkeiten der autologen Transfusion vermehrt, gezielt und (wenn die verschiedenen Verfahren kombiniert werden) effektiv [9, 10, 11] einzusetzen.

Derzeit stehen für den routinemäßigen Einsatz fremdblutsparender Maßnahmen vier Möglichkeiten zur Verfügung (Tab. 1).

Normovolämische Hämodilution

Am Beginn der Etablierung fremdblutsparender Maßnahmen steht sinnvollerweise der Einsatz der normovolämischen Hämodilution. Dieses Verfahren hat den Vorteil, daß es einfach zu handhaben und in seiner Durchführung nicht arbeitsintensiv ist; es kann gewissermaßen «nebenher» zu Beginn des operativen Eingriffs durchgeführt werden. Des weiteren ist es ein kostengünstiges Verfahren, da die für die Durchführung der normovolämischen Hämodilution benötigten Materialen nicht kostenintensiv sind (Tab. 2). Der kostengünstige Effekt betrifft jedoch nicht nur die

Tab. 1. Für die Routineanwendung z.Zt. verfügbare fremdblutsparende Maßnahmen

1. Akute normovolämische Hämodilution (NHD)
2. Präoperative Eigenblutspende (EBS)
3. Perioperative maschinelle Autotransfusion (MAT)
4. Präoperative Plasmapherese (PPH)

Tab. 2. Benötigte Materialien zur Durchführung der normovolämischen Hämodilution

1. Einfach- bzw. Doppelbeutel (vorgefüllt mit Stabilisatorlösung) mit Luer-Steckansatz
2. Federwaage bzw. Blutmischschaukel
   (zur quantitativen Bestimmung der entnommenen Blutmenge)
3. Plombenzange und Plomben
   (zum luft- und flüssigkeitsdichten Verschluß der Überleitungsschläuche)
4. Patientenspezifische Etikettierung
   (Name, Vorname, Geburtsdatum, Identifikationsnummer, Entnahme-/Verfallsdatum, Entnahmemenge, Hersteller (der die NHD durchführende Arzt), Art und Menge des Stabilisators, Blutgruppe und Rhesusfaktor sowie der Hinweis «Eigenblut»)
5. Kolloidales Volumenersatzmittel

«Investitionskosten» für die «apparative Ausrüstung», sondern er ist es insbesondere beim «Preis-Leistungs-Verhältnis» der Produkte «autologe Konserve» im Vergleich zu «homologer Konserve». Denn so erhält man bei der normovolämischen Hämodilution ein qualitativ hochwertiges autologes Warmblut, welches funktionstüchtige Erythrozyten, Leukozyten und Thrombozyten sowie Eiweiß, Immunglobuline und die plasmatischen Gerinnungsfaktoren in patientenspezifischer Konzentration und Konstellation und hoher Qualität enthält, während bei der homologen Konserve die Kosten für ein homologes (älteres) Erythrozytenkonzentrat plus eines homologen Fresh-Frozen-Plasmas berücksichtigt werden müssen.

Die Effizienz der normovolämischen Hämodilution hinsichtlich der Fremdbluteinsparnis ist umstritten, in jedem Fall aber limitiert. Nicht zuletzt hängt das Ausmaß der Fremdbluteinsparnis aber davon ab, bis zu welchem Hämoglobin- bzw. Hämatokrit-Wert diluiert wird. Aus den Untersuchungen der Arbeitsgruppe um Meßmer (Übersicht bei [12]) ist bekannt, daß, ausgehend von einem normalen Hämatokrit im Bereich zwischen 40 bis 45 % unter Dilutionsbedingungen das Herzzeitvolumen und die Sauerstofftransportkapazität (trotz fallenden arteriellen Sauerstoffgehalts) ansteigen und bei einem Hämatokrit im Bereich von ca. 30 % ein Maximum erreichen, welches um ca. 20 % über dem Ausgangswert liegt. Eine weitergehende Dilution führt von diesem Maximalwert aus wieder zu einer Abnahme und erreicht für die Sauerstofftransportkapazität bei einem Hämatokrit zwischen 20 bis 25 % ihren Ausgangswert wie vor der Hämodilution. Inwieweit darüber hinausgehend diluiert werden kann, bedarf im jeweiligen Einzelfall der kritischen Überprüfung und Entscheidung. Extremwerte aus der Literatur liegen insbesondere von Zeugen Jehovas vor. Der bislang literaturmäßig belegte niedrigste Hämoglobin-Wert, der ohne Fremdblutgabe vom Patienten toleriert und überlebt wurde, ist mit 2,4 g / dl dokumentiert [13]. Nach Robertie et al. [14] ist bei kardio-pulmonal und koronar-gesunden Patienten, bei denen auch keine sonstigen Begleiterkrankungen vorliegen, der sog. «transfusion-trigger» bei etwa 6 g / dl zu setzen. Dieser Wert deckt sich mit den von Singbartl et al. [15] für ASA I / II-Patienten unter extremer normovolämischer Hämodilution bei homologer Transfusionsverweigerung erhobenen Befunden betreffs ST-Streckenveränderungen. Stets müssen bei Prüfung der normovolämischen Hämodilution jedoch die Kontraindikationen berücksichtigt werden (instabile Angina pectoris, Aortenstenose, manifeste respiratorische Insuffizienz, nicht-kompensierte Herzinsuffizienz, Sepsis bzw. Bakteriämie).

In praxi wird die akute präoperative (bzw. zu Beginn der Operation durchgeführte) normovolämische Hämodilution in der Form durchgeführt werden, daß über einen dicklumigen Gefäßzugang Blut entnommen und parallel dazu über einen zweiten dicklumigen Gefäßzugang dieses Blut volumenneutral durch ein künstliches Kolloid ersetzt wird. Ob ein längerwirksames künstliches Kolloid auf Dextrane- bzw. Hydroxyäthylstärke-Basis oder aber ein kurzwirksames Kolloid auf Gelatine-Basis verwendet wird, ist mehr eine Frage der persönlichen «Transfusionsphilosophie», als daß es für diese Indikation wissenschaftlich belegte produktspezifische Vorteile gibt. Ins Kalkül gezogen werden sollten jedoch Art und Ausmaß der Operation bzw. des zu erwartenden Blutverlustes, die zur Verfügung stehenden sonstigen autologen Blutkomponenten sowie die Möglichkeit der Aufrechterhaltung der postoperativen Dilutionsanämie, welche dann jedoch sinnvollerweise mit einem längerwirksamen Kolloid zu bewerkstelligen ist.

In der klinischen Praxis werden bei Durchführung der normovolämischen Hämodilution – wenn mehr als 500 ml autologes Warmblut entnommen werden – idealerweise Doppelbeutel mit einem Luer-Steckansatz verwendet. Der Doppelbeutel verhindert unnötige Diskonnektionen, und mittels des Luer-Steckansatzes können die Doppelbeutel einfach und sicher an eine frisch gelegte (Verminderung der Kontaminationsgefahr bei Blutentnahme) Venenverweilkanüle angesteckt werden. Üblicherweise sind die für die normovolämische Hämodilution verwendeten Blutbeutel mit einem CPD-A 1-Stabilisator versetzt; die Stabilisatormenge pro Beutel ist ausgelegt auf ein Blutvolumen von 500 ml.

Die entnommene Blutmenge wird mittels einer Federwaage oder einer Blutmischschaukel (sie gewährleistet durch langsame horizontale Schaukelbewegungen eine bessere Durchmischung von Blut und Stabilisator) gewichtsmäßig bestimmt. Nachdem 500 ml Vollblut (= autologes Warmblut) entnommen sind, werden die Überleitungsschläuche luft- und flüssigkeitsdicht verplombt, die entsprechenden Patientendaten auf die firmenseitig auf den Blutbeuteln vorhandene Etikettierung aufgetragen und die autologe Warmblutkonserve vom entnehmenden Arzt abgezeichnet. Diese autologen Warmblutkonserven verbleiben beim Patienten, werden also nicht zur weiteren Lagerung in einen Blutkühlschrank gebracht. Somit bleiben auch Leukozyten und Thrombozyten voll funktionsfähig. Hierbei ist darauf zu achten, daß diese Vollblutkonserven nicht auf warmen bzw. bei Gebrauch sich aufheizenden Geräten (z. B. EKG-Monitor, Pulsoximeter, Capnometer etc.) abgelegt werden, damit es nicht zu einer unnötigen

Stoffwechselsteigerung kommt. Sinnvollerweise werden die so gewonnenen Konserven, welche ja qualitativ hochwertige und funktionstüchtige korpuskuläre und plasmatische Blutbestandteile enthalten, gegen Ende der Operation bzw. postoperativ retransfundiert. Hierbei wird die zuletzt entnommene Konserve als erste retransfundiert; denn so wird gewährleistet, daß die zuerst entnommene Konserve, welche ja den höchsten Hämatokrit sowie die höchsten Konzentrationen an Eiweiß, Immunglobulinen sowie plasmatischen Gerinnungsfaktoren enthält, als letzte gegeben wird und somit bei Operationsende bzw. nach Abschluß der Wundblutung «in vivo» verbleibt.

Eigenblutspende

Bei beabsichtigter Intensivierung des Einsatzes fremdblutsparender Maßnahmen bietet sich in logischer Konsequenz nach der routinemäßigen Anwendung der normovolämischen Hämodilution als nächste fremdblutsparende Maßnahme die Eigenblutspende an. Sinn der präoperativen Eigenblutspende ist es naturgemäß, entsprechend des zu erwartenden Blutverlustes, ausreichend autologes Material zur Verfügung zu stellen. Dies wiederum macht einen Nachteil dieses Verfahrens deutlich - die Eigenblutspende kann nur präoperativ, also nur bei Elektiveingriffen eingesetzt werden.

Ein nicht zu unterschätzender Vorteil bei Einführung fremdblutsparender Maßnahmen besteht bei der Eigenblutspende und Flüssiglagerung der autologen Vollblutkonserve u. a. darin, daß auch dieses Verfahren keiner großen Investitionskosten bedarf. Denn so werden für deren Durchführung im Prinzip keine weiteren zusätzlichen Materialien benötigt bzw. es fallen keine weiteren «Investitionskosten» an, die nicht auch bereits zur Durchführung der normovolämischen Hämodilution getätigt wurden (s. Tab. 2). Somit ist diese Methode neben der technisch-apparativ einfachen Handhabung zwar äußerst kostengünstig, hat aber u. a. den Nachteil, daß bei Flüssiglagerung die plasmatischen wie korpuskulären Bestandteile in ihrer Funktion abnehmen, und daß die Eigenblutspende nur in enger zeitlicher Anlehnung an den Operationstermin durchgeführt werden kann; mit den heute verfügbaren *Stabilisatoren* ist eine Haltbarkeit bis zu 35 Tagen gewährleistet. Somit ist eine enge Kooperation und terminliche Abstimmung mit den entsprechenden operativen Fächern unabdingbar.

Sinnvollerweise wird in der *Initialphase* der Etablierung fremdblutsparender Maßnahmen bzw. bei Einführung dieser Methode das im Rahmen der Eigenblutspende gewonnene Blut – allein aus Kostengründen – in Form einer Vollblutkonserve bei 4 °C flüssig gelagert. Erst wenn sich durch den routinemäßigen und intensiven Einsatz der Eigenblutspende die interdisziplinäre Zusammenarbeit betreffs Information durch und Terminabstimmung mit den operativen Fächern sowie die Koordination der entsprechenden Spendetermine mit den Patienten gewissermaßen zu einem «Selbstläufer» entwickelt haben, macht es aus Qualitätsgründen Sinn, das mittels Eigenblutspende gewonnene Blut in ein autologes Erythrozytenkonzentrat und in ein autologes Fresh-Frozen-Plasma aufzutrennen. Somit bleibt zumindest das Plasma nach Tiefgefrierung und Tiefkühllagerung biologisch unverändert. Die Erythrozyten nehmen aber weiterhin

Tab. 3. Benötigte Materialien zur Durchführung der Eigenblutspende

Flüssiglagerung der Vollblutkonserve	Auftrennen in Autologes Erythrozytenkonzentrat (AEK) sowie Autologes Fresh-Frozen-Plasma (AFFP)
1. Einfachbeutel, mit Stabilisatorlösung (Laufzeit bis zu 35 Tagen)	1a Doppelbeutel zur Auftrennung in AEK und AFFP, mit Stabilisatorlösung (Laufzeit bis zu 35 Tagen) besser 1b Dreifach-(U-)Beutel zur Auftrennung in AEK und AFFP und Abtrennung des buffy coats, mit Additivlösung (Laufzeit bis zu 49 Tagen)
2. Federwaage bzw. Blutmischschaukel	2. Federwaage bzw. Blutmischschaukel
3. Plombenzange und Plomben (idealerweise Schweißgerät)	3. Plombenzange und Plomben (idealerweise Schweißgerät)
4. Patientenspezifische Etikettierung	4. Patientenspezifische Etikettierung
5. Kolloidales/kristalloides Volumenersatzmittel	5. Kolloidales/kristalloides Volumenersatzmittel
	a. Kühlzentrifuge b. Plasmaquetsche (Doppelbeutel) c. Blutseparator (U-Beutel-System) d. Folienschweißgerät e. Schockgefrierer f. Tiefgefrierschrank g. Kartonagen mit Klarsichtfenster

in ihrer Funktionstüchtigkeit während ihrer Lagerung bis zu 35 Tagen ab, wobei die nach wenigen Stunden absterbenden Leukozyten und Thrombozyten die Qualität der Konserve weiter verschlechtern.

Als weitere zu empfehlende Optimierung ist deshalb die Anwendung des 3-Beutel-, bzw. U-Beutel-Systems frühzeitig anzustreben. Nach Zentrifugation der Vollblutkonserve wird das Plasma über einen Separator automatisch in den Plasmabeutel abgedrückt. Die Erythrozyten werden im zweiten Beutel - vorgefüllt mit einer *Additivlösung*, z. B. PAGGS-Mannit - aufgeschwemmt. Somit sind sie jetzt bis zu 49 Tagen lagerbar. Der potentiell schädliche Buffy coat verbleibt im dritten Beutel und wird verworfen.

Wie aus Tabelle 3 unschwer zu erkennen, bedarf es - im Gegensatz zur Flüssiglagerung - bei der «Weiterverarbeitung» des durch Eigenblutspende erhaltenen autologen Vollblutes zusätzlicher Investitionsmaßnahmen, die sich bei intensiver und routinemäßiger Anwendung dieses Verfahrens kosten-, vor allen Dingen aber qualitätsmäßig rechtfertigen lassen bzw. amortisieren.

Die vergleichende Gegenüberstellung der für die Flüssiglagerung von autologen Vollblutkonserven im Vergleich zu den für die Aufbereitung dieses Blutes in ein autologes Erythrozytenkonzentrat und ein autologes Fresh-Frozen-Plasma benötigten Materialien bzw. notwendige apparativtechnische Ausrüstung zeigt den deutlichen Unterschied der Investitionsmaßnahmen und -kosten auf.

Die präoperative Eigenblutspende wird dann eingesetzt, wenn ein Blutverlust in einer Größenordnung ab 1000 bis 2000 ml zu erwarten ist und/oder andere fremdblutsparende Maßnahmen aus unterschiedlichen Gründen nicht in Frage kommen. (Ebenso zeigt sich aber in der klinischen Praxis, daß bei bestehender Möglichkeit und konsequenter Nutzung aller zur Zeit zur Verfügung stehender fremdblutsparender Maßnahmen die Eigenblutspende erst bei Blutverlusten vonnöten ist, die in einer Größenordnung von über 2000 bis 2500 ml liegen.)

In logischer Konsequenz stellt sich jetzt die Frage nach den Eingangs-/Eignungskriterien der Patienten für die Eigenblutspende, und diese Frage gilt in gleichem Ausmaß auch hinsichtlich der Durchführung der präoperativen Plasmapherese. Daher sollen die für die Durchführung dieser beiden Verfahren bestehenden medizinischen Aspekte im folgenden dargestellt werden.

Während für die homologe Spende klare und verbindliche Richtlinien bestehen [16], werden die Empfehlungen für die autologe Spende widersprüchlich diskutiert. Der prinzipielle Unterschied zwischen homologer und autologer Spende besteht darin, daß bei ersterer Spender und Empfänger nicht identisch sind, während dies bei letzterem Verfahren der Fall ist. Dadurch wird verständlich, daß die medizinischen Kriterien, welche bei der homologen Spende angelegt werden, wesentlich enger und strenger sein müssen als bei der autologen Spende, da ja bei ersterer eine potentielle (infektiöse, medikamentöse) Gefährdung des Empfängers durch das Fremdblut besteht. So macht es absolut Sinn, daß ein Patient, der unter einer Dauermedikation steht bzw. an einer Hepatitis etc. erkrankt war, nicht für eine homologe Spende in Frage kommt. Aber umgekehrt muß die Frage gestellt - und beantwortet - werden, warum ein Patient, der z. B. aufgrund eines Hypertonus mit einem Antihypertensivum behandelt wird, der aufgrund einer Herzinsuffizienz digitalisiert ist oder aber wegen einer koronaren Herzerkrankung z. B. ein Nitropräparat erhält, bei kompensierten Organfunktionen nicht als autologer Spender (also für sich selber) in Frage kommen kann/darf. Vergleichbares gilt auch hinsichtlich stattgehabter Infektionen (HIV, Hepatitis) sowie für das Alter als eventuelle limitierende Faktoren für die autologe Spende. So macht es unseres Erachtens nach wenig Sinn, einen Patienten nur aufgrund seines Alters (65 Jahre stellen bei der homologen Spende das altersbedingte Ausschlußkriterium dar) von der autologen Spende auszuschließen, wenn seine Organfunktionen voll kompensiert sind (und sei es durch entsprechende medikamentöse Behandlung) und wenn die entsprechenden und hinsichtlich der autologen Blutspende relevanten Laborparameter sich im Normbereich bewegen [10]. So wird die von Isbister [17] gemachte Aussage verständlich, der kritisch hinterfragt, warum ein Patient, der für einen Elektiveingriff operationsfähig ist, für eine autologe Spende gegebenenfalls nicht geeignet sein soll. Da es

Tab. 4. Kriterien für die autologe Spendetauglichkeit (Eigenblutspende und Plasmapherese)

I. Kompensierte Organfunktionen
(kardio-vaskulär/pulmonal/metabolisch/hämatopoetisch)

II. Ausschluß eines akuten Allgemeininfektes bzw. einer Bakteriämie/Sepsis

III. Relevante Laborparameter (im Normbereich)
1. Hämoglobin $>$11,4 g / dl bzw. Hämatokrit $>$34,0 %
2. Gesamteiweiß $>$60,0 g / l
3. Quick und PTT im Normbereich
4. Leukozyten $<10 \times 10^9/l$
5. Thrombozyten $>100 \times 10^9/l$

aber keinen logisch zwingenden Grund gibt, einen Patienten, der für einen Wahleingriff operations- bzw. narkosefähig ist, bei gegebener Indikation von einer autologen Spende auszuschließen, bieten sich sinnvollerweise für die Beurteilung der autologen Spendetauglichkeit die gleichen Kriterien an, die von uns Anästhesisten für die Bewertung der Operations-/Narkosefähigkeit für einen Elektiveingriff zugrunde gelegt werden (Tab. 4). Das Alter per se ist dabei kein Ausschlußkriterium für die Einbeziehung in die autologe Spende. Die in Tabelle 4 aufgeführten Kriterien gewährleisten nicht nur eine risikoarme autologe Spende [11], sondern sie sichern auch aufgrund der festgelegten Grenzwerte der verschiedenen Laborparameter ein qualitativ gutes autologes Produkt.

Um das für den Operationstermin benötigte autologe Material in quantitativ ausreichendem Maße und in hochwertiger Qualität (insbesondere hinsichtlich Hämatokrit (Eigenblutspende) bzw. plasmatischer Gerinnungsbestandteile) zur Verfügung zu haben, muß die Vorlaufzeit zwischen erster Spende und Operationstermin entsprechend groß sein; aber ebenso müssen die Spendeintervalle lang genug sein, damit nicht nur die zahlenmäßig benötigte Anzahl von autologen Konserven zur Verfügung steht, sondern damit insbesondere der Hämatokrit in diesen Konserven ausreichend hoch ist. Sinnvollerweise werden zwischen die einzelnen Spendetermine Pausen von etwa einer Woche gelegt, damit die Erythropoese in entsprechendem Umfang greifen kann. Vorteilhaft hierbei ist, daß durch die autologe Spende selber die Erythropoetin-Produktion stimuliert wird, wobei die Erythropoetinspiegel sich jedoch zumeist innerhalb des entsprechenden Normbereichs bewegen [18]. Inwieweit Erythropoetin selber als Medikament eine pharmakologische Bereicherung im Rahmen der autologen Transfusion darstellt, muß in weiteren klinischen Untersuchungen erhärtet werden (siehe auch die Mitteilungen von Goodnough sowie von v. Bormann in diesem Band). Hingegen ist die frühzeitige und hochdosierte Eisenapplikation unabdingbarer Bestandteil in der Vorbereitungsphase eines Patienten, der sich der Eigenblutspende im Rahmen der Operationsvorbereitung unterzieht. Die entsprechende Eisendosis sollte idealerweise pro Tag bei über 300 mg Fe^{++} liegen [10]. Diese oral verabreichten Eisenmengen werden vom Patienten zumeist jedoch schlecht toleriert, so daß in der klinischen Alltagspraxis die vom Patienten akzeptierten Eisenmengen deutlich niedriger liegen und sich im Bereich zwischen 100 bis 250 mg Fe^{++}/Tag bewegen.

Auf weitere Details hinsichtlich des Organisationsablaufs der Eigenblutspende (welcher identisch ist mit demjenigen der Plasmapherese) sowie betreffs weiterer Einzelheiten über die technisch-apparative Seite wird im Zusammenhang mit der Plasmapherese eingegangen.

In Abhängigkeit des überwiegenden Spektrums der operativen Eingriffe stehen jetzt bei Weiterführung und Intensivierung des (kombinierten) Einsatzes fremdblutsparender Maßnahmen zwei weitere Optionen offen, nämlich die maschinelle Autotransfusion und/oder die - wie die Eigenblutspende - ebenfalls nur für Elektiveingriffe anwendbare präoperative Plasmapherese.

Maschinelle Autotransfusion (Perioperative autologe Retransfusion)

Die maschinelle Autotransfusion ermöglicht die autologe Retransfusion des intra- bzw. postoperativen Blutverlustes. Entsprechend der Art der «maschinellen» Aufbereitung des Wundblutes lassen sich zwei Prinzipien der maschinellen Autotransfusion unterscheiden (Tab. 5).

Bei Einsatz der Autotransfusionssysteme II wird das abfließende Wundblut (mit oder ohne Antikoagulation) lediglich filtriert und ohne weitere Aufbereitung retransfundiert. Dies bedeutet, daß ein in seiner Qualität mehr oder weniger beeinträchtigtes «Vollblut» (mit «Zelltrümmern» und freiem Hämoglobin, mit teilaktivierten Gerinnungsfaktoren/-inhibitoren, mit in der Qualität beeinträchtigten Thrombozyten bzw. aktivierten Granulozyten) dem Patienten wieder zurückgegeben wird. Demgegenüber erhält der Patient bei der maschinellen Autotransfusion mit dem System III ein qualitativ hochwertiges autologes gewaschenes

Tab. 5. Möglichkeiten der perioperativen «maschinellen» Autotransfusion (autologe Retransfusion)

1. Autotransfusionssystem II (z. B. Solcotrans)
   Prinzip:
   Sammeln (mit/ohne Antikoagulation) - Filtration - Retransfusion
2. Autotransfusionssystem III (z. B. Geräte der Firmen Cobe, Dideco, Haemonetics: Maschinelle Autotransfusion im eigentlichen Sinne)
   Prinzip:
   Sammeln und Antikoagulation - Grob-Filtration - Zellseparation mittels Zentrifugation - Waschvorgang - Filtration - Retransfusion

Erythrozytenkonzentrat (mit nur noch wenigen Leukozyten und Thrombozyten), da während der Zellseparation mittels Zentrifugation sowie aufgrund des anschließenden Waschvorganges der allergrößte Teil der Leuko- und Thrombozyten, der Zelldetritus, freies Hämoglobin sowie das Plasma des Patienten verworfen werden. Die Qualität des mittels ATS III aufbereiteten autologen gewaschenen Erythrozytenkonzentrats ist daher qualitativ sehr hochwertig; so unterscheiden sich weder die osmotische Resistenz dieser Erythrozyten noch deren 2,3-DPG-Gehalt [19] noch die in vivo Überlebensdauer nach Retransfusion von den in vivo-Vergleichswerten [20]. In vivo-Untersuchungen zeigen als wesentlichen Unterschied der Gerinnungsparameter bei Einsatz der Autotransfusionssysteme vom Typ II im Vergleich zu denen vom Typ III einen Anstieg der Fibrinogen- bzw. Fibrinspaltprodukte zu ungunsten von ATS II (Übersicht bei [20]). Solange die perioperative Retransfusion des Wundblutes größere Mengen (z. B. über 1000 ml, d. h. ca. zwei Einheiten der Autotransfusionssysteme II) nicht überschreitet, scheinen diese Systeme ohne Gefährdung bzw. größere Probleme für den Patienten anwendbar. Prinzipiell ist bei Einsatz der Systeme vom Typ II jedoch zu unterscheiden, ob es sich bei der Retransfusion um komplett antikoaguliertes Blut handelt (z. B. bei kardio-chirurgischen Patienten bzw. bei gefäßchirurgischen Eingriffen) bzw. um defibriniertes und somit ungerinnbares Blut aus dem Mediastinum bzw. aus der Thoraxhöhle, oder aber um mittels Natriumcitrat im ATS II antikoaguliertes Blut. Andererseits konnten Menges et al. [21] aufzeigen, daß bei Patienten mit totalendoprothetischen Eingriffen bei Einsatz der maschinellen Autotransfusion (ATS III) die intravasale Hämostase nachteilig (Zustand einer kompensierten Thrombinbildung i. S. einer Präthrombose) beeinflußt wird.

Dort wo regelmäßig größere Blutverluste (über 1000 ml) zu erwarten sind (wie z. B. in der kardio-vaskulären Chirurgie, bei großen orthopädischen Eingriffen, bei Traumapatienten (mit Leber- bzw. Milzruptur) oder aber bei bestimmten neurochirurgischen Eingriffen (wie z. B. Zerreißung der Sinusleiter, rupturiertes Hirngefäßaneurysma bzw. arterio-venöse Malformationen), erscheint die routinemäßige Anwendung der maschinellen Autotransfusion mit Systemen vom Typ III indiziert; die hierfür verwendeten «Einmalsysteme» können bei demselben Patienten bis zu sechs Stunden nach Einsatzbeginn verwendet werden. Demgegenüber sind die Einmalsysteme vom Typ II tatsächlich «Einmalsysteme» im strengsten Sinn des Wortes, da diese Systeme – auch bei demselben Patienten – nur einmal eingesetzt werden können und nach einmaligem

Gebrauch verworfen werden müssen. Somit egalisieren sich die Unkosten beim Kostenvergleich dieser beiden Systeme sehr rasch bzw. sie werden bei mehr als zwei wiedergewonnenen bzw. retransfundierten autologen gewaschenen Erythrozytenkonzentraten sich zugunsten der Autotransfusionssysteme Typ III verändern. Unbestritten bleiben aber die für die apparative Ausrüstung hohen Investitionskosten bei der Entscheidung für die maschinelle Autotransfusion Typ III. Tabelle 6 faßt die für die maschinelle Autotransfusion (Typ III) benötigten Investitionsgüter bzw. Verbrauchsmaterialien zusammen.

Klassischerweise bestehen zwei Kontraindikationen gegen die Anwendung der verschiedenen Autotransfusionssysteme, nämlich: 1. nicht sicher aseptische Eingriffe und 2. Tumoroperationen. Da selbst nach exzessivem Waschvorgang mit mehreren Litern bzw. bei zusätzlicher Antibiotikagabe in das Sammelreservoir bzw. in die Waschlösung eine vollständige und sichere Bakterienelimination nicht gewährleistet ist [22], muß der Einsatz der maschinellen Autotransfusion bei infizierten Eingriffen nach wie vor unterbleiben. Gleiches gilt für den Einsatz dieser Systeme bei Tumoroperationen, da auch hier, trotz intensivem Waschvorgang, ca. 80 bis 85 % der Tumorzellen wieder retransfundiert werden [23]. Bei Notfalleingriffen mit massiver Blutung und ohne Verfügbarkeit entsprechender Blutkonserven und nach Ausnutzung anderer Alternativen (wie z. B. der extremen normovolämischen Hämodilution) stellt sich die Situation jedoch differenzierter dar und es muß im jeweiligen Einzelfall eine Nutzen-Risiko-Abwägung erfolgen. Neuere Untersuchungen zeigen, daß es zukünftig möglich sein könnte, z.B. tumorfreie, autologe Erythrozytenkonzentrate herzustellen [24].

Die Effizienz der maschinellen Autotransfusion hinsichtlich der Verringerung des Fremdblutbedarfs kann gesteigert werden, wenn die Aufbereitung und Retransfusion des Wundblutes auch in der postoperativen

Tab. 6. Materialien bei Einsatz der maschinellen Autotransfusion (ATS III)

Investition	Verbrauchsmaterialien
Zellwaschzentrifuge	1. Kardiotomie-Reservoir 2. Doppellumenabsaugschlauch für das Wundblut sowie für das Kristalloid mit Antikoagulanzmittel 3. Zentrifugations-Wasch-Set 4. Wunddrainage-Vakuumflaschen

Phase erfolgt. Hierbei erscheint es sinnvoll, Vakuum-Flaschen bzw. Retransfusionssysteme zu verwenden, die von den Drainageschläuchen des Patienten nicht diskonnektiert werden müssen, wenn das antikoagulierte Wundblut aus diesen Flaschen dem Sammelreservoir zur anschließenden weiteren maschinellen Aufbereitung zugeführt wird, und diese Flaschen nach erneuter Beschickung mit einem Antikoagulanz für einen neuen «Sammelzyklus» zur Verfügung stehen (z.B. Redyrob, Fa. Braun).

Präoperative Plasmapherese

Da bei Einsatz der maschinellen Autotransfusion (Typ III) das autologe Plasma verworfen wird, erscheint es bei großen blutreichen Elektiveingriffen allein schon aus gerinnungsphysiologischen Gründen sinnvoll [21], im Rahmen der Operationsvorbereitung des Patienten ihn - neben der Eigenblutspende - zusätzlich noch der Plasmapherese zuzuführen [25]. Somit stellt die Kombination aus Retransfusion autologer gewaschener Erythrozyten (Einsatz der maschinellen Autotransfusion Typ III) und Gabe von autologem Fresh-Frozen-Plasma (gewonnen in der präoperativen Phase mittels der Plasmapherese) ein sinnvolles und hinsichtlich der autologen Transfusion (fast) optimales Verfahren bei zu erwartenden blutverlustreichen Elektiveingriffen dar (wie z. B. in der Kardiochirurgie, der Gefäßchirurgie oder aber bei orthopädischen Eingriffen). In Tabelle 7 sind die für die Durchführung der Plasmapherese benötigten Investitionsgüter bzw. Verbrauchsmaterialien zusammengefaßt.

Tab. 7. Apparative Ausrüstung sowie Verbrauchsmaterialien zur Durchführung der Plasmapherese

Investitionsgüter	Verbrauchsmaterialien
1. Plasmapherese-Einheit [Prinzip der Plasmafiltration (z.B. Fa. Organon) bzw. Prinzip der Plasmazentrifugation (z.B. Fa. Haemonetics)]	1. Einmalset für Filtration/Zentrifugation
	2. Plomben und Plombenzange (besser Schweißgerät)
	3. Patientenspezifische Etikettierung (wie für die NHD)
2. Schockgefrierer	4. Kristalloides bzw. kolloidales Volumenersatzmittel
3. Tiefgefrierschrank	
4. Folienschweißgerät	5. Kartonagen mit Klarsichtfenster
5. Patientenliege	

Wie aus Tabelle 7 unschwer zu erkennen, bedarf es für die Durchführung der Plasmapherese einer umfassenden apparativen Ausrüstung, deren Investition dann gerechtfertigt ist / sich amortisiert, wenn die Plasmapherese fest integrierter und routinemäßig praktizierter Bestandteil im Gesamtkonzept der verschiedenen autologen Transfusionsverfahren ist.

Die Auswahl- bzw. Eignungskriterien für die Einbeziehung der Patienten in die Plasmapherese sind dieselben wie bei Durchführung der Eigenblutspende (s. Tab. 4). In praxi gestaltet sich die Plasmapherese derart, daß unter entsprechendem Monitoring (wie bei der Eigenblutspende; siehe weiter unten) die Patienten über einen venösen Zugang an die Plasmaphereseeinheit angeschlossen werden, während über einen zweiten separaten, venösen Zugang ein kristalloides bzw. – besser – kolloidales Volumenersatzmittel appliziert wird. Während die autologen Erythrozyten intermittierend im Laufe der Plasmapherese retransfundiert werden, wird das autologe Frischplasma unter Zusatz von Natriumcitrat (üblicherweise werden insgesamt 900 ml Plasma entnommen – aufgeteilt in drei Beutel à 300 ml) unverzüglich bei über -53° bis -56°C für zwei Stunden schockgefroren und anschließend bei -40°C tiefgekühlt gelagert. Dieses Vorgehen garantiert eine Haltbarkeit/Wirksamkeit der plasmatischen Gerinnungsbestandteile für mindestens zwei Jahre; und somit erhält man ein qualitativ hochwertiges autologes Produkt, in dem die Gerinnungsaktivatoren und -inhibitoren in physiologischer Konzentration und physiologischer Konstellation vorliegen, welches Immunglobuline und Eiweißbestandteile in patientenspezifischer Zusammensetzung enthält und welches vor allem eine gute und langandauernde Volumenwirkung besitzt. Des weiteren konnten Menges et al. [21] belegen, daß die bei Anwendung der maschinellen Autotransfusion (ATS III) mittels immunchemischer Methoden nachgewiesene Thrombinbildung (Indikator einer Thrombinaktivierung) durch die zusätzliche Gabe von autologem Fresh-Frozen-Plasma günstig beeinflußt wird, da es in der Lage ist, die effizient benötigten plasmatischen Gerinnungsfaktoren zu ersetzen [21]. Daher ist – wo immer sinnvoll und möglich – eine kombinierte Anwendung der maschinellen Autotransfusion und der Plasmaeigenspende anzustreben.

In der klinischen Alltagspraxis werden sowohl Eigenblutspende als auch Plasmapherese ambulant am nicht-nüchternen Patienten unter engmaschigem Monitoring durchgeführt. Als Basisüberwachung dienen die kontinuierliche EKG-Ableitung (zur Frequenzermittlung und Rhythmusanalyse) sowie die intermittierende Blutdruckkontrolle. Ebenso obligat ist die engmaschige Dokumentation der so erhaltenen Werte sowie eventuell auftretender Auffälligkeiten bzw. Komplikationen. Und ebenso muß die für eine Notfallsituation benötigte apparative und medikamentöse Ausrüstung unverzüglich greifbar sein. Dies bedeutet, daß in der Einheit, in der Eigenblutspende und Plasmapherese durchgeführt werden, auch unmittelbarer Zugriff zur Sauerstoffapplikation bzw. zur manuellen Beatmung (mit Sauerstoff) ebenso gegeben sein muß wie der Zugriff zu Notfallmedikamenten (bishin zur kardio-pulmonalen Reanimation) und den Utensilien für eine Notfallintubation.

Nach Beendigung der Plasmapherese bzw. Eigenblutspende verbleiben die Patienten für weitere 60 Minuten in der Klinik; sie können sich in dieser Zeit jedoch mit noch liegender Venenverweilkanüle frei bewegen. Vor der Entlassung nach der ambulanten autologen Spende stellen sie sich nochmals dem zuständigen Arzt vor, ehe sie dann nach Hause entlassen werden.

Organisation und Aufbau

Diese bisher gemachten Aussagen über die medizinischen bzw. methoden-spezifischen Aspekte hinsichtlich des Einsatzes fremdblutsparender Maßnahmen leiten über zu den organisatorischen Problemen beim Aufbau bzw. bei der Etablierung eines autologen Transfusionsregimes. Sinnvollerweise sollte stets mit den Maßnahmen begonnen werden, welche technisch-apparativ am einfachsten, organisatorisch am wenigsten belastend und, aus beiden resultierend, am kostengünstigsten sind. Dies wäre im vorliegenden Fall die akut und unmittelbar präoperativ durchzuführende normovolämische Hämodilution, für die keine größeren Investitionskosten anfallen und die außerdem ohne ungebührlich hohe zusätzliche Belastung der ärztlichen bzw. pflegerischen Mitarbeiter durchgeführt werden kann. Sinnvollerweise wird zunächst diese Maßnahme abteilungsintern intensiviert, bis sie als Routineverfahren für den eigenen Bereich angesehen werden kann. Erst dann sollte in einem nächsten Schritt eine zusätzliche Methode der autologen Transfusion eingeführt werden.

Welches der verbleibenden Verfahren (Eigenblutspende, maschinelle Autotransfusion bzw. Plasmapherese) hierfür in Frage kommt, hängt zunächst insbesondere vom Spektrum der operativen Eingriffe sowie vom Ausmaß der intraoperativen Blutverluste ab. Handelt es sich im überwiegenden Teil um Elektiveingriffe, und spielt daher die «Notfallchirurgie» bzw. Traumatologie mit umfangreichen Blutverlusten keine sehr große Rolle, dann sollte – wiederum zunächst aus Kostengründen – im nächsten Schritt die Eigenblutspende eingeführt werden. Kommt demgegenüber jedoch der Akut- bzw. Notfallchirurgie/Traumatologie eine besondere Bedeutung zu, dann ist entweder parallel zur Eigenblutspende oder aber als Erweiterung der bisherigen autologen Maßnahmen die maschinelle Autotransfusion in Erwägung zu ziehen; letztere ist jedoch mit entsprechend hohen Investitionskosten und dem entsprechenden Bedarf an Einmalmaterialien verbunden.

Wie bereits oben erwähnt, bedarf die Durchführung der nur bei Elektiveingriffen anwendbaren präoperativen Eigenblutspende einer guten interdisziplinären Zusammenarbeit. Daher erscheint es sinnvoll, zunächst nur mit einer Abteilung die notwendigen Details hinsichtlich der notwendigen Kooperation zu besprechen, um nach Etablierung der Eigenblutspende für dieses eine operative Fach (und bei gleichzeitigem Wecken des Interesses bei anderen operativen Disziplinen) dieses Verfahren klinikintern im breiten Umfang allen operativen Fächern anzubieten. Die Konzentration für diese Verfahren auf zunächst eine operative Disziplin ermöglicht beiderseits ein stufenweises Herantasten an die Notwendigkeiten in der interdisziplinären Zusammenarbeit und vermeidet dadurch eine «Streuung» der in der Anfangsphase unvermeidbaren Probleme oder Fehler auf mehrere Disziplinen, was schlimmstenfalls zu Desinteresse für die Eigenblutnutzung führt und somit ein insgesamt sinnvolles Konzept zum Scheitern verurteilen würde. Des weiteren sollte abteilungsintern ein Mitarbeiter, der auch von den operativen Disziplinen als kompetenter Partner akzeptiert wird, mit der abteilungsinternen Organisation bzw. Einführung fremdblutsparender Maßnahmen betraut werden. Dies bedeutet einen einzigen Ansprechpartner für das jeweilige operative Fach, der sich darüberhinaus durch die intensive Beschäftigung mit dieser Materie das entsprechende Wissen aneignen kann und damit die entsprechende Sachkompetenz sehr rasch erreicht, und dann die abteilungsinterne Detailarbeit bei der Einführung der entsprechenden Maßnahmen durchführt. Sinnvollerweise wird dieser Mitarbeiter dann auch in der Initialphase der Etablierung der verschiedenen fremdblutsparenden Maßnahmen die (ambulante) Patientenaufklärung sowie die notwendige Statuserhebung durchführen und sich hinsichtlich zusätzlich notwendiger Konsiliaruntersuchungen an die niedergelassenen Ärzte wenden (siehe weiter unten).

Bezüglich der Absprache mit dem operativen Fach, mit welchem die Eigenblutspende durchgeführt wird, gilt es so früh wie möglich die entsprechenden Informationen betreffs des Operationstermins, über Art und Ausmaß des geplanten Eingriffs sowie des zu erwartenden Blutverlustes zu erhalten und sicherzustellen, daß auch die Patienten so früh wie möglich sich ambulant bei dem zuständigen Anästhesisten (bzw. in der Anästhesie-Funktionsdiagnostik) vorstellen. Idealerweise geschieht das in der Form, daß die Patienten, wenn sie ambulant mit dem entsprechenden operativen Fach die Terminabsprache getroffen haben, noch am gleichen Tag von dem behandelnden Arzt in der Klinik (z. B. chirurgische Ambulanz etc.) in die Anästhesie-Funktionsdiagnostik geschickt werden. Dort wird den Patienten das Konzept fremdblutsparender Maßnahmen vorgestellt, die entsprechenden Vorteile und Nachteile von autologer und homologer Transfusion dargelegt und eine Statuserhebung sowie körperliche Untersuchung durchgeführt. Sollten keine Kontraindikationen gegen die Durchführung einer Eigenblutspende (und das gleiche gilt für die Plasmapherese) bestehen und der Patient der autologen Spende zustimmen, so werden bereits bei der ersten Vorstellung in der Anästhesie-Funktionsdiagnostik die weiteren Spendetermine mit dem Patienten vereinbart. Sollten dagegen dekompensierte Organfunktionen vorliegen, die vor Durchführung des Elektiveingriffs und somit auch vor Einbeziehung des Patienten in die Eigenblutspende bzw. Plasmapherese rekompensiert werden müssen, dann wird der Patient einem entsprechenden Fachkollegen zugeschickt; konkret wird der Patient beauftragt, zur Abklärung z. B. kardialer, pulmonaler, etc. Probleme seinen Hausarzt aufzusuchen, der die entsprechenden Untersuchungen durchführt bzw. veranlaßt. Ein dem Patienten mitgegebenes Begleitschreiben legt dem Fachkollegen die diesbezügliche Problematik dar. Dieses Vorgehen schafft zum einen eine vertrauensvolle Kooperation mit den niedergelassenen Ärzten und führt über den sich somit ergebenden Informationsfluß zu einem breiten Verständnis der Notwendigkeit autologer Transfusionsverfahren bei den Kollegen im niedergelassenen Bereich.

Während in der Initialphase der Einführung der autologen Spende die Terminorganisation und Durchführung dieser Maßnahme zunächst noch von dem zuständigen Arzt unter Assistenz des vorhandenen Pflegepersonals (zusätzlich) erledigt werden (kann), bedarf dies bei Intensivierung des Eigenblutprogramms (und ebenso bei Einführung und Etablierung der Plasmapherese) einer gut funktionierenden Organisation, um sowohl einen reibungslosen Ablauf der Spendetermine mit dem Patienten zu gewährleisten, als auch den durch den Operationstermin bzw. durch die operativen Fächer vorgegebenen Sachzwängen gerecht zu werden. Daher ist bereits in der Initialphase eine ausführliche Dokumentation notwendig, um bei Intensivierung des autologen Transfusionskonzeptes entsprechende Daten betreffs Zunahme der autologen Spendehäufigkeit und Abnahme des homologen Blutverbrauchs ebenso belegen zu können wie die für eine reibungslose Durchführung dieser Maßnahme benötigten Personalstellen dem Krankenhausträger bzw. in der Klinikleitung darzulegen/ vertreten zu können.

In noch größerem Umfang als bei Einführung von normovolämischer Hämodilution oder Eigenblutspende (Flüssiglagerung) sind vor einer definitiven Entscheidung für die Inbetriebnahme der maschinellen Autotransfusion (ATS III) bzw. für die Etablierung der Plasmapherese sorgfältige Überlegungen/Bedarfsanalysen notwendig, da beide Verfahren mit entsprechend hohen Investitionskosten verbunden sind. Darüberhinaus setzt die effiziente und somit routinemäßige Durchführung der Plasmapherese, welche ebenfalls «nur» präoperativ und daher nur bei Elektiveingriffen einsetzbar ist, ebenfalls eine gut funktionierende abteilungsinterne Organisation voraus; dies ist gleichbedeutend mit zusätzlichem Personalbedarf. Hinsichtlich dieser Verfahren macht es wenig Sinn, eine diesbezüglich positive Entscheidung zu treffen, wenn die Eigenblutspende und/oder maschinelle Autotransfusion nur vereinzelt und in unregelmäßigen Abständen durchgeführt werden. Denn die organisatorischen Probleme sind für die Plasmapherese identisch mit denjenigen der Eigenblutspende, jedoch sind die für die Plasmapherese zu veranschlagenden Investitionskosten um ein Vielfaches höher und somit nicht vergleichbar mit denjenigen Kosten, die bei der Eigenblutspende anfallen. Und ebenso sollte vor diesen Grundsatzentscheidungen genau analysiert werden, mit welcher Häufigkeit die maschinelle Autotransfusion sinnvoll, effektiv und somit kostengünstig eingesetzt werden kann. Dies wiederum bedeutet, daß entsprechende Zahlen über die Häufigkeit der entsprechenden aseptischen bzw. Nicht-Tumoroperationen bzw. das Ausmaß der entsprechenden intraoperativen Blutverluste bekannt sein müssen.

Somit ist die Etablierung der verschiedenen Möglichkeiten der Eigenblutnutzung logischerweise in einem (durchaus variablen) Mehr-Schrittverfahren durchzuführen, welches viel mehr von den jeweiligen lokalen Gegebenheiten abhängt, als daß ein starrer und verbindlicher «Stufenplan» vorgegeben werden könnte.

Basis aller Maßnahmen bleibt jedoch als erster Schritt die Anwendung der normovolämischen Hämodilution – sowohl als eine fremdblutsparende Maßnahme, die akut präoperativ durchgeführt wird, als auch die

Akzeptanz einer postoperativen Dilutionsanämie bei den Patienten, bei denen hierfür keine Kontraindikationen bestehen. Im nächsten/zweiten Schritt wird dann sinnvollerweise die Eigenblutspende etabliert/praktiziert, ehe dann über die tatsächlich kostenintensiven Verfahren entschieden wird. Ob hierbei der Einsatz der Autotransfusionssysteme vom Typ II tatsächlich eine effektive und kostensparende Alternative zu der maschinellen Aufbereitung des Wundblutes mit den Geräten vom Typ III darstellt, muß sich erst noch erweisen (s. u.).

Finanzielle Regelung – Kosten-Nutzen-Analyse

Hinsichtlich der Abgeltung der mit der autologen Transfusion entstehenden Kosten gilt nach derzeitigem Stand, daß der damit verbundene Aufwand nicht neben dem Pflegesatz gesondert als Einzelleistung abgerechnet werden kann, da die präoperative Blutentnahme dem stationären Bereich zugeordnet wird und somit mit dem Pflegesatz abgegolten ist. Die so entstehenden Kosten sind Selbstkosten im Sinne des Pflegesatzrechts, welche in die Pflegesatzkalkulation eingehen müssen [26]. Diese Verpflichtung zur Kostenübernahme (in Form der Bezahlung des entsprechenden – höheren – Pflegesatzes durch die Krankenkassen) gilt jedoch nur dann, wenn die Blutentnahme im Rahmen der autologen Transfusion in Zusammenhang mit einem terminlich fest vereinbarten geplanten Eingriff steht; demgegenüber wird die Eigenblutspende aus prophylaktischen Gründen nicht von den gesetzlichen Krankenversicherungen getragen [26]. Ebenso werden dem Patienten die im Zusammenhang mit der autologen Spende entstehenden Reisekosten nicht erstattet, bzw. nur durch auf Anforderung ausgestellte ausführliche Begründung geregelt.

Führt man die Kostenanalyse «autologe Konserve» versus «homologe Konserve» durch, dann kann, ohne zunächst auf absolute Zahlen einzugehen, dennoch festgestellt werden, daß die mittels normovolämischer Hämodilution gewonnene autologe Warmblutkonserve stets kostengünstiger ist als homologes Fremdblut (homologes Erythrozytenkonzentrat plus homologes Fresh-Frozen-Plasma). Diese Rechnung ist sehr einfach nachzuvollziehen, da die Kosten, welche für homologe Erythrozytenkonzentrate bzw. homologe Plasmen anfallen bzw. durch die Blutbanken in Rechnung gestellt werden, den Unkosten gegenübergestellt werden müssen, die bei Anwendung der normovolämischen Hämodilution anfallen.

Differenzierter stellt sich die Situation bei der Eigenblutspende dar, da über die reinen Sachkosten hinausgehend sowohl ärztliche Leistungen (Patientenaufklärung, Anamneseerhebung sowie körperliche Untersuchung) als auch zusätzliche Personalkosten (technische Handhabung bei Durchführung der Eigenblutspende, personeller Aufwand im Rahmen der Organisation, etc.) sowie erste Investitionskosten (apparative Ausstattung – s. Tab. 3 –, Monitoring) in Rechnung gestellt werden müssen. Unseres Erachtens nach wird die Summe aus Sachkosten plus «personellen» Unkosten bei der Eigenblutspende so lange niedriger sein als die vergleichbaren Kosten für homologe Erythrozytenkonzentrate plus homologe Fresh-Frozen-Plasmen, so lange das Ausmaß/die Häufigkeit der Eigenblutspende in einem «überschaubaren Rahmen» bleibt und zunächst zu keiner zusätzlichen Stellenplanerweiterung führt. Ebenso eindeutig wird aber der kritische Punkt erreicht, ab dem der Arbeitsaufwand für die mit der Etablierung fremdblutsparender Maßnahmen befaßten Personen nicht mehr «nebenher» aufgebracht werden kann, sondern zu zusätzlichem Personalbedarf führt. Dies ist dann aber auch der Zeitpunkt, an dem die Entscheidungen über das weitere Procedere gefällt werden müssen, da ab hier bei entsprechender Stellenerweiterung (die ja von den Krankenkassen finanziert werden müssen) und anfallenden Investitionskosten die entstehenden Mehrkosten in Form eines reduzierten homologen Blutverbrauchs kompensiert werden müssen. Und dies gilt um so mehr, wenn weitergehende Entscheidungen betreffs entsprechender apparativer Ausrüstung zur Durchführung von maschineller Autotransfusion und Plasmapherese gefällt werden.

Konkrete Zahlenangaben über den Kostenvergleich «autologe Transfusion» versus «homologe Transfusion» liegen nur ganz vereinzelt bzw. jeweils nur für einzelne fremdblutsparende Maßnahmen vor. Eckstein [27] gibt den Abgabepreis für autologe Konserven mit DM 120,– und für homologe Konserven mit DM 160,– an; v. Bormann und Vollenkemper [28] belegen bei Patienten, die sich einer Aorto-coronaren-Bypass-Operation unterziehen mußten, durch Anwendung der intraoperativen maschinellen Autotransfusion pro Patient eine Fremdblutersparnis von durchschnittlich zwei Frischblutkonserven sowie 1,5 Erythrozytenkonzentraten (bei gleichzeitigem Mehrverbrauch von 1,5 Frischplasmen). Die daraus resultierende Bruttoersparnis pro Patient betrug DM 334,56. Bei der «betriebswirtschaftlichen Kostenrechnung unter Einbeziehung der Kosten für Verbrauchsmaterial, Amortisation und Wartung» von zwei Autotransfusionsgeräten ergibt sich «für 650 Patienten/Jahr» eine «Nettoeinsparung von DM 99684,–»; dies entspricht einer Kostenreduktion von ca.

DM 153,– pro Patient zugunsten der autologen Transfusion. Im Rahmen eines Workshops zur autologen Transfusion anläßlich des Zentraleuropäischen Anästhesiekongresses 1991 bemerkt v. Bormann [29] in einem Diskussionsbeitrag betreffs der Unkosten bei «intra- und postoperativem Cell-Saving», daß bei Einsatz der maschinellen Autotransfusion bei 100 Patienten pro Jahr und einer Rückgewinnungsrate von drei autologen gewaschenen Erythrozytenkonzentraten (AGEK) ein Betrag von DM 150,– / AGEK zu veranschlagen sei; bei Steigerung der Einsatzrate auf 200 Einsätze (= Patienten)/Jahr und gleicher Ausbeute von drei AGEKs reduziert sich der Preis auf DM 115,– / AGEK. Diese Zahlenangaben zeigen, daß somit die Kosten für ein autologes gewaschenes Erythrozytenkonzentrat in einer Größenordnung liegen, wie sie auch für homologe Erythrozytenkonzentrate gelten. Aber auch hier zeigt sich ganz deutlich, daß durch Intensivierung von (bestimmten) fremdblutsparenden Maßnahmen die Kosten pro gewonnener autologer Einheit durchaus konkurrieren können bzw. sogar noch kostengünstiger sind. Hinsichtlich der Unkosten bei Einsatz der Einheiten vom Typ ATS II (z. B. Solcotrans) ergibt die Wirtschaftlichkeitsprüfung, «daß das Retransfusionssystem nur unwesentlich teurer gegenüber Fremdblutgaben ist» [30].

In einem Zwei-Jahresvergleich über die ökonomischen Aspekte der autologen Bluttransfusion am Beispiel des prothetischen Hüftgelenkersatzes ermittelt Georgi [31] eine Einsparung an Fremdblut von ca. DM 34000,– und stellt ihr eine Kostenmehrbelastung durch den Einsatz autologer Transfusionsverfahren von insgesamt ca. DM 22000,– gegenüber; somit ergibt sich also eine Netto-Kostenreduzierung für diese Art von Operation für die beiden Vergleichsjahre um ca. DM 12000,–. Dem stehen Anschaffungskosten für die entsprechenden Anlage- und Gebrauchsgüter von ca. DM 80000,– gegenüber, so daß bei einem durchschnittlichen Abschreibungszeitraum von sechs Jahren eine kostenneutrale Arbeitsweise möglich sein sollte [31]. In diesem Zusammenhang weist Georgi [31] darauf hin, daß die normovolämische Hämodilution das kostengünstigste Verfahren unter den verschiedenen fremdblutsparenden Maßnahmen darstellt.

Die für den eigenen Bereich erstellten Kostenanalysen umfassen mehrere tausend Patienten bzw. kombinierte Anwendungen der verschiedenen fremdblutsparenden Maßnahmen; sie haben aber den Nachteil, daß sie aus einer Spezialklinik stammen, und somit eventuell als nicht repräsentativ angesehen werden. Dem ist jedoch entgegenzuhalten, daß es irrelevant ist, bei welchen Operationskategorien durch Einsatz autologer Transfusionsverfahren der homologe Blutverbrauch kostengünstig reduziert wird; wichtig ist, daß die jeweiligen Maßnahmen differenziert entsprechend den lokalen Gegebenheiten sowie regelmäßig angewandt und somit intensiv und effizient genutzt werden, um dadurch sowohl den Fremdblutverbrauch zu reduzieren als auch über eine konstant hohe Einsatzfrequenz die Amortisation entstandener Investitionskosten rasch zu realisieren. In den

Tab. 8. Personalstellen

		Arztstellen Bedarfsmaßstab		Pflegepersonal Bedarfsmaßstab	
2.261	EBS	à 15 min	0,3	à 30 min	0,7
5.279	PPH	à 65 min	3,5	à 130 min	7,1
1.936	MAT	à 30 min	0,6	à 60 min	1,2
3.591	NHD	à 15 min	0,5	à 60 min	1,1
	insgesamt:		4,9		10,1
			(4,4) *		(10,5) * (Tab. 9)

* In den Pflegesatzverhandlungen akzeptiert

Tab. 9. Bedarfsberechnungen

Hamburg	Wochenstunden
3 Kräfte in der Frühschicht von 7.30 bis 15.30 Uhr	120
1 Kraft von 8.30 bis 16.30 Uhr	40
2 Kräfte in der Spätschicht von 10.00 bis 18.00 Uhr	80
	240
jeweils Montag bis Freitag Bedarf: 240x52:1.579=7,9 Vollstellen	
Wintermoor	
2 Kräfte von 7.00 bis 15.30 Uhr	80
Bedarf: 80x52:1.579 = 2,6 Vollstellen	
Der Gesamtbedarf (Hamburg und Wintermoor) beträgt 10,5 Vollstellen.	

Tabellen 8 bis 10 sind die entsprechenden Angaben für Personalbedarf, Arbeitsablauf sowie Wirtschaftlichkeitsvergleich in unserem Bereich zusammengefaßt.

Die hier für die Personalbedarfsrechnung zugrunde gelegten Zahlen beruhen auf einer gemeinsamen Erklärung der Ärztlichen Berufsverbände von Anästhesie, Chirurgie und Transfusionsmedizin [32], welche durch eigene Erfahrungswerte aus der klinischen Praxis ergänzt wurden. Wie in Tabelle 8 gezeigt, ist der Personalbedarf bei konsequenter Nutzung der verschiedenen autologen Transfusionsverfahren nicht unerheblich (die hierfür gemachten Angaben entsprechen den erbrachten autologen Transfusionsleistungen des Jahres 1989), aber er wird von den Krankenkassen nicht zuletzt unter dem Aspekt der Kosten-Nutzen-Analyse akzeptiert. So liegen nach Eckstein [27] die «Folgekosten» für eine Transfusionshepatitis bei DM 70000,– bis DM 100000,–. Der für die normovolämische Hämodilution und maschinelle Autotransfusion errechnete Personalbedarf an pflegerischem und ärztlichem Personal geht komplett in die Besetzung der Anästhesie- sowie Intensivbereiche ein. Der Bereich der Blutgruppenserologie wurde in unsere Kosten- bzw. Stellenplanberechnung nicht miteinbezogen, da hier die Mindestbesetzung mit einer medizinisch-technischen Assistentin notwendig ist, andererseits aber die Blutgruppenserologie per se integrierter Bestandteil innerhalb eines Kliniklabors ist bzw. es hier gegebenenfalls nur zu einer Verschiebung des zu untersuchenden Materials (von homolog zu autolog) kommt, eine Mehrbelastung primär also nicht unbedingt erkennbar ist.

Tabelle 9 faßt die abteilungsinterne Bedarfsberechnung der autologen Transfusion für das Pflegepersonal der beiden Klinikbereiche (56 km Entfernung zwischen beiden Bereichen) für das Pflegepersonal zusammen. Die sich hieraus ergebenden Zahlen für den Pflegebereich weisen insgesamt 10,5 Vollstellen aus, welche von den Krankenkassen gebilligt wurden. Von den für den ärztlichen Stellenplan errechneten 4,9 Stellen wurden von den Krankenkassen 4,4 Stellen akzeptiert. Der effektive Bedarf kann durch Arbeitszeitverkürzung bzw. abweichende Ausfallquote von diesem rechnerischen Bedarfswert geringfügig abweichen.

Und schließlich ist in Tabelle 10 der Wirtschaftlichkeitsvergleich – so wie er von den Krankenkassen akzeptiert wurde – dargestellt. Es ergibt sich hierbei für das erste volle Jahr (1989) der Inbetriebnahme/Etablierung der autologen Transfusion per Saldo ein Mehrkostenbetrag von DM 211709,–. Hierin ist jedoch die sonst üblicherweise über mehrere Jahre laufende Amortisation sehr kurz angesetzt. Ebenso bleibt in diesem Vergleich der «volksgesundheitspolitische» Aspekt der Transfusionshepatitis unberücksichtigt. Die in der Literatur gemachten Angaben über das bisherige Risiko einer Transfusionshepatitis von 1:100 bis 1:200 [3] (nach Einführung der neuen Anti-HCV-Testung ist mit einer weiteren deutlichen Reduktion zu rechnen) sowie die von Eckstein [27] genannten Kosten einer Transfusionshepatitis deuten jedoch auf das kostengünstige Verhalten eines kombinierten autologen Transfusionskonzeptes hin; wobei – und dies muß hier besonders betont werden – es vor allem die

Tab. 10. Wirtschaftlichkeitsvergleich für Personal-, Sach- und Investitionskosten für das Jahr 1989 (erstes volles Jahr nach Einführung der autologen Transfusionsverfahren)

Auf der Kostenbasis 1989 stellen sich die Mehr- und Minderkosten der Einführung der Eigenblutversorgung wie folgt dar:

Mehrkosten		DM
Ärztlicher Dienst	4,4 VSt x 92.552 DM	407.229,--
Med.-Techn. Dienst	0,5 VSt x 49.378 DM	24.689,--
Funktionsdienst	10,5 VSt x 45.700 DM	479.850,--
Pflegedienst	2,1 VSt entfallen, da im Rahmen der Mindestbesetzung abgedeckt	--
		911.768,--
Investitionskosten		332.569,--
		1.244.337,--
Einsparungen		
Medizinischer Bedarf		
Saldo aus Einsparungen an Blutkonserven, Blutersatzmitteln und Gerinnungsmitteln und Mehrverbrauch an ärztl./pflegerischem Verbrauchsmaterial lt. ges. Berechnung der Klinik		964.078,--
Funktionsdienst – Blutbank 1,5 VSt x 45.700 DM		68.550,--
		1.032.628,--
Saldo Mehrkosten		211.709,--

Kombination der verschiedenen zur Zeit verfügbaren autologen Transfusionsverfahren ist, welche das Konzept der autologen Transfusion zu einem sicheren und effizienten sowie kostengünstigen Bestandteil der Patientenversorgung macht.

Literatur

1 Schleinzer W, Mehrkens H-H, Weindler M, Wollingsky K, Pohland H.: Klinisches Konzept der autologen Transfusion: Hämodilution, maschinelle Autotransfusion, Plasmapherese, Eigenblutspende. Anästh Intensivmed 1987;28:235-241.

2 Nicholls MD, Janu MR, Davies VJ, Wedderburn CE: Autologous blood transfusion for elective surgery. Med J Aust 1986;144:346-399.

3 Sugg U: Transfusionsvermittelte Infektionen. Anästhesiol, Intensivmed, Notfallmed, Schmerzther 1991;26:214,215.

4 Schleinzer W: Concept of Autologous Transfusion (CAT). Biomedical Progress 1991;4:9-13.

5 Singbartl G, Schleinzer W, Becker M, Frankenberg Ch: Der Einsatz fremdblutsparender Maßnahmen in der Bundesrepublik Deutschland - Ergebnisse einer bundesweiten Befragung, in: Schleinzer W, Singbartl G (Hrsg): Fremdblutsparende Maßnahmen in der operativen Medizin - Das Concept der Autologen Transfusion (CAT). Beitr Infusionsther. Basel, Karger, 1992, vol 29, pp 26-39.

6 Bundesgerichtshof Karlsruhe: BGH-Urteil: AZ VI ZR 178/90 (Urteil vom 30. April 1991).

7 Bundesgerichtshof Karlsruhe: BGH-Urteil: AZ VI ZR 40/91 (Urteil vom 17. Dezember 1991).

8 Weißauer W: Aktuelle rechtliche Fragen in der Transfusionsmedizin. Anästh Intensivmed 1992;33:15-20.

9 Schleinzer W, Mehrkens H-H, Buchholz K: Das autologe Transfusionskonzept der Endo-Klinik, Hamburg/Wintermoor. Lab Med 1988;12:419-425.

10 Schleinzer W, Singbartl G: Prinzip und Praxis der Fremdbluteinsparung durch autologe Transfusion, in: Henschel WF (Hrsg): Blut, Blutkomponenten und Blutersatzstoffe in der Intensivmedizin. Bericht über das 10. Bremer Interdisziplinäre Intensivtherapie-Kolloquium am 12. Mai 1990. München, W. Zuckschwerdt, 1991, pp 101-114.

11 Singbartl G, Schleinzer W: Das Concept der Autologen Transfusion (CAT) - Eine Analyse bei 4.357 chirurgisch-orthopädischen Patienten betreffs Effizienz und Komplikationshäufigkeit, in: Mempel W, Heim MU (Hrsg): Methoden der perioperativen Eigenbluttransfusion. München, Demeter, 1991, pp 120-122.

12 Meßmer K: Hemodilution - possibilities and safety aspects. Acta Anaesthesiol Scand 1988:32 (Suppl. 89);49-53.

13 Fitts WT jr, Orloff MJ: Blood transfusion and Jehovah's Witnesses. Surg Gynec Obstet 1959;108:502-505.

14 Robertie PG, Gravlee GP: Safe limits of isovolemic hemodilution and recommendation for erythrocyte transfusions. Int Anaesthesiol Clin 1990;28:197-204.

15 Singbartl G, Schleinzer W, Frankenberg Ch, Maleszka H: Extreme normovolämische Hämodilution als fremdblutsparende Maßnahme bei homologer Transfusionsverweigerung, in: Schleinzer W, Singbartl G (Hrsg): Fremdblutsparende Maßnahmen in der operativen Medizin - Das Concept der Autologen Transfusion (CAT). Beitr Infusionsther. Basel, Karger, 1992, vol 29, pp 81-96.

16 Wissenschaftlicher Beirat der Bundesärztekammer und des Bundesgesundheitsamtes: Richtlinien zur Blutgruppenbestimmung und Bluttransfusion. Überarbeitete Fassung 1991. Köln, Deutscher Ärzte Verlag, 1992.

17 Isbister JP: Autotransfusion: An impossible dream? Anesth Intens Care 1984; 12:236-240.

18 Kickler TS, Spivak JL: Effect of repeated whole blood donations on serum imunoreactive erythropoietin levels in autologous donors. JAMA 1988;260:65-67.

19 Reinhart K, Wiegand G, Kerstin T, Eyrich K: 2,3-Diphosphoglycerat und Sauerstoffbindungskurve in Konservenblut und Eigenbluterythrocytensediment nach intraoperativer Blutwiederaufbereitung (Abstract). Anaesthesist 1984;33:603.

20 Dzik WH, Sherburne B: Intraoperative blood salvage: Medical controversies. Transfusion Med Rev 1990;4:208-235.

21 Menges T, Rupp D, van Lessen A, Hempelmann G: Fremdblutsparende Maßnahmen. Auswirkungen auf die plasmatische Gerinnung bei totalendoprothetischen Eingriffen. Anaesthesist 1992;41:27-33.

22 Wollinsky KH, Mehrkens HH, Geiger P, Weindler M, Waltera S, Grimm H: Bakterienelimination durch Cell-Saver Haemonetics III. Anaesthesist 1991;40(Suppl 1): 106(FV6.1).

23 Homann B, Schauber J, Zeuner HP, Ackermann R: Zur Autotransfusion von Blut in der curativen Tumorchirurgie (Abstract). Anesthesist 1984;33:604,605.

24 Wiesel M, Staehler G, Güdemann Ch, Martin E: Intraoperative Maschinelle Autotransfusion (IAT) bei Tumoroperationen - Experimentelle und klinische Ergebnisse. 5. Informationstagung über Eigenbluttransfusion, München, 24./25. April 1992.

25 Schleinzer W, Mehrkens H-H, v. Bormann B, Weindler M, Wollinsky KH: Präoperative Plasmapherese. Klin Wochenschr 1988;66(Suppl XV):33-39.

26 Gaiser W: Autologe Transfusionskonzepte aus der Sicht des Kostenträgers. Anästhesiol, Intensivmed, Notfallmed, Schmerzther 1991;26:207,208.

27 Eckstein R: Diskussionsbeitrag in Sektionssitzung 'Autologe Transfusion und Blutkonservierung' der Dt. Ges. f. Transfusionsmedizin und Immunhämatologie, Berlin 1991.

28 v. Bormann B, Vollenkemper N: Klinische Aspekte der Zellseparation in der Herzchirurgie (Abstract). Anaesthesist 1984;33:600.

29 v. Bormann B: Diskussionsbeitrag: Intra- und postoperatives Cell-Saving. Interlaken (Schweiz), ZAK, 1991.

30 Keßler C, Hennig FF, Dietl F: Die Retransfusion von Drainageblut mit dem Solcotrans-Orthopaedic-System. 4. Informationstagung über Eigenbluttransfusion, München, 1991.

31 Georgi R: Der ökonomische Aspekt der autologen Bluttransfusion am Beispiel des prothetischen Hüftgelenkersatzes. Anästhesiol, Intensivmed, Notfallmed, Schmerzther 1991;26:205,206.

32 Dt Ges Transfus Med Immunhaematol, Dt Ges Anaesthesiol Intensivmed, Dt Ges Chirurgie, Berufsverband Dt Anaesth, Berufsverb Dt Chir: Gemeinsame Erklärung: Ergänzende Empfehlungen zu den Richtlinien zur Blutgruppenbestimmung und Bluttransfusion der Bundesärztekammer über Eigenblutspende und Eigenbluttransfusion. Anaesthesiol Intensivmed 1988;29:91,92.

Dr. W. Schleinzer,
Abteilung AIT - Anästhesiologie,
Intensiv- und Transfusionsmedizin
ENDO-Klinik
Holstenstr. 2
W-2000 Hamburg 50 (BRD)

Sachwortverzeichnis

Subject Index